国家卫生健康委员会"十四五"规划教材
全国高等学校教材

供医学影像学专业用

# 医学影像物理学 第5版

## Medical Imaging Physics

主　编　童家明
副主编　周志尊　吴小玲　李祥林

编　委（以姓氏笔画为序）

| | | | |
|---|---|---|---|
| 丁晓东 | 大连医科大学 | 张淑丽 | 齐齐哈尔医学院 |
| 王　岚 | 哈尔滨医科大学 | 张瑞兰 | 北华大学 |
| 石继飞 | 内蒙古科技大学包头医学院 | 范文亮 | 华中科技大学同济医学院附属协和医院 |
| 冯发文 | 遵义医科大学附属医院 | 周志尊 | 牡丹江医学院 |
| 刘东华 | 新乡医学院 | 秦松梅 | 广西中医药大学 |
| 李祥林 | 滨州医学院 | 郭　凯 | 贵州医科大学 |
| 杨庆华 | 川北医学院 | 曹会英 | 广东医科大学 |
| 时梅林 | 徐州医科大学 | 韩新年 | 南京医科大学康达学院 |
| 吴小玲 | 南京医科大学 | 童家明 | 青岛大学 |
| 邱建峰 | 山东第一医科大学 | | |

人民卫生出版社
·北　京·

**图书在版编目（CIP）数据**

医学影像物理学 / 童家明主编. —5 版. —北京：
人民卫生出版社，2022.5（2022.11重印）
全国高等学校医学影像学专业第五轮规划教材
ISBN 978-7-117-33026-8

Ⅰ. ①医…　Ⅱ. ①童…　Ⅲ. ①影像诊断－医用物理学
－医学院校－教材　Ⅳ. ①R445

中国版本图书馆 CIP 数据核字（2022）第 052272 号

| | | |
|---|---|---|
| 人卫智网　www.ipmph.com | 医学教育、学术、考试、健康，购书智慧智能综合服务平台 | |
| 人卫官网　www.pmph.com | 人卫官方资讯发布平台 | |

**医学影像物理学**
Yixue Yingxiang Wulixue
第 5 版

主　　编：童家明
出版发行：人民卫生出版社（中继线 010-59780011）
地　　址：北京市朝阳区潘家园南里 19 号
邮　　编：100021
E - mail：pmph @ pmph.com
购书热线：010-59787592　010-59787584　010-65264830
印　　刷：人卫印务（北京）有限公司
经　　销：新华书店
开　　本：850×1168　1/16　　印张：16　　插页：2
字　　数：451 千字
版　　次：2000 年 11 月第 1 版　　2022 年 5 月第 5 版
印　　次：2022 年 11 月第 2 次印刷
标准书号：ISBN 978-7-117-33026-8
定　　价：56.00 元

打击盗版举报电话：010-59787491　E-mail：WQ @ pmph.com
质量问题联系电话：010-59787234　E-mail：zhiliang @ pmph.com
数字融合服务电话：4001118166　E-mail：zengzhi @ pmph.com

# 全国高等学校医学影像学专业第五轮规划教材修订说明

医学影像学专业本科教育始于 1984 年,38 年来我国医学影像学专业的专业建设、课程建设及教材建设都取得了重要进展。党的十九大以来,国家对高等医学教育提出了新要求,出台了《"健康中国 2030"规划纲要》《国家积极应对人口老龄化中长期规划》《关于加强和改进新形势下高校思想政治工作的意见》等重要纲领性文件,正在全面推动世界一流大学和世界一流学科建设。教材是教学内容的载体,不仅要反映学科的最新进展,而且还要体现国家需求、教育思想和观念的更新。第五轮医学影像学专业"十四五"规划教材的全面修订,将立足第二个百年奋斗目标新起点,面对中华民族伟大复兴战略全局和世界百年未有之大变局,全面提升我国高校医学影像学专业人才培养质量,助力院校为党和国家培养敢于担当、善于作为的高素质医学影像学专业人才,为人民群众提供满意的医疗影像服务,为推动高等医学教育深度融入新发展格局贡献力量。

## 一、我国高等医学影像学教育教材建设历史回顾

**1. 自编教材** 1984 年,在医学影像学专业建立之初,教材多根据各学校教学需要编写,其中《放射学》《X 线物理》和《X 线解剖学》在国内影响甚广,成为当时教材的基础版本。由于当时办医学影像学(原为放射学)专业的学校较少,年招生人数不足 200 人,因此教材多为学校自编、油印,印刷质量不高,但也基本满足当时教学的需要。

**2. 协编教材** 1989 年,随着创办医学影像学专业的院校增加,由当时办医学影像学专业最早的天津医科大学发起,邀请哈尔滨医科大学、中国医科大学、川北医学院、泰山医学院、牡丹江医学院等学校联合举办了第一次全国医学影像学专业(放射学专业)校际会议。经协商,由以上几所院校联合国内著名的放射学家共同编写本专业核心课与部分基础课教材。教材编写过程中,在介绍学科的基础知识、基本理论、基本技能的基础上,注重授课与学习的特点和内容的更新,较自编教材有了很大进步,基本满足了当时的教学需要。

**3. 规划教材** 1999 年,全国高等医学教育学会医学影像学分会成立后,由学会组织国内相关院校进行了关于教材问题的专题会议,在当年成立了高等医药院校医学影像学专业教材评审委员会,组织编写面向 21 世纪医学影像学专业规划教材。

2000 年,由人民卫生出版社组织编写并出版了国内首套 7 部供医学影像学专业使用的统编教材,包括《人体断面解剖学》《医学影像物理学》《医学电子学基础》《医学影像设备学》《医学影像检查技术学》《医学影像诊断学》和《介入放射学》。

2005 年,第二轮修订教材出版,增加了《影像核医学》和《肿瘤放射治疗学》,使整套教材增加到 9 部。同期,我国设立医学影像学专业的学校也由 20 所增加到 40 所,学生人数不断增长。

2010 年,第三轮修订教材完成编写和出版,增加了《医学超声影像学》,使该套教材达到 10 部。此外,根据实际教学需要,将《人体断面解剖学》进行了系统性的修改,更名为《人体断面与影像解剖学》。此时,我国设立医学影像学专业的学校也增加到 80 所,年招生人数超过 1 万人。第三轮教材中的《医学影像检查技术学》《医学影像诊断学》《介入放射学》《影像核医学》和《肿瘤放射治疗学》还被评为了普通高等教育"十二五"国家级规划教材。

2017 年,第四轮修订教材完成编写和出版。在广泛征求意见的基础上,将《人体断面与影像解剖学》更名为《人体断层影像解剖学》,将《影像核医学》更名为《影像核医学与分子影像》。该套教材编写更加规范,内容保持稳定。全部理论教材品种都配有相应的数字化网络增值服务,开启移动学习、线上学习新模式。同步配套编写的学习指导与习题集,更加便于学生复习和巩固理论知识。

前四轮规划教材的编写凝结了众多医学教育者的经验和心血，为我国的高等医学影像学教育做出了重要贡献。

## 二、第五轮医学影像学专业规划教材编写特色

近年来，国家对高等教育提出了新要求，医学影像学发展出现了新趋势，社会对医学影像学人才有了新需求，医学影像学高等教育呈现出新特点。为了适应新时代改革发展需求，全国高等学校医学影像学专业第四届教材评审委员会和人民卫生出版社在充分调研论证的基础上，决定从 2020 年开始启动医学影像学专业规划教材第五轮的修订工作。

**1．修订原则**

（1）**教材修订应符合国家对高等教育提出的新要求**。以人民满意为宗旨，以推动民族复兴为使命，以立德树人为根本任务，以提高质量为根本要求，以深化改革为根本出路，坚持"以本为本"，推进"四个回归"，培养合格的社会主义建设者和接班人。

（2）**教材修订应反映医学影像学发展的新趋势**。医学影像学多学科交叉的属性更加明显，人工智能技术在医学影像学领域的应用越来越普遍，功能影像和分子影像技术快速发展。

（3）**教材修订应满足社会对医学影像学人才的新需求**。社会对医学影像学人才的需求趋于多样化，既需要具有创新能力和科研素养的拔尖人才，又需要具有扎实的知识和较强实践能力的应用型人才。

（4）**教材修订应适应医学影像学高等教育的新特点**。医学影像学高等教育的新特点包括：信息化技术与医学影像学教学的有机融合，教师讲授与学生自学的有机融合，思想政治教育与专业课教育的有机融合，数字资源与纸质资源的有机融合，创新思维与实践能力的有机融入。

**2．编写原则与特色**

（1）**课程思政融入教材思政**：立德树人是高等教育的根本任务，专业课程和专业教材的思政教育更能充分发挥润物无声、培根铸魂的作用。通过对我国影像学发展重大成果的介绍，对我国医学影像学专家以及普通影像医务工作者勇于担当、无私奉献、生命至上、大爱无疆精神的解读，引导当代高校医学生树立坚定的文化自信。

（2）**统筹规划医学影像学专业教材建设**：为进一步完善医学影像学专业教材体系，本轮修订增加三本教材：新增《医学影像学导论》，使医学影像学专业学生能够更加全面了解本专业发展概况；新增《医学影像应用数学》，满足医学影像学专业数学教学的特殊需求；新增《医用放射防护学》（第 3 版），在前两轮教材编写中，该教材作为配套辅导教材获得良好反馈，鉴于目前对医学生提高放射防护意识的实际需要，本轮修订将其纳入理论教材体系。

（3）**坚持编写原则，打造精品教材**：坚持贯彻落实人民卫生出版社在规划教材编写中通过实践传承的"三基、五性、三特定"的编写原则："三基"即基本知识、基本理论、基本技能；"五性"即思想性、科学性、创新性、启发性、先进性；"三特定"即特定对象、特定要求、特定限制。精练文字，严格控制字数，同一教材和相关教材的内容不重复，相关知识点具有连续性，内容的深度和广度严格控制在教学大纲要求的范畴，力求更适合广大学校的教学要求，减轻学生负担。

（4）**为师生提供更为丰富的数字资源**：为提升教学质量，第五轮教材配有丰富的数字资源，包括教学课件、重点微课、原理动画、操作视频、高清图片、课后习题、AR 模型等；并专门编写了与教材配套的医学影像学专业在线题库，及手机版医学影像学精选线上习题集系列供院校和学生使用；精选部分教材制作线上金课，适应在线教育新模式。不断发掘优质虚拟仿真实训产品，融入教材与教学，解决实践教学难题，加强影像人才实践能力的培养。

第五轮规划教材将于 2022 年秋季陆续出版发行。希望全国广大院校在使用过程中，多提宝贵意见，反馈使用信息，为下一轮教材的修订工作建言献策。

2022 年 3 月

# 主编简介

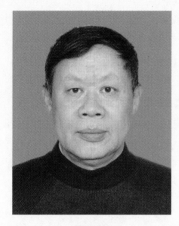

**童家明**

男，1960 年 9 月生于山东省青岛市。教授，曾任青岛大学物理科学学院基础物理教学中心副主任、青岛大学课堂教学质量管理工作领导小组成员；中国生物医学工程学会医学物理分会第五届、第六届委员会委员（理事），医学生物物理专业委员会副主任委员、医学物理学教育专业委员会委员；《中国医学物理学杂志》编委；教育部高等学校大学物理课程教学指导委员会医药类专业工作委员会委员（2013—2017，2018—2022）。

从事医用物理学、医学影像物理学、生物物理技术等课程教学工作迄今 36 年。主编国家级规划教材 2 部，副主编国家级规划教材 2 部，参编国家级、省部级规划教材 12 部，发表论文 40 余篇。主持完成省部级教学研究项目 5 项。获山东省教育厅科技进步奖一等奖、二等奖各 1 项，山东省教学成果奖一等奖、三等奖各 1 项。获评第二届青岛高校教学名师；青岛大学首届"年度教学十佳"、青岛大学优秀教师（2 次）、青岛大学师德标兵（2 次）、青岛大学最美教师、青岛大学教学优秀奖（4 次）、青岛大学教学能手、青岛大学医学院"学生最喜爱的十佳老师"（10 次）；中国生物医学工程学会医学物理分会"学会贡献奖"、中国生物物理学会"生物物理学科普教育贡献奖"。

# 副主编简介

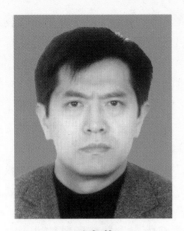

周志尊

男，1962年11月生于黑龙江省。教授，硕士研究生导师，牡丹江医学院医学影像学院副院长，医学图像处理教研室主任，国际电子电气工程师协会资深会员，黑龙江省生物医学工程学会理事。

从事教学工作至今38年。一直担任医学影像物理学、医学物理学、医学图像处理及成像原理等课程的本科及研究生双语教学，编写国家级规划教材多部。研究领域与科研方向包括医学图像处理与分析、脑神经的ERP分析、脑神经数理建模及fMRI研究。近年来共承担省部级研究项目5项、厅局级项目8项，发表学术论文60余篇。获得黑龙江省高校科学技术奖二等奖、三等奖3项。

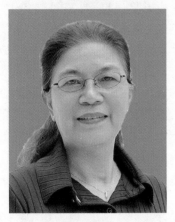

吴小玲

女，1961年6月生于江苏省东台市。教授，南京医科大学生物医学工程省级实验教学示范中心主任；南京医科大学康达学院基础医学部主任；江苏省生物医学工程学会第六届理事会理事；国家一流本科专业和教育部"新工科"研究与实践项目负责人。

从教39年。主持、参与教学项目11项，主持、参与各类科研项目8项；发表论文50余篇；获国家发明专利13项；软件著作权5项。指导学生获省级以上竞赛奖20余项；主编、参编教材13部。获江苏省教学成果奖二等奖、江苏省高等学校优秀多媒体教学课件一等奖；中国卫生健康思想政治工作促进会医学教育分会"师德师风先进个人"；获南京医科大学"教学名师"等荣誉称号。

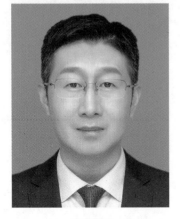

李祥林

男，1974年4月生于山东省禹城市。副教授，滨州医学院医学影像学院院长，山东省虚拟仿真实验教学一流课程负责人。现任中华医学会放射学分会分子影像学组委员、中华医学会影像技术分会教育专业委员会委员，《磁共振成像》《实用放射学杂志》等审稿专家。

从事医学影像学、医学影像技术教学与研究工作24年。研究领域包括分子影像及脑功能MRI技术应用研究，主持省级教学、科研项目6项；发表教学、科研论文30余篇，其中SCI收录5篇；获得山东省高等教育教学成果奖一等奖1项、山东省科学技术进步奖三等奖1项；获授权软件著作权10项；编写国家级规划教材3部。

# 前　言

《医学影像物理学》这本教材自 2000 年 11 月第一次出版发行后，已经历 3 次修订，1~4 版教材共发印 27 万册，深受广大师生和相关读者的欢迎，在全国的覆盖面较大。医学影像技术是发展极快的诊断技术，普及也非常快。医学教育要适应医学实践与研究的发展，所以进行此次及时的修订再版。

2020 年 8 月人民卫生出版社启动了全国高等学校医学影像学专业第五轮规划教材的编写修订工作，2021 年 3 月召开全国高等学校医学影像学专业第四届教材评审委员会会议暨全国高等学校医学影像学专业第五轮规划教材主编人会议，确定了第五轮规划教材的主编、副主编，明确了修订要求，再次强调了教材编写中的"三基""五性""三特定"原则，并应注意教材文字的易懂性。

新版教材内容建议按 54 学时理论课讲授安排，在编写过程中，保持了第 4 版教材的风格和特点，因《医用放射防护学》已列为第五轮规划教材的主干教材，新版教材中不再出现"电离辐射的生物效应"和"电离辐射的防护"两章内容；补充了螺旋 CT 影像重建技术、CT 灌注成像、磁共振影像质量等内容，以及近年来较成熟的医学影像新技术的成像原理，如组织均衡、融合断层、CT 能谱成像、化学位移成像、饱和成像等内容。新版教材还增加了我国物理学家吴有训、虞福春、王淦昌、赵忠尧在相关领域对科学发现所做贡献的简要介绍。科技名词的统一和规范化标志了国家的科技发展水平，新版教材参照《物理学名词》（第三版）（2019）、《医学影像技术学名词》（2020）、《核医学名词》（2018）等全国科学技术名词审定委员会近年来公布的科学技术名词，注重使用规范科技名词。

新版教材共分八章：X 射线物理、X 射线成像、超声波物理、超声成像、核磁共振物理、磁共振成像、核医学物理、核医学成像，以便广大师生根据自身情况合理安排使用。

科学技术的进步深刻地影响着科学教育的发展，新版教材采用纸质教材与数字资源（通过扫描二维码获取）以及平台功能等融合为一体的"融合教材"编写模式，着力提高教材纸数内容深度融合，丰富教学互动资源。在每章二维码下，有 20 个以内的数字资源，其中 PPT 课件、习题、微课为必备资源，动画（展示物理知识点或成像物理原理）、图片（主要为受篇幅限制，无法在纸质教材呈现的教材重点知识点补充图或更多的相关医学影像单图或组图）、视频（动态的相关医学影像）为按需制作资源，供读者参考使用。

新版教材还有与之配套的在线的《医学影像物理学题库》和《医学影像物理学实验》（第 5 版）（配套纸质教材），供读者参考使用。

前四届编委会在中国医科大学张泽宝教授、天津医科大学吉强教授和中国医科大学洪洋教授 3 位主编的带领下进行了开创性、探索性的工作，奠定了教材的框架和基本内容，理顺了与医学影像设备学、医学影像检查技术的学科划分，为我国医学影像物理学课程教材的建立和发展做出了巨大的贡献。新一届编委会对前四届编委会卓有成效的工作表示敬意。

山东第一医科大学马德鹏、北华大学周久光、新乡医学院李佳、南京医科大学王超、徐州医科大学胡鹏程、川北医学院周国敏、滨州医学院王静、牡丹江医学院高杨、齐齐哈尔医学院万永刚等诸位老师参与了新版教材数字资源的编写制作工作(排名以参编章节顺序为序)。

新版教材的编写过程中,各位参编老师不辞辛苦、认真完成所承担的编写任务,在此表示衷心感谢!衷心感谢滨州医学院、内蒙古科技大学包头医学院对新版教材编写会与定稿会的大力支持!对在本教材使用和编写过程中提出宝贵意见与建议的读者和同行专家表示衷心的感谢!

新版教材中仍可能存在不足,甚至不当之处,恳请广大同行专家和读者提出宝贵意见与建议。

童家明

2021 年 11 月

# 目　录

数字资源 AR 互动

# 绪　　论

　　载体上有视觉效果的画面都可称之为图像,包括图画、影像(通过某种技术手段对景物的可视化表达)。以医学研究与实践为目的所获得的影像都可称为医学影像,狭义的医学影像常特指用来显示人体内部组织器官的形态结构、生理功能、病理状态,以达到诊断、治疗疾病目的的影像。医学影像和物理学的融合形成了医学影像物理学,医学影像物理学是以物理学理论为基础,研究和解决医学研究与实践中有关影像问题的交叉学科。以医学影像设备为代表的仪器装备是当今诊断领域内发展速度最快、技术最为复杂的一类大型医疗设备。虽然医学影像设备、技术的研发及有效合理的使用需要多方面的共同努力,但是处于核心地位的是医学影像物理学。医学影像从宏观形态进入到微观形态、从细胞水平上升到分子水平,都是以医学影像物理学为发展基础的。因此,医学影像物理学是医学影像的源头和基础。

　　伴随着医学影像技术的发展,医学影像物理学得到不断充实和完善,取得了长足进展,所涉及的范围越来越广。目前,X射线成像、超声成像、磁共振成像、核医学成像等医学影像技术在临床上得到广泛应用。这些医学影像技术的成像方法各有所长,互相补充,能为医生作出确切诊断提供愈来愈详细和精确的信息。而具体解剖结构和病理情况形成医学影像的过程,与医学影像设备的固有特性和所选取成像技术中的方法、参数是密不可分的。医学影像技术和设备的有效使用,以及对医学影像的正确分析、解释和处理,都要求对医学影像成像过程的物理原理有一定的理解。

　　医学影像物理学是医学影像学专业必修的一门专业基础课,其主要任务是为医学影像学专业学生深刻理解X射线成像、超声成像、磁共振成像、核医学成像的物理原理,评价控制影像质量,分析挖掘影像蕴藏的医学信息,学习后续相关课程及将来从事医学影像学专业工作奠定必要的物理学基础。

## 一、医学影像物理学的主要内容

　　医学影像物理学将物理学的原理和方法应用于人类疾病诊断、治疗及医学基础研究,以各种医学影像技术的物理原理及其应用过程中的质量保证、质量控制和辐射防护与安全等为其主要内容,涉及以下几方面:

　　**1. 用于医学成像的辐射波**　医学成像首先要有波源用于产生辐射波。当辐射波定向地向人体发射或者从人体内部发射出来时,就可以利用探测器探测这些辐射波并实现对人体成像。各种携带人体信息的辐射波都可以用于医学成像,目前医学成像的主要辐射波有X射线、γ射线、射频波、超声波、红外线、可见光等。为此,医学影像物理学有关辐射波的重点内容是:

　　(1)辐射波的产生、性能和特点。

　　(2)产生与探测辐射波装置的设计原理。

　　(3)辐射波与人体组织相互作用的物理机制。

　　**2. 各种成像模式的物理原理**　用特定波长的某种辐射波成像的一类影像技术称为一种成像模式,例如X射线计算机体层成像、超声成像、磁共振成像等。医学影像物理学所涉及的各种成像模式的物理过程主要包括:

（1）成像辐射波的形成过程：波源产生的原始辐射波与人体组织相互作用后，形成携带人体信息的成像辐射波，这种演变过程即为成像辐射波的形成过程。

（2）成像数据采集过程：各种成像模式的数据采集过程是从不同角度观察物体，把一个物体的信息分解成从不同角度上观察到物体的部分信息，是把一个完整的物体分解成只具有局部信息的过程，称之为微分过程。

（3）影像重建过程：影像重建是医学影像数据采集的逆过程，是把从不同角度上观测到物体恢复成完整物体的过程，称之为积分过程。

每一种成像模式都基于某种特定辐射波与人体相互作用的物理规律。成像模式采集数据的内容取决于辐射波与人体组织的相互作用机制、机械结构；不同的成像模式采集数据的内容、采集时的机械结构等多方面的差别，使得不同成像模式的微分和积分过程有很大不同，其物理原理是医学影像物理学的重点内容。

**3. 医学影像质量保证和控制的物理原理** 医学影像是对人体内部情况的可视化表达，需要表达的人体信息包括人体的解剖、生理、心理 3 种类型的信息，每种信息都有正常和不正常之分，不正常就是病理的状态，是医学影像研究和解决的重点问题。获得的医学影像应该是人体真实情况的反演，必须非常准确地反演人体内部的各种信息。但是，通过成像设备得到的人体信息都夹带了各种噪声和伪影等，噪声和伪影形成的物理原因、消除或有效控制方法的物理原理都是医学影像物理学所要描述的内容。

**4. 医学影像中的辐射防护** 研究成像辐射波对人体健康的影响与危害，以及应当采取的卫生防护措施。

本教材主要介绍临床使用率高、普及好的 X 射线成像、超声成像、磁共振成像和核医学成像的物理原理与影像质量评价。

## 二、医学影像物理学在医学影像学中的作用

物理学在医学影像学发展的历程中作出了功不可没的巨大贡献。

**1. X 射线物理是医学影像学的开拓者** 医学影像的获得需要自然科学的各种最新成就和新技术的支持，才能实现新的突破和发展。物理学本身既有严格定量的物理学理论，又有精密先进的实验方法，在获取医学研究与诊断治疗所需的影像过程中，物理学可以发挥重要的作用，也是对其理论和方法进行检验与证明的很好应用。1895 年德国物理学家伦琴（W. C.Röntgen，1845—1923）发现 X 射线时，第一时间用手掌去检验 X 射线是否具有穿透物质的本领。他的这一检验性的做法，不但从物理学上揭示了 X 射线透射物质的性质，引导了医学影像物理学中 X 射线物理学的诞生，也开拓了医学影像学中的 X 射线诊断学。正是物理学与医学的这种结合，促进了医学影像在认识上、理论上、测试手段上的发展，同时也孕育了今天的医学影像物理学。

**2. 医学影像学的发展蕴含了物理学的丰功伟绩** 数字化的现代医学影像是在 20 世纪 70 年代之后迅速发展起来的。由于现代医学影像提供了丰富的组织与器官的形态学、功能性和细胞物质与能量代谢的信息，使人们可以全面、深入地认识人体内发生的生理、生化、病理过程。现代医学影像已经形成了 X 射线计算机体层成像、超声成像、磁共振成像、核医学成像等医学影像技术，这些医学影像技术的创建及成长都蕴涵了物理学的丰功伟绩。医学影像技术为现代医学影像学提供了不可缺少的技术手段，是医院现代化、信息化的核心内容。医学影像技术是以物理为基础，用物理的概念、方法及物理原理发展起来的先进技术手段。多年来已有多位物理学家获得了与医学影像学相关的诺贝尔物理学奖、生理学或医学奖，有些诺贝尔物理学奖的成果直接应用于医学影像学，说明物理学在医学影像学中的应用历来受到重视，物理学对医学影像学的发展起着重要的推动作用。

（1）X 射线影像学中物理学的贡献：1901 年，伦琴因为发现 X 射线获首届诺贝尔物理学奖，X 射线的发现揭开了 20 世纪物理学革命的序幕，伦琴成为 20 世纪最伟大的物理学家之一。在随后的一百多年中，X 射线在医学影像诊断方面发挥了巨大作用，给人类历史和科技发展带来了深远的影响。

1972 年，世界上第一台 X 射线计算机体层成像（computed tomography，CT）设备在英国问世。这是继伦琴发现 X 射线之后，在医学诊断领域的又一次重大突破。第一个从理论上提出 CT 可能性的是出生于南非的美国物理学家科马克（A. M. Cormack，1924—1998），他经过近十年的努力，解决了计算机体层成像扫描技术的理论问题，于 1963 年首次提出用 X 射线扫描进行影像重建，并提出了人体不同组织对 X 射线吸收量的数学公式。1972 年，英国工程师亨斯菲尔德（G. N. Hounsfield，1919—2004）将计算机技术与 X 射线相结合，发明了 X 射线计算机体层成像扫描仪，它能从许多不同角度的投影影像计算出真正的二维断层人体组织影像。此后人们还从新获得的连续断层影像通过组合计算出各种角度的断层影像，直到三维影像。这一医学史上划时代的成果，使科马克与亨斯菲尔德共享了 1979 年诺贝尔生理学或医学奖。

（2）超声影像学中物理学的贡献：奥地利物理学家多普勒（J. C. Doppler，1803—1853）在 1842 年发现，当发射波源与接收者之间有相对运动时，接收者接收到波的频率与发射波频率不同，产生频移。为了纪念多普勒，人们将这种现象称为多普勒效应。根据频移的程度，可以计算出波源沿观测方向运动的速度。

1880 年，一对法国物理学家兄弟皮埃尔·居里（Pierre Curie，1859—1906）和哥哥雅克·居里（Jacques Curie，1856—1941）一起研究晶体的热释电现象时，发现了一些晶体在某一特定方向上受压时，在它们的表面上会出现正或负电荷，这些电荷与压力的大小成正比，而当压力排除之后电荷也消失，即所谓的压电效应。1882 年，他们又证实了法国物理学家李普曼（G. Lippmann，1845—1921）在 1881 年关于逆效应的预言：电场引起压电晶体产生微小的收缩。压电效应是超声探头技术的物理基础，为超声影像学的建立提供了理论依据。

1914 年，法国物理学家朗之万（P. Langevin，1872—1946）利用电容发射器和一只放在凹面镜焦点的磁粒微音器在水下进行实验，接收到了海底回波以及 200m 以外的一块装甲板的回波，在 1915 年首次研制成了石英晶体超声发生器，在 1917 年设计出了第一台实用的回声定位仪，并于 1921 年发明了声呐设备。医学超声影像技术的工作原理来源于"声呐"，朗之万的卓越成绩造就了今天医学超声成像的辉煌，可以说朗之万是医学超声影像的奠基人。

（3）磁共振影像中物理学的贡献：20 世纪 30 年代，美国物理学家拉比（I. I. Rabi，1898—1988）发现原子核在磁场中沿磁场呈正向或反向平行排列，施加无线电波后，原子核的自旋方向发生翻转。这是人类对于原子核与磁场及外加射频电磁波相互作用的最初认识。拉比因此于 1944 年获诺贝尔物理学奖。

20 世纪 40 年代，两位美国物理学家布洛赫（F. Bloch，1905—1983）和珀塞尔（E. M. Purcell，1912—1997）分别独立地做了第一个核磁共振的实验。他们发现将具有奇数个核子的原子核置于恒定磁场中，施加特定频率射频电磁波后，原子核会产生吸收射频电磁波能量的现象，当停止施加特定频率射频电磁波，原子核又会释放出能量恢复到原来状态。这是人们对核磁共振的最初认识。布洛赫和珀塞尔为此分享了 1952 年诺贝尔物理学奖。

20 世纪 50 年代，美国物理学家哈恩（E. L. Hahn，1921—2016）观察到自由感应衰减信号与自旋回波信号；美国物理学家普洛克特（W. G. Proctor，1920—2005）、中国物理学家虞福春（1914—2003）合作，共同发现核磁共振化学位移效应和自旋耦合分裂效应，为核磁共振谱学奠定了基础。

20 世纪 70 年代，美国科学家劳特伯尔（P. Lauterbur，1929—2007）利用梯度磁场获得了宏观物体的核磁共振影像。英国物理学家曼斯菲尔德（P. Mansfield，1933—2017）拓展了梯度磁场的应用，建立了能迅速有效地分析探测信号，并将其转化为影像的方法。他们两人因此获得 2003 年诺贝尔生理或医学奖。

（4）核医学影像中物理学的贡献：虽然核药学和核仪器是核医学发展的两大主要支柱，但核物理才是核医学的基础之基础。甚至可以说，没有核物理就没有核医学，离开了核物理，核医学就成了无源之本。正因为如此，核医学在创立及发展中非常重视与核物理的结合。

核医学成像是以物理学家发现的放射性核素和射线为物理基础，将放射性核素引入体内，体外接收射线的发射成像技术。发射成像技术主要包括放射性核素测量、放射性核素示踪和放射性药物等。射线和粒子束与物质的相互作用是核医学影像技术的物理基础，粒子加速器和核探测是核技术的主要支撑。核医学诊断与放射治疗、同位素和放射性药物生产等方面成就的取得都是与核技术的贡献分不开的。物理学为核医学影像技术的基础研究提供了灵敏而精确的实验方法和分析手段，在近 100 年内，有十几位物理家在与核医学有关的领域研究中获得诺贝尔物理学奖或化学奖，为核医学影像的形成与发展做出了卓越的贡献。

1896 年，法国物理学家贝可勒尔（H. Becquerel，1852—1908）在研究铀矿时，发现铀矿能使包在黑纸内的感光胶片感光，在人类历史上第一次认识到放射现象；2 年后出生于波兰的法国化学家玛丽·斯克沃多夫斯卡·居里（Marie Skłodowska Curie，1867—1934）和她的丈夫法国物理学家皮埃尔·居里（Pierre Curie，1859—1906）发现了放射性元素钋和镭，居里夫人将这种化合物放出的辐射现象取名为"放射性"，称铀的射线为贝可勒尔射线。因放射性的发现和研究，贝可勒尔和居里夫妇共获 1903 年诺贝尔物理学奖。

1898 年，英国物理学家卢瑟福（E. Rutherford，1871—1937）发现 α 射线和 β 射线，卢瑟福因证明了放射性是原子的自然衰变获 1908 年诺贝尔化学奖。1900 年，法国物理学家维拉德（P. Villard，1860—1934）发现了 γ 射线。

因对回旋加速器的发明和发展，并以此获得人工放射性元素，美国物理学家劳伦斯（T. E. Lawrence，1901—1958）获 1939 年诺贝尔物理学奖。因用人工加速原子产生原子核嬗变方面的开创性工作，英国物理学家科克罗夫特（J. D. Cockcroft，1897—1967）和爱尔兰物理学家沃尔顿（E. Walton，1903—1995）共同获得 1951 年诺贝尔物理学奖。

因在探测器方面取得卓越成绩，英国物理学家威尔逊（C. T. R. Wilson，1869—1959）、英国物理学家布莱克特（P. M. S. Blackett，1897—1974）、英国物理学家鲍威尔（C. F. Powell，1903—1969）、美国物理学家格拉塞（D. A. Glaser，1926—2013）、法国物理学家夏帕克（G. Charpak，1924—2010）分别于 1927、1948、1950、1960、1992 年获得诺贝尔物理学奖。

因在核分析技术方面取得卓越成绩，德国物理学家穆斯堡尔（R. L. Mößbauer，1929—2011）于 1961 年获得诺贝尔物理学奖，加拿大物理学家布罗克豪斯（B. N. Brockhouse，1918—2003）和美国物理学家沙尔（C. G. Shull，1915—2001）共同获得 1994 年诺贝尔物理学奖。

1951 年美国物理学家卡森（B. Cassen，1902—1972）发明了直线扫描仪，1958 年美国物理学家安格（H. O. Anger，1920—2005）发明了 γ 照相机。1973 年，美国物理学家费尔普斯（M. E. Phelps，1939—）等设计改进了多层环状探测器符合探测方式，采用 X-CT 影像重建原理，研制成功第一台原型正电子发射体层仪（positron emission tomography，PET）。

（5）辐射防护中物理学的贡献：通俗地说，辐射就是某种形式的能量从其产生的源头向外部空间的传播。多年来，都是由物理学家提供物理防护方法和手段，并使医学影像工作者对辐射防护的基本物理概念、方法有所了解和掌握，尽可能在减少对受检查者辐射损伤的前提下去完成诊断或治疗；同时，能对受检者及普通公众进行这方面的宣传与解释，把辐射防护提高到公共卫生的水平。可以说，辐射防护始终伴随着物理学家的身影。

随着医学影像技术的普及和快速发展，伴随成像过程的辐射损伤也凸显出来，物理学在辐射防护中的作用愈来愈引起人们的重视。

### 三、医学影像物理学阐述医学成像的技术手段和科学方法

**1．技术手段**

（1）从电离或非电离辐射在人体内传播过程中所发生各种效应采集的信号，经适当的处理，按一定方法建立医学影像，依此线路阐述医学成像的物理过程。

（2）根据辐射波对成像参数的影响以及设备的软、硬件性能，评价医学影像的质量。

（3）根据临床诊断需要，从影像信号的幅度、频数、频率等特点入手，阐述数字影像处理的基本方法。

**2．科学方法**　医学影像物理学的主要内容是医学影像技术的物理学原理。而各种医学影像技术的发明都是创造性活动的结晶。因此，医学影像物理学对医学影像的阐述蕴含了大量的创造性思维方法。将实验、创造性思维和定量描述三者巧妙结合是医学影像物理学采用的科学方法。这种科学的思维方式和精确定量的表述形式，对科学素养的培养必然产生潜移默化的作用。

### 四、医学影像物理学的发展

自1895年伦琴开创医学影像先河以来，各种医学影像技术都致力于解决以下两个问题：首先选择怎样的信号可以探测人体的内部结构及功能；其次是如何对该信号进行采集和处理，使之转化为人们可以理解的形式。历史上，每当这两个问题被成功解决时，所创造出来的新医学成像技术都是以物理学作为其理论支撑。因此，物理学理论的发展与完善，必将为现代医学影像开辟许多新的研究途径。高分辨率和快速成像是临床诊断的需求，也是医学影像发展的方向，其主要目的是快速地一次获取更多的信息，为疾病诊断提供尽可能全面、准确的信息，所以开创多模式和多参数成像技术是必然的趋势，对物理学的需求也会更加广泛，即医学影像物理学的范畴将伴随医学影像发展的需求不断地更新变化。

### 五、医学影像物理学课程的学习

医学影像学专业培养的是医学影像诊断医师，工作以读释医学影像为主。医学影像一般是由一些灰度或亮度、色彩不同的区域组成，特定区域具有特定的灰度或亮度、色彩，以及它们的形状、位置、尺寸等特征，这些特征可以让医生来阐述影像中的某些区域与实际解剖学形态、生理生化功能的特征关系，从而确定其正常与否。由于医学影像成像方法与条件的不同，得到的影像有很大的差异，如果掌握了医学影像的成像原理、影像特点、影响因素，可以从成像原理、方法、影像特点、影响因素的角度，分析不同区域灰度或亮度、色彩与形状、位置、尺寸形成及其变化的原因，可为逐渐从典型影像读释拓展到非典型影像读释提供帮助。因此，掌握医学影像的成像原理、影像特点和影响因素不仅有助于获得高质量的医学影像，也有助于正确读释医学影像。

要理解掌握医学影像的成像原理、影像特点和影响因素，需要了解相关辐射波方面的知识。比如要掌握超声影像的特点，就需要理解超声成像的物理原理，而要理解超声成像的物理原理，就需要对超声的传播规律有所认识了解。高质量的影像，对准确读释影像会很有帮助，由此，如何根据成像原理获得影像并改善影像质量，以及如何评价影像质量的意义就体现出来了，需要有评价影像质量的参数。在获得质量合适的影像时，还应尽可能地减少受检者的辐射损伤，辐射防护也是应当考虑的事情。那么损伤的机制、防护标准及如何根据相关辐射波的特点和成像原理来尽可能地减少受检者的损伤也是重要的内容。对于利用各种成像技术获得的医学影像，还应知道其在临床中的应用及相互间特点的比较。再进一步，则是要了解其最新的进展情况。这些内容表明了医学影像物理学课程内容的内在逻辑关系，在学习时，如果能结合课程内容的这种特点来学习，搞清楚各知识点之间的逻辑关系，那么学起来一定会事半功倍。

　　各种医学影像仪器设备的发明,都是创造发明的成果,例如各种医学影像技术的不断完善、新技术的发明,其本质都是创优思维的体现;X 射线影像增强管的发明,是遵循"有得有失"原则,利用间接法解决问题的典型案例;B 型超声成像的实现,体现了在 A 型超声成像基础上换元思维的成功;组织多普勒成像技术、磁敏感加权成像技术的发明,则是典型的逆向思维成果。在学习医学影像物理学课程时,若能注意体会蕴涵其中的创造性思维方式,以及科学家们成功的经验与失败的教训,则在思维方式和研究问题方法方面也能有所收获,可不断提高发现问题、解决问题的能力,提升科学素养。课程学习的重点应该围绕着影像如何形成、影像有何特点及影响因素、影像质量如何改善、损伤如何减小、科学素养的提高来展开。

　　对学习效果的确认也是非常重要的,知道了、学懂了、学通了是学习内容掌握的 3 个层次,知道了,大多数情况下只是记住了,并不一定是学懂了;学懂了,通常是指能对所学内容做出解释、举例、分类、总结、推断、比较、说明、应用;学通了,通常是指能够对所学内容做出分析、综合评价、创造。

（童家明）

# 第一章  X射线物理

X射线是由德国物理学家伦琴(W. C. Röntgen, 1845—1923)发现的,X射线的发现给人类历史和科技发展带来深远的影响。X射线被发现后,首先应用到医学诊断方面,在随后的一百二十多年中,X射线在医学领域发挥了巨大作用。本章主要介绍X射线产生的物理过程、X射线的空间分布、X射线与物质的相互作用等内容。

## 第一节  X射线的产生

### 一、X射线的发现及其基本特性

**1. X射线的发现**    1895年11月8日,伦琴在暗室用阴极射线管做气体放电实验时,为了避免紫外线与可见光的影响,特用黑色纸板把阴极射线管包了起来。但伦琴却发现,在一段距离之外的荧光屏上(涂有铂氰酸钡)竟会发生微弱的荧光。经反复试验,他肯定激发这种荧光的东西来自阴极射线管,但绝不是阴极射线本身。在接下的一个多月内,伦琴对这一神秘的射线做了种种研究。他发现,这种射线以直线前进,不被反射或折射,不被磁场偏斜,在空中能前进2m。不久他又发现了这种射线的穿透性,它能对放在闭合盒子中的天平照相;他还在这些照片上观察到他夫人的手指骨轮廓。考虑到所发现射线的神秘性以及它的不确定性,他把其称之为X射线。伦琴的发现很快引起全世界的强烈反响,许多国家的实验室重复这一实验。X射线发现3个月以后,维也纳的医院在外科治疗中便首次应用X射线来摄片。X射线的发现是一个通过偶然事件进而做出科学发现的经典案例,"机遇偏爱有准备的头脑"。X射线的发现被人们称之为世纪之交的三大发现之一,伦琴因发现X射线,于1901年获首届诺贝尔物理学奖。伦琴专注X射线性质的研究,谢绝了贵族封号,不申请专利,不谋求赞助,使X射线的应用得到迅速发展和普及。

**2. X射线的基本特性**    加速(或减速)的带电粒子能辐射出电磁波,这是经典电磁学可以给出的结果。因此,当高速电子在靶上突然受阻而停止时,必然产生电磁波。于是,人们很容易想到X射线是电磁波的一种。不过,伦琴当时发现了X射线后,既观察不到X射线像普通光那样的折射,又测不到X射线的反射和衍射,伦琴就误认为X射线与光无关。直到1906年,英国物理学家巴拉克(C. G.Barkla, 1877—1944)通过实验发现了X射线的偏振性,首次用实验证明了X射线的波动性。但是,波动性的真正试金石是衍射效应。1912年,德国物理学家劳厄(Max von Laue, 1879—1960)提出设想,认为X射线是波长很短的电磁波,晶体中各原子有规则的排列可以使X射线发生衍射。劳厄的建议很快为实验所证实,从而有力地证明了X射线的波动性。

X射线是电磁波,具有波粒二象性。X射线的波动性主要表现在以一定的波长和频率在空间传播,它是一种横波,其传播速度在真空中与光速相同,可以用波长、频率等物理量来描述,并有反射、干涉、衍射等现象。但是,X射线与物质相互作用时,则突出表现出它的粒子特征。X射线除具有电磁波的共同属性外,还具有以下几方面的特性。

(1) 穿透作用:由于X射线波长短,具有较高的能量,物质对其吸收较弱,因此它有很强的贯穿本领。对于X射线来说,大多数物质是透明或半透明的。X射线的贯穿本领不仅与X射线光子的能量有关，还与被穿透物质的本身结构和原子性质有关。同一 X 射线，对原子序数较低的元素所组成的物体，如空气、纸张、木材、水、肌肉组织等，其贯穿本领较强；而对原子序数较高的元素组成的物体，如铅、铝、铜、骨等，贯穿本领相对较弱。因此，X 射线对人体不同组织的穿透性也就不同，这是 X 射线医学影像学的基础。

（2）荧光作用：当 X 射线照射某种物质时，能够发出荧光，具有这种光特性的物质称为荧光物质，如钨酸钙、铂氰化钡、银激活的硫化锌镉等。这些荧光物质受 X 射线照射时，物质原子被激发或电离，当被激发的原子恢复到基态时，便可释放出荧光。医学中透视用的荧光屏、X 射线摄影用的增感屏、影像增强器中的输入屏和输出屏都是利用荧光特性做成的。平板探测器中的闪烁发光晶体以及荧光玻璃等也是利用了 X 射线的荧光作用。

（3）电离作用：X 射线虽然不带电，但具有足够能量的 X 射线可以撞击出物质原子中的电子，使电子脱离原子而产生第一次电离。获得足够能量脱离原子的电子，又与其他原子作用，产生二次电离。多种测量 X 射线的仪器的探头如电离室、正比计数管、盖革 - 米勒计数管等都是利用这个原理制成的。电离作用也是 X 射线损伤和治疗的基础。

（4）热作用：X 射线被物质吸收，绝大部分最终都将变为热能，使物体温度升高。测定 X 射线吸收剂量的量热法就是依据这个原理研究出来的。

（5）化学效应：X 射线能使胶片乳剂感光，能使很多物质发生光化学反应。各种感光及分辨性质不同的胶片用于不同的 X 射线照相。另外，某些物质经 X 射线长期照射后，其结晶体脱水渐渐改变颜色，称为着色作用或脱水作用，如氰化钡、铅玻璃、水晶等都可发生脱水着色。

（6）生物效应：X 射线在生物体内也能产生电离及激发作用，也就是使生物体产生生物效应。细胞特别是增殖性强的细胞，经一定量的 X 射线照射后，可产生抑制、损伤，甚至坏死。人体组织吸收一定量的 X 射线后，视其敏感程度的不同而出现种种反应，这个特性可在肿瘤放疗中得到充分应用，它是放射治疗的基础。当然，X 射线对正常人体组织也可能产生损伤作用，故应注意对非受检部位和非治疗部位的屏蔽防护，同时从事放射线工作的人员也应注意自身的防护。

## 二、X 射线管

高速带电粒子撞击物质受阻而突然减速时都能产生 X 射线。现在用于医学成像的 X 射线辐射源，都是利用高速运动的电子撞击靶物质而产生的。可见，产生 X 射线必须具备 3 个基本条件：首先应有一个电子源，能根据需要随时提供足够数量的电子。其次应能够获得高速电子流，这又需要两个条件：其一是有一个高电压产生的强电场，使电子获得很大的动能；其二是有一个高真空度的空间，使电子在高速运动中不受气体分子的阻挡而降低能量，同时也能保护灯丝不致因氧化而被烧毁。第三要有一个能够经受高速电子撞击而产生 X 射线的靶。X 射线管（X-ray tube）就能满足上述要求。现代 X 射线管的主要组成部分如图 1-1 所示。

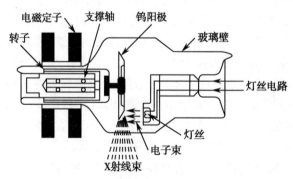

图 1-1　旋转阳极 X 射线管结构

**1. 阴极**　阴极（cathode）是X射线管的负极，由灯丝和聚焦罩两部分组成。灯丝采用高熔点的钨丝（熔点3 410℃）绕制而成，钨丝中含有的微量元素钍是为了增加电子的发射率和延长灯丝的寿命。但是，最终金属钨还是会蒸发，并沉积在X射线管的内壁上。上述情况一旦发生，将导致X射线管发生故障。当灯丝两端加上电压，通过电流后，灯丝表面温度逐渐升高，待达到白炽后发射电子，灯丝发射电子的数目与温度有关。灯丝电流的大小由一个灯丝电路来控制，形成的电流变化范围从几安培到几十安培不等。从灯丝发射的电子经高压加速后撞击在靶上，此时加在两极之间的直流加速电压称为管电压，这种加速后的电子束流称为管电流，其变化范围从几毫安到几百毫安。在电子从阴极向阳极运动的过程中，由于电子与电子之间的斥力，加大了束斑的尺寸。为了减小束流的斑点大小，需要一个调节电流束斑大小和电子发射方向的聚焦电极，这种聚焦电流的电极做成凹槽状，所以称为聚焦罩。灯丝埋在聚焦罩里。灯丝的尺寸是决定束流斑点大小的主要因素，一般的X射线管都有2个或3个不同尺寸的灯丝。

灯丝电流和管电流虽是分开的，但又是相关联的，"空间电荷"是它们间的关联因素之一。在管电压较低时，从灯丝逸出的电子数比被加速奔向靶的电子数多很多，这样就会在灯丝周围聚集成电子云，即所谓的"空间电荷"。电子云阻止了灯丝中其他电子的发射。管电压和灯丝电流对管电流的影响如图1-2所示。对于任一给定的灯丝电流，管电流将会随着管电压的升高而增大，并达到其最大值。这个时候进一步增加管电压，将不会使管电流增大。超过饱和电压，只有通过提高灯丝的温度才能增加管电流。在诊断中为了获取大的管电流和有用的X射线能量，需选取大的灯丝电流和40～140kV的管电压。

**2. 阳极**　阳极（anode）是X射线管的正极，目前有2种类型的阳极：固定阳极和旋转阳极。固定阳极X射线管常用于口腔科X射线成像系统、某些移动式的X射线成像系统及其他不需要大管电流和大功率的特殊用途的X射线系统。一般的X射线管通常使用旋转阳极，因为它们必须有能力在很短的时间内产

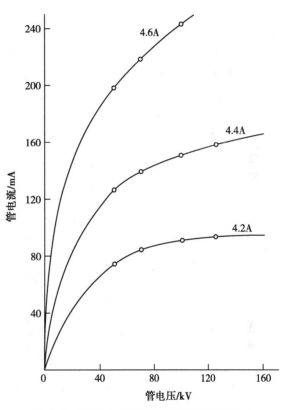

图1-2　管电压和灯丝电流对管电流的影响

生高强度的X射线束。X射线管中，阳极有三大功能：首先阳极是一个导电体，它接收从阴极发射出的电子并将它们传导至与X射线管相连的电缆，使其能返回高压发生器；其次阳极为X射线靶提供机械支撑；第三阳极是一个良好的热辐射体。当从阴极发射出的电子与阳极发生作用时，它们的动能约有99%都转换成热量。在这些热量对阳极造成损伤前，必须很快地将其传导出去。如何恰当地将热量散去，特别是对大容量X射线管，是大部分工程师都需要克服的困难。

靶是阳极中受电子轰击的区域。在固定阳极X射线管中，靶即为一镶嵌在铜阳极上的钨合金。而在旋转阳极X射线管中，整个旋转的圆盘都是靶。在钨中加入其他金属（通常为铼）能够增加它的机械强度，从而可以承受高速旋转的应力。在普通的X射线摄影中，用钨作为靶材料具有以下的原因：①钨原子序数较高（Z=74），使其产生X射线的效率高和产生高能X射线；②钨的热传导性几乎与铜的完全相同，它是一种能够有效散热的金属；③钨具有很高的熔点（相比较而言，铜的熔点为1 100℃）。因此，在大的管电流下，钨仍能承受而不会出现伤痕或起泡。

用于乳腺摄影的专用 X 射线管的阳极靶是用钼或铑制成的,这主要是因为它们具有较低的原子序数和由此产生的低能量的 K 系特征 X 射线。表 1-1 总结了这些靶材料的特性,所有这些材料均具有良好的散热能力。

表 1-1　X 射线管的靶特性

| 元素 | 元素符号 | 原子序数 | $K_{\alpha 1}$ 特征 X 射线 /keV | 熔点 /℃ |
|---|---|---|---|---|
| 钨 | W | 74 | 59.310 | 3 410 |
| 钼 | Mo | 42 | 17.478 | 2 600 |
| 铑 | Rh | 45 | 20.214 | 3 200 |

**3. X 射线管的焦点**　灯丝发射的电子,经聚焦加速后撞击在阳极靶上的面积称为实际焦点,它是实际的 X 射线源。实际焦点在 X 射线投照方向成像平面上的投影,统称为有效焦点(effective focal spot),显然有效焦点具有方向特性,投照方向不同,有效焦点的大小、形状不同,如图 1-3 所示,在 X 射线照射野中靠近阳极侧的有效焦点比靠近阴极侧的要小一些。实际焦点在垂直于 X 射线管长轴方向成像平面上的投影,称为标称焦点,是有效焦点的特殊情况。

有效焦点与实际焦点的关系,如图 1-4 所示,设实际焦点的长度为 $A$,宽度为 $B$。经过投影后,有效焦点的宽度 $b$ 仍等于实际焦点的宽度,而有效焦点的长度 $a$ 则变成了 $A\sin\theta$,$\theta$ 表示阳极靶面与投照方向的夹角,即有

$$有效焦点 = 实际焦点 \times \sin\theta \tag{1-1}$$

当投照方向与 X 射线管长轴垂直时,$\theta$ 角称为靶角或阳极角,可见靶角越小,有效焦点的长度越小,即有效焦点的面积越小。

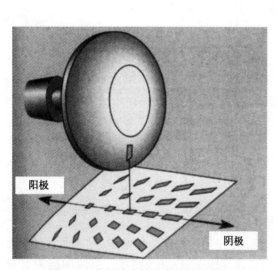

图 1-3　有效焦点的方向特性示意图

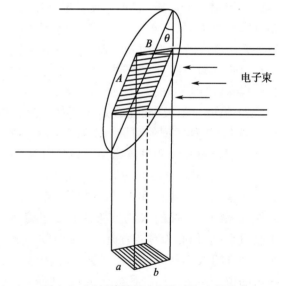

图 1-4　X 射线管的实际焦点和有效焦点

实际焦点的大小直接影响 X 射线管的散热和影像的清晰度(半影效应)。影像显示的原物体几何尺寸为本影,本影以外的影像逐渐变淡的部分称为半影。实际焦点面积越大,对散热越有利。但实际焦点越大,有效焦点的面积也增大,半影越大,必然影响在胶片上所形成影像的清晰度。若用缩短灯丝长度或减小靶角来缩小有效焦点,必然使单位面积上的电子密度增加,实际焦点的温度快速上升,阳极将不能承受较大的功率。因此,两方面的情况都要考虑。大多数诊断 X 射线管的靶角在 6°～17° 变化。

在阳极上设计出两种靶角,即双角度靶面能够产生两种尺寸的焦点。将双角度靶面和不同长度的灯丝结合起来,就可以产生出非常灵活的摄影条件。某些乳腺 X 射线摄影设备制造厂家

利用有效焦点的方向特性,调整X射线管的靶角,从而可以沿着胸壁产生更小的焦点。

对大多数X射线管而言,焦点大小不是一个常数,它随管电流和管电压变化而变化,如图1-5所示。

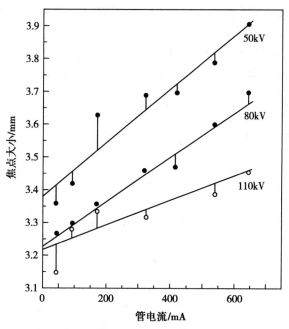

图1-5　管电流和管电压对有效焦点长度的影响

### 三、X射线的产生机制

**1.电子与物质的相互作用**　X射线是高速运动的电子在与物质相互作用中产生的。在X射线管中,从阴极发射的电子经阴极、阳极间的电场加速后,电子的速度已非常高。例如,在100kV管电压下,电子抵达靶时,速度可达 $0.55c$($c$为光速)。这些电子轰击X射线管靶原子时,它们便将其动能传递给了靶原子。这些相互作用发生在穿入靶面不太深的地方。当相互作用发生时,发射电子将会慢下来并最终完全停止。事实上,这些相互作用十分复杂。一般情况下,电子在失去它的全部能量前要经受很多次与靶原子的碰撞,其能量损失分为碰撞损失(collision loss)和辐射损失(radiation loss)。

碰撞损失只涉及原子的外层电子。高速电子与原子的外层电子发生作用时,可以使原子激发或电离。当入射电子的能量大于外层电子的结合能,则靶原子被电离,其外层电子脱离靶原子并具有动能,此时它与入射电子一样可以使原子激发或电离,将损失的能量变为热量。当入射电子并不能将足够的能量传递给外层电子,就无法将它们电离。相反地,外层电子只不过上升到一个激态或更高能级。然后,伴随着红外辐射的发射,外层电子会立即返回到它们正常的能级。正是外层电子的不断受激发与再复原,使得在X射线管阳极产生了大量的热。凡属电子与原子的外层电子作用而损失的能量统称为碰撞损失。

辐射损失只涉及原子的内层电子和原子核。高速电子除与原子的外层电子发生碰撞而损失能量外,也可能电离原子的内层电子,将能量转化为特征辐射(characteristic radiation);另外,高速电子还可能与靶原子核发生相互作用,将能量转化为轫致辐射(bremsstrahlung)。凡属电子与原子的内层电子或原子核作用而损失的能量统称为辐射损失。

上述某种作用形式的概率取决于高速电子的能量和靶物质的原子序数。通过计算:

$$\frac{碰撞损失}{辐射损失} \approx \frac{816\text{MeV}}{E_k \cdot Z} \tag{1-2}$$

式(1-2)中，$E_k$ 是高速电子的动能（以 MeV 为单位），$Z$ 是靶物质的原子序数。例如，100kV 管电压下，电子撞击在钨靶上，99.1% 的能量为碰撞损失，仅有 0.9% 的能量产生 X 射线。可见，无论 X 射线管有多先进，它的效率总是非常低的。阳极产生的热量与 X 射线管电流的增加成正比。X 射线产生的效率与管电流的大小无关。因此，无论选择什么挡位的管电流曝光，X 射线产生的效率都是一样的。

**2. 连续 X 射线**　经典的电磁学理论指出：当一个带电体在外电场中的速度变化时，带电体将向外辐射电磁波。当高速电子穿过靶原子时，若它能够完全避开轨道电子，就有可能会非常接近原子核并受其影响。高速电子越接近原子核，它受到原子核电场的影响就越大。因为原子核中包含许多质子，质子与高速电子间的距离又十分小，因此这个电场是非常强的。当高速电子经过原子核时，它会慢下来，并改变其原有的轨迹。按照上述理论，电子将向外辐射电磁波而损失能量 $\Delta E$，电磁波的频率由 $\Delta E = h\nu$ 确定。电子的这种能量辐射称为韧致辐射，这种辐射所产生的能量为 $h\nu$ 的电磁波称为 X 射线光子。韧致辐射是高速电子与靶原子核发生相互作用的结果，韧致辐射的能谱是连续的。

韧致辐射的产生如图 1-6 所示，由于每个高速电子与靶原子作用时的相对位置不同，所以各个相互作用对应的辐射损失也不同，因而发出 X 射线光子的能量也互不相同。当高速电子基本上没有受原子核影响时，就会产生能量相对较低的 X 射线，此时电子仍有较大的动能，将继续与靶中的其他原子发生作用。当高速电子直接撞击在原子核上，电子失去了它的全部动能，产生的 X 射线的能量等于入射电子的动能。一般地，能量介于这两个值之间的 X 射线出现的频率比较高。大量的 X 射线光子组成了具有频率连续的 X 射线发射谱。图 1-7 是使用钨靶的 X 射线管，管电流保持不变，将管电压从 20kV 逐步增加到 50kV，同时测量各波段的相对强度来绘制成 X 射线发射谱。

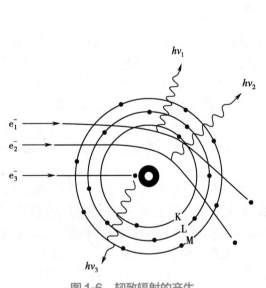

图 1-6　韧致辐射的产生

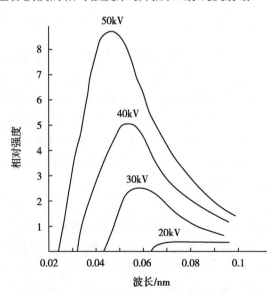

图 1-7　钨靶在较低管电压下的连续 X 射线发射谱

由图 1-7 可以看出，连续谱的 X 射线强度（X 射线强度的概念将在本章第二节中进一步介绍）是随波长的变化而连续变化的。每条曲线都有一个峰值；曲线在波长增加的方向上都无限延展，但强度越来越弱；在波长减小的方向上，曲线都存在一个最短波长，称为短波极限（$\lambda_{min}$）。

光子能量的最大极限（$h\nu_{max}$）等于入射电子在 X 射线管加速电场中所获得的能量 $eU$，即

$$h\nu_{max} = eU \tag{1-3}$$

最大光子能量对应的光子最短波长为

$$\lambda_{min} = \frac{hc}{eU} \tag{1-4}$$

式(1-4)中 $h$、$c$ 和 $e$ 分别是普朗克常数、光速和电子的电量,将这些常数值代入式(1-4)得

$$\lambda_{\min} = \frac{1.24}{U}(\mathrm{nm}) \tag{1-5}$$

式(1-5)中 $U$ 是管电压,以"kV"为单位。显然,连续 X 射线的短波极限只与管电压有关,而与其他因素无关。

**3. 特征 X 射线** 如果高速电子没有与靶原子的外层电子作用,而是与内层电子发生作用,就会产生特征辐射,特征辐射谱是线状的。

连续 X 射线产生的过程中,当加速电子的能量 $eU$ 大于内层电子的结合能时,就有一定的概率产生特征 X 射线。图 1-8 说明了特征 X 射线是如何产生的。高速电子将 K 层电子撞击出,使之离开原子成为自由电子,便会在 K 层产生一个临时的电子空位。对靶原子来说,这是一个非常不稳定的状态。于是,外层的电子就会立即将这个 K 层空位填充。轨道电子从外层向内层跃迁过程中必定释放出多余的能量,这个能量以 X 射线辐射的形式表现出来。此时,X 射线光子的能量就等于这两个轨道电子的结合能之差。

除 K 层外,当靶原子中的其他层电子被击出时,相似的特征 X 射线就会产生。图 1-9 给出了钨原子的 K、L、M 和 N 层的能级以及产生的特征 X 射线。电子由 L、M、N 等能级较高的壳层向 K 层跃迁,便产生能量不同的 K 系特征 X 射线。以此类推,会产生 L 系特征 X 射线。

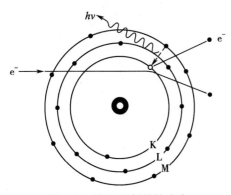

图 1-8 特征 X 射线的产生

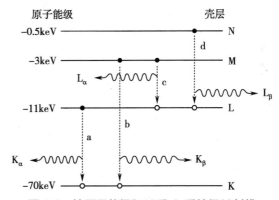

图 1-9 钨原子能级和 K 系、L 系特征 X 射线

综上所述,轨道电子从外层向内层的跃迁产生了特征 X 射线。由于不同原子的电子结合能不同,其产生的特征 X 射线的能量也千差万别。之所以称这种类型的 X 射线辐射为特征辐射,是因为它代表了靶原子的特点。随着靶原子原子序数的增加,特征 X 射线能量也会增加。

从前面的讨论可知,只有当入射电子的动能大于靶原子的某一壳层电子的结合能时,才能产生特征 X 射线。而入射电子的动能完全由管电压决定。因此,管电压 $U$ 必须满足式(1-6)的关系

$$eU \geqslant W_i \tag{1-6}$$

式(1-6)中 $W_i$ 为第 $i$ 层的结合能。当 $eU = W_i$ 时,$U = \dfrac{W_i}{e}$ 为最低管电压,称为特征 X 射线的激发电压。

**4. 影响 X 射线发射谱的因素** 在 X 射线阳极靶内不同深度产生的 X 射线,首先经历靶自身的吸收。然后在达到受检者之前,还要经历 X 射线管的管壁、绝缘油层和管套上出射窗口的衰减,这些衰减材料统称为 X 射线管的固有滤过(inherent filtration);与之相对应的,在 X 射线管出口外面所加的衰减材料称为附加滤过(added filtration)(关于滤过,详见本章第四节)。在 100kV 管电压下,经靶自身吸收、固有滤过和附加滤过后,钨靶的 X 射线发射谱(X-ray emission spectrum)如图 1-10 所示。出现这样的 X 射线能谱,主要有以下 4 方面的因素:①从阴极向阳极

加速的电子不是都具有峰值动能,这与整流和高压发生器的类型有关。在与靶撞击时,许多电子可能有很低的能量,这些电子只能产生低能量X射线。②诊断X射线管靶相对比较厚。因此,很多轫致辐射都是高速电子与靶多次作用的结果,电子在每一次作用中都会有能量的损失。③低能X射线更容易被靶自身吸收。④外部滤过几乎总是加在X射线管组件上,这些附加滤过会选择性地从X射线束中滤掉低能X射线。

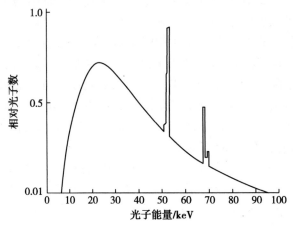

图1-10　100kV管电压下钨靶X射线发射谱

放射技师控制下的许多因素会影响X射线谱的大小和形状。这些因素都总结在表1-2中。

表1-2　影响X射线能谱的大小和相对位置的因素

| 因素 | 影响 |
| --- | --- |
| 管电流 | 能谱的幅度 |
| 管电压 | 能谱的幅度和位置 |
| 附加滤过 | 能谱幅度,在低能时更加有效 |
| 靶材料 | 能谱的幅度和特征X射线谱的位置 |
| 管电压波形 | 能谱幅度,在高能时更加有效 |

# 第二节　X射线的空间分布

## 一、X射线管的输出

在医用X射线诊断的实际工作中,连续X射线的输出量$(I_c)$与管电压$(U)$、管电流$(i)$、靶原子序数$(Z)$的关系可用式(1-7)近似表示

$$I_c = k_1 i Z U^n \tag{1-7}$$

式(1-7)中,常数$k_1 = (1.1 \sim 1.4) \times 10^{-9}$,对诊断X射线$n = 2$。

在X射线管产生的X射线中,若将占比例极少的特征X射线忽略不计,则X射线的产生效率就等于X射线的输出与高速电子流的功率之比,即

$$\eta = \frac{k_1 i Z U^2}{i U} = k_1 Z U \tag{1-8}$$

例如,在100kV管电压下,电子撞击在钨靶上,X射线的产生效率不足1%,其余的输入能量约99%转为热能,这与用式(1-2)计算的结果相同。

为了方便起见，用X射线强度（X-ray intensity）来描述X射线管的输出。X射线在空间某一点的强度是指单位时间内通过垂直于X射线传播方向上的单位面积上的光子数量与能量乘积的总和。可见，X射线强度是由光子数目和光子能量两个因素决定的。

设在单位时间内通过单位横截面积上的X射线光子数目为$N$，若每个光子的能量为$h\nu$，则单能X射线的强度$I$为

$$I = N \cdot h\nu \qquad\qquad (1\text{-}9)$$

可见，单能X射线的强度$I$与光子数目$N$成正比。

对于能量不同，但能量完全确定的有限种光子组成的线状谱，其强度为

$$I = \sum_{i}^{n} N_i \cdot h\nu_i \qquad\qquad (1\text{-}10)$$

式中$h\nu_1$、$h\nu_2$、$\cdots$、$h\nu_n$为单位时间内通过单位横截面积上的X射线各单能光子能量，$N_1$、$N_2$、$\cdots$、$N_n$为各单能X射线光子对应的数目。

对于连续X射线能谱，其强度为

$$I = \int_0^{E_{max}} E \cdot N(E)\, dE \qquad\qquad (1\text{-}11)$$

式（1-11）中，$N(E)$为每秒内通过单位面积的能量为$E$的X射线光子数，可根据有关模型计算得到。

影响X射线强度的因素很多，也很复杂。构成靶物质的原子序数愈高，原子核电场愈强，连续辐射的概率增大。靶原子序数不仅能影响X射线光子的数量，还对X射线光子的能量有一定影响。当原子序数提高时，高能X射线光子数量的增加远大于低能X射线光子数量的增加值。随着原子序数的增加，其相应的电子结合能亦提高，直接导致更高能量的特征辐射。管电流的大小并不影响X射线光子的能量，但管电流越大，表明单位时间撞击阳极靶面的电子愈多，产生的X射线光子数愈多，X射线强度也就越大。当管电压增加时，虽然灯丝发射电子的数目没变，但每个电子所获得的能量增大，因而产生高能X射线的成分增多，且数量增大。只有管电压大于激发电压时才能产生特征X射线，而特征X射线光子的能量与管电压无关。附加滤过的总体结果就是伴随着X射线量的减少，提高了X射线束的平均能量。然而，特征X射线和X射线光子的最大能量并没有受影响。

## 二、X射线的空间分布

从X射线管焦点上产生的X射线，在空间各方向上的分布是不均匀的，即在不同方位角上的辐射强度是不同的。这种不均匀的分布称为辐射强度空间分布或称辐射场的角分布。实验表明，X射线辐射强度在空间的分布情况很复杂，主要取决于入射电子的能量、靶物质及靶的厚度等因素。

**1. 薄靶周围X射线的空间分布** 薄靶产生的X射线强度的角分布，如图1-11所示。在不同角度上的矢径长度代表在该方向上的X射线强度。管电压在100kV左右时，X射线在各方向上的强度基本相等；当管电压升高时，X射线最大强度方向逐渐趋向电子束的入射方向，其他方向的强度分布所占比重逐渐减少，X射线的强度分布趋于集中。这种高能X射线强度的空间分布与电子加速器的实验结果基本一致。图1-11为X射线强度分布的剖面图，若以电子束入射方向为轴旋转一周，可得X射线强度在空间的角分

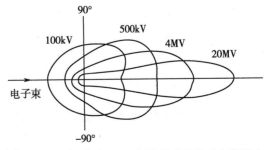

图1-11 薄钨靶周围X射线强度的角分布随管电压的变化

布的立体图。

根据薄靶产生 X 射线的空间分布特点,在管电压较低时,利用反射式靶在技术上有好处;在使用超高压 X 射线管时,管电压过高,考虑能量分布因素,则需采用穿透式靶,电子从靶的一面射入,X 射线从另一面射出。加速器产生的高能 X 射线用的就是穿透式靶。

**2.厚靶周围 X 射线的空间分布** 用于医疗诊断方面的 X 射线管,其阳极靶较厚,称为厚靶 X 射线管。当高能电子轰击靶面时,由于原子结构的"空虚性",入射的高速电子不仅与靶面原子相互作用辐射 X 射线,而且还入射到靶物质内部一定的深度,不断地与靶原子作用,直至将电子的能量耗尽为止。因此,除了靶表面辐射 X 射线外,在靶的深层,如图 1-12 中的 $O$ 点,也能向外辐射 X 射线。为便于应用方面的研究,仅讨论在投照方向即 $OA$、$OB$、$OC$ 上的 X 射线强度分布。由图 1-12 可见,从 $O$ 点辐射出的 X 射线,愈靠近 $OC$ 方向,穿过靶的厚度愈厚,靶本身对它的吸收也愈多;愈靠近 $OA$ 方向,靶对它吸收愈少。因此,愈靠近阳极一侧 X 射线辐射强度下降得愈多。而且靶角 $\theta$ 愈小,下降的程度愈大。这种愈靠近阳极,X 射线强度下降愈多的现象,就是所谓的"足跟"效应(heel effect),即 X 射线管发出的 X 射线强度具有方向特性,投照方向不同,X 射线的强度不同。阳极效应(anode effect)则包括有效焦点的方向特性和 X 射线强度的方向特性。由于诊断 X 射线管靶角小,X 射线能量不高,足跟效应非常显著。

从 X 射线管窗口射出的有用 X 射线束,经实验测量,其强度分布是不均匀的,普遍存在足跟效应现象。在图 1-13 中,若规定有用 X 射线束中心线(0°)的强度为100%,从其他不同角度方向上的强度分布情况看,足跟效应十分明显。

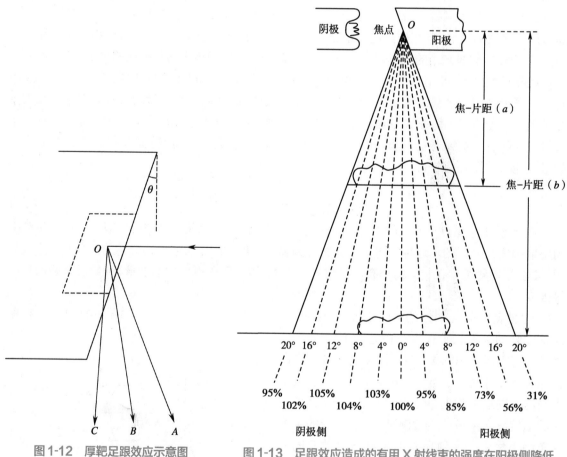

图 1-12 厚靶足跟效应示意图　　　图 1-13 足跟效应造成的有用 X 射线束的强度在阳极侧降低

在放射工作中,当成像的解剖结构在厚度或密度上差别比较大时,足跟效应就颇为重要了。一般来说,将厚度大、密度高的部位置于阴极侧,这样就可使成像的探测器(如普通摄影用的胶片）辐射量较为均匀，获得对比较好的影像。另外，应尽量使用中心线附近强度较均匀的X射线束摄影。如图1-13所示，在一次摄影中使用的焦-片距 $a$ 较小，投照部位横跨中心线左右各20°，其两端的强度差为95%－31%＝64%。如此大的差别，将使这张照片的足跟效应十分明显。若把焦-片距拉大到 $b$，则投照部位仅横跨中心线左右各8°，其两端的强度差为104%－85%＝19%，显然这张照片的足跟效应就可达到被忽略的程度。

# 第三节　X射线与物质相互作用的类型

当X射线通过物质时，X射线光子与物质发生相互作用，结果X射线的一部分能量或全部能量转移给物质，如果吸收物质是生物组织，足够的能量可以沉积在细胞内，破坏其再生殖能力。然而，大部分能量转化为热量，产生非生物效应，这是一个非常复杂的过程，如图1-14所示。X射线与物质相互作用的主要类型有光电效应、康普顿效应和电子对效应，其他次要的作用类型有相干散射、光核反应等。本节将重点介绍3个主要作用。

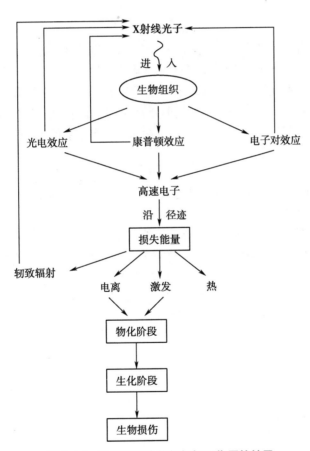

图1-14　X射线与生物组织相互作用的结果

## 一、光　电　效　应

**1. 作用过程**　能量为 $h\nu$ 的X射线光子通过物质时，与物质原子的轨道电子发生相互作用，把全部能量传递给这个电子，光子消失，获得能量的电子挣脱原子束缚成为自由电子（称为光电子）；原子的电子轨道出现一个空位而处于激发态，它将通过发射特征X射线或俄歇电子的形式很快回到基态，这个过程称为光电效应（photoelectric effect），如图1-15所示。

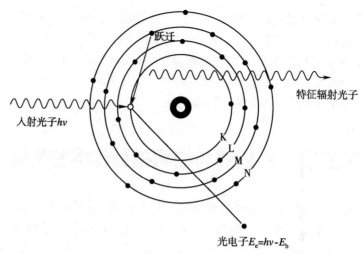

图 1-15 光电效应示意图

由能量守恒定律可知,发生光电效应时,入射 X 射线光子的能量 $hv$ 和光电子的动能 $E_e$ 满足以下关系

$$hv = E_e + E_b \tag{1-12}$$

式(1-12)中,$E_b$ 为原子第 $i$ 层电子的结合能,与原子序数和壳层数有关。

**2. 作用截面** 入射光子与物质中的一个原子或电子发生一次特定相互作用的"概率"(可能性),称为"原子截面"或"电子截面",用符号 $\sigma$ 表示。作用截面 $\sigma$ 具有面积的量纲,通常以靶恩为单位,符号为 b,$1b = 10^{-28}m^2$。虽然光电效应看起来是十分简单的过程,但是计算相互作用概率是非常复杂的。在诊断 X 射线光子能量范围内,光电效应原子截面 $\sigma_\tau$ 与光子能量、原子序数间的关系可表示为

$$\sigma_\tau \propto \frac{Z^4}{(hv)^3} \tag{1-13}$$

式(1-13)表明:随原子序数的增大,光电效应发生的概率迅速增加,也就是说,电子在原子中束缚得越紧,其参与光电效应的概率越大;光电效应截面与光子能量的 3 次方成反比,随能量增大,光电效应发生的概率迅速减小。当光子的能量小于 K 壳层的结合能时,光电效应仅发生在 L 壳层或离原子核更远的壳层;当光子的能量等于或大于 K 壳层的结合能时,光电效应主要发生在 K 壳层。这说明光电效应的概率在光子能量等于 K、L 等壳层结合能时发生突然的跳变,概率最大。光电效应发生概率突变的地方称为吸收限(absorption edge)。图 1-16 给出了 W、Mo、Cu 的光电效应原子截面与入射光子能量的关系,Cu、Mo、W 的 K 吸收限的理论值分别为 8.98keV、20.00keV、69.5keV。

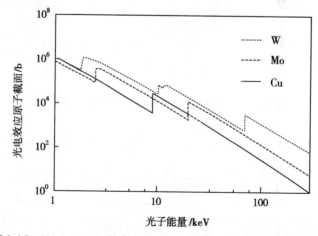

图 1-16 W、Mo、Cu 的光电效应原子截面与入射光子能量的关系

**3.光电子的角分布** 相对于 X 射线光子的入射方向,光电子沿不同角度方向运动的概率不同,形成所谓的角分布,如图 1-17 所示。从图 1-17 可以看出,在 0°和 180°方向没有光电子,而在某一角度光电子出现概率最大;随入射 X 射线光子能量增加,角分布逐渐倾向沿光子入射方向。

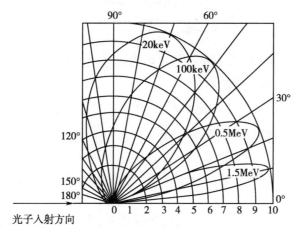

图 1-17 光电子出射的角分布

**4.诊断放射学中的光电效应** 诊断放射学中的光电效应,可从利、弊两方面进行评价。有利的方面,能产生对比较好的影像,其原因是:①不产生散射线,大大减少了照片的灰雾;②可增加人体不同组织和对比剂对 X 射线的吸收差别,产生高对比度的 X 射线照片,对提高诊断的准确性有好处。钼靶乳腺 X 射线摄影,就是利用低能 X 射线在软组织中因光电吸收的明显差别产生高对比度照片的。有害的方面是,入射 X 射线通过光电效应可全部被人体吸收,增加了受检者的辐射剂量。从全面质量管理观点来说,应尽量减少每次 X 射线检查的辐射剂量。为此,应设法减少光电效应的发生。由于光电效应发生概率与光子能量的 3 次方成反比,利用这个特性在实际工作中采用高千伏摄影技术,从而达到降低剂量的目的。不过在乳腺 X 射线摄影中,要注意平衡对比度和剂量之间的矛盾。

## 二、康普顿效应

**1.作用过程** 当入射的 X 射线光子和原子内一个轨道电子发生相互作用时,光子损失一部分能量并改变运动方向,电子获得能量而脱离原子,这个过程称为康普顿效应(Compton effect)。损失能量后的 X 射线光子称为散射光子,获得能量的电子称为反冲电子。考虑到相对康普顿效应占优势的光子能量范围,轨道电子的结合能很小,因此在推导有关的计算公式时,往往忽略结合能的作用,把康普顿效应看作光子和处于静止的"自由"电子之间的弹性碰撞,如图 1-18 所示。

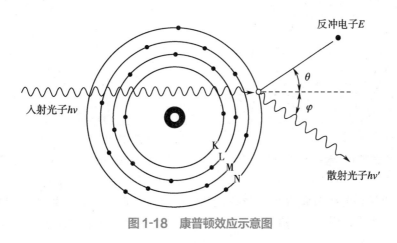

图 1-18 康普顿效应示意图

设散射光子与入射方向成 $\varphi$ 角,反冲电子与入射方向成 $\theta$ 角,则可以由能量和动量守恒定律,推导出散射光子能量 $h\nu'$ 和反冲电子动能 $E$ 的计算公式

$$h\nu' = \frac{h\nu}{1+\alpha(1-\cos\varphi)} \tag{1-14}$$

$$E = h\nu - h\nu' = \frac{\alpha(1-\cos\varphi)}{1+\alpha(1-\cos\varphi)}h\nu \tag{1-15}$$

式中 $\alpha$ 为入射 X 射线光子能量 $h\nu$ 和电子的静止能量 $m_ec^2$ 的比值,$m_ec^2 = 0.511\text{MeV}$。

反冲角 $\theta$ 和散射角 $\varphi$ 之间的关系为

$$\cot\theta = (1+\alpha)\tan(\frac{\varphi}{2}) \tag{1-16}$$

式(1-14)和式(1-15)说明,在入射 X 射线光子能量一定的情况下,散射光子能量随散射角增大而减少,相应地反冲电子动能将增大。在散射角一定的情况下,散射光子能量随入射 X 射线光子能量增大而增大,但增大的速度逐渐减慢;反冲电子动能随入射 X 射线光子能量增大而同速增大。

**2.作用截面**　如在前面所提到的,康普顿效应是光子和"自由"电子之间的相互作用。实际上,这意味着入射光子的能量比电子的结合能必须大很多,这与光电效应形成一个对比,当入射 X 射线光子的能量等于或大于电子的结合能,光电效应最可能发生。因此,在 K 层电子结合能以上,随着入射 X 射线光子能量的增加,光电效应随能量很快降低,康普顿效应变得越来越重要。实验和理论都准确地证明康普顿效应电子截面 $\sigma_e$ 可表示为

$$\sigma_e \propto \frac{Z^0}{h\nu} \tag{1-17}$$

式(1-17)表明,康普顿效应电子截面与入射光子能量成反比,与原子序数无关。相应地,康普顿效应原子截面 $\sigma_c$ 为

$$\sigma_c = Z \cdot \sigma_e \tag{1-18}$$

**3.散射光子和反冲电子的角分布**　由式(1-16)可知,散射光子可在 $0° \sim 180°$ 的整个空间范围内散射,反冲电子只可能出现在 $0° \sim 90°$ 的范围内。图 1-19 和图 1-20 分别给出了康普顿效应散射光子和反冲电子的角分布。图中曲线上任何一点到 0 点的距离表示在该方向上散射线或反冲电子的强度。随着入射 X 射线光子能量的增大,散射光子和反冲电子的角分布都趋向前方。

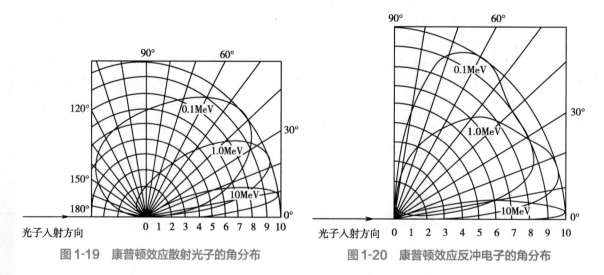

图 1-19　康普顿效应散射光子的角分布　　　图 1-20　康普顿效应反冲电子的角分布

**4.诊断放射学中的康普顿效应**　康普顿效应中产生的散射线是辐射防护中必须引起注意的问题。在 X 射线诊断中,从受检者身上产生的散射线其能量与原射线相差很小,并且散射线

比较对称地分布在整个空间，这个事实必须引起医生和技术人员的重视，并采取相应的防护措施。另外，散射线增加了照片的灰雾，降低了影像的对比度，但与相同强度的光电效应相比，受检者的辐射剂量较低。

1923年发现的康普顿效应比光电效应为光的波粒二象性及德布罗意物质波假说提供了更完全的证据，直接证明了微观粒子在单次碰撞过程中能量和动量是守恒的。康普顿效应的发现促使了量子力学的发展。美国物理学家康普顿（A. H. Compton, 1892—1962）因发现康普顿效应，与英国物理学家威尔逊（C. T. R. Wilson, 1869—1959）（因发现通过蒸汽凝结观察带电粒子径迹的方法）共同分享了1927年度诺贝尔物理学奖。我国物理学家和教育家吴有训（1897—1977）当时是康普顿的研究生，他以精心的实验、细致的研究和严密的分析，证明了康普顿效应的普遍性，驳斥了对康普顿效应的各种否定，发展了X射线散射理论，这是在关键的时候、在关键的问题上做出的涉及全局的重要工作。吴有训在康普顿的指导下，先用7种物质作X射线散射材料，结果都与康普顿的实验效应一致，由此证实了康普顿效应的普适性。后来吴有训又增加了8种物质，这15种物质无一不证明了康普顿效应的普遍性。吴有训所做的15种物质散射曲线图，一直被各种著作和教科书引用，是康普顿效应最有力的实验证据之一。

### 三、电子对效应

**1. 作用过程**　当X射线光子从原子核旁经过时，在原子核电场的作用下形成一对正负电子，此过程称为电子对效应（electric pair effect），如图1-21所示。电子对效应除涉及入射光子和轨道电子以外，还需要有原子核参加，才能满足动量守恒。

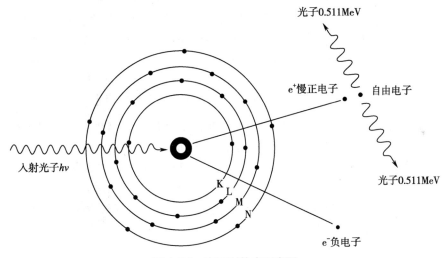

图1-21　电子对效应示意图

因原子核质量大，它能获得的能量可忽略，因此可认为X射线光子能量的一部分转变为正负电子的静止能量 $2m_ec^2$，另一部分作为正负电子的动能 $E_+$ 和 $E_-$。

$$hv = E_+ + E_- + 2m_ec^2 \tag{1-19}$$

由式（1-19）知，只有当入射X射线光子能量大于 $2m_ec^2 = 1.02\text{MeV}$ 时，才能发生电子对效应。对一定能量的入射X射线光子，电子对的动能之和为常数，但单个电子的动能可以取0到 $(hv - 2m_ec^2)$ 之间的任意值。正负电子的角分布与X射线光子能量的关系和光电子与能量的关系相似，即随入射X射线光子能量的增加，正负电子的角分布趋向于光子的入射方向。

获得动能的正负电子在物质中通过电离或辐射的方式损失能量。正电子与一个自由电子相遇结合而转变为两个光子，此过程称为正负电子对湮没（electron-positron pair annihilation），湮没时放出的光子属湮没辐射。根据能量守恒和动量守恒，两个光子的能量均为0.511MeV，飞行方向正好相反。

**2. 作用截面**　实验和理论证明，电子对效应原子截面 $\sigma_p$ 可表示为

$$当 \ hv > 2m_e c^2 \ 时 \qquad \sigma_p \propto Z^2 hv \qquad (1\text{-}20a)$$

$$当 \ hv \gg 2m_e c^2 \ 时 \qquad \sigma_p \propto Z^2 \ln(hv) \qquad (1\text{-}20b)$$

由式（1-20）看出，电子对效应原子截面与 $Z^2$ 成正比，随原子序数增大而迅速增加；当能量较低时，随 X 射线光子能量线性增加；高能时，随 X 射线光子能量的变化逐渐变慢。

## 四、X 射线与物质的其他相互作用过程

除上述 3 种主要相互作用外，与辐射防护相关的其他作用是相干散射和光核反应。

相干散射（coherent scattering）也称为经典散射或瑞利散射，这个过程可用 X 射线光子的波动性加以说明。入射光子与束缚较牢固的内层轨道电子发生弹性散射（也称为电子的共振）。在此过程中，一个束缚电子吸收入射光子而跃迁到高能级，随即又放出一个能量约等于入射光子能量的散射光子。由于束缚电子未脱离原子，故反冲体是整个原子，从而光子的能量损失可忽略不计。相干散射是 X 射线光子与物质相互作用中唯一不产生电离的过程。在整个诊断 X 射线的能量范围内都有相干散射产生，不过所占比例很小，对辐射屏蔽的影响不大，但在总的衰减系数计算中要考虑相干散射的贡献。相干散射原子截面 $\sigma_{coh}$ 与原子序数和入射 X 射线光子能量的关系可表示为

$$\sigma_{coh} \propto \frac{Z^2}{(hv)^2} \qquad (1\text{-}21)$$

光核反应（photonuclear reaction）是光子与原子核作用而发生的核反应。这是一个光子从原子核内击出数量不等的中子、质子和 γ 光子的作用过程。对不同物质，只有当光子能量大于该物质发生核反应的阈值能量时，光核反应才会发生。其发生率不足主要作用过程的 5%。因此，从入射光子能量被物质所吸收的角度考虑，光核反应并不重要。但应注意到，某些核素在进行光核反应时不但产生中子，而且反应的产物是放射性核素。光核反应在诊断 X 射线能量范围内不可能发生。

## 五、各种相互作用的相对重要性

光电效应、康普顿效应和电子对效应是 X 射线光子与物质相互作用的三种主要形式，它们与 X 射线光子能量、吸收物质原子序数的关系各不相同，表现为对不同原子序数在不同能量范围，它们的作用截面占总截面的份额有变化。如图 1-22 所示，左侧曲线表示光电效应原子截面 $\sigma_\tau$ 和康普顿效应原子截面 $\sigma_c$ 相等，右侧曲线表示康普顿效应原子截面和电子对效应原子截面 $\sigma_p$ 相等。在 10keV～100MeV 能量范围的低能端部分光电效应占优势，中间部分康普顿效应占优势，高能端部分电子对效应占优势。

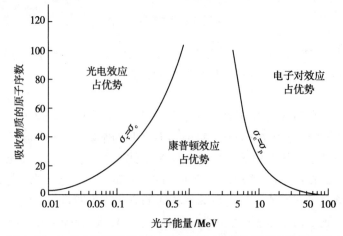

图 1-22　三种主要相互作用与光子能量、吸收物质原子序数的关系

# 第四节　X射线在物质中的衰减

X射线在其传播过程中的强度减弱称为衰减,包括距离所致的衰减(扩散衰减)和物质所致的衰减(散射与吸收衰减)两方面。

X射线点源在向空间各方向辐射时,若不考虑物质的吸收,与普通点光源一样,在半径不同球面上的X射线强度与距离(即半径)的平方成反比,这一规律称为X射线强度衰减的平方反比定律。该定律只在真空中成立,在空气中由于气体的吸收,严格说是不成立的,但由于空气引起的衰减很少,在一般X射线摄影中可忽略不计。故在一般摄影中,可通过改变X射线管焦点到胶片的距离来调节X射线的强度。

当X射线通过物质时,X射线光子与物质中的原子作用,发生光电效应、康普顿效应和电子对效应等,在此过程中由于散射和吸收,致使入射方向上的X射线强度衰减。X射线强度在物质中的衰减规律是X射线摄影、透视及X-CT检查的基本依据,同时也是屏蔽防护设计的理论根据。

## 一、线性衰减系数和质量衰减系数

考虑一单能平行X射线光子束水平入射到物质中,其入射情况如图1-23所示。设靶物质单位体积的原子数为$n$($n = \dfrac{\rho}{M}N_A$,$\rho$是靶物质密度,$M$是摩尔质量,$N_A$为阿伏加德罗常数);在厚度$x=0$处,与X射线光子束入射方向垂直的单位面积上的光子数为$N_0$;在厚度$x$处,单位面积上的光子数为$N$;穿过$dx$薄层时,有$dN$个光子与物质发生了相互作用。从前面的介绍可知,一旦发生作用,X射线光子或者损失其全部能量而消失,或者损失部分能量并偏离入射方向,或者不损失能量仅偏离入射方向。如果散射光子不会照射到探测器,则探测器测量到的就是未与物质发生相互作用的光子,因而测量到的光子数目变化就是$-dN$,"负号"表示光子数目的减少。由作用截面定义可得如下的微分方程

$$-dN = \sigma N n dx \tag{1-22}$$

根据初始条件$x=0$时,$N=N_0$,求解上述微分方程,得

$$N = N_0 e^{-\sigma n x} = N_0 e^{-\mu x} \tag{1-23}$$

$$\mu = \sigma n \tag{1-24}$$

式(1-24)中$\mu$表示X射线光子与每单位厚度物质发生相互作用的概率,称为线性衰减系数(linear attenuation coefficient),单位是$m^{-1}$或$cm^{-1}$。由式(1-22)和式(1-24)可得

$$\mu = \frac{-dN}{N} \cdot \frac{1}{dx} \tag{1-25}$$

式(1-25)表明线性衰减系数也表示X射线光子束穿过靶物质时在单位厚度上入射X射线光子数减少的百分数。线性衰减系数是光子能量和靶物质原子序数的函数,与入射光子数无关;线性衰减系数越小,X射线光子的穿透能力越强。

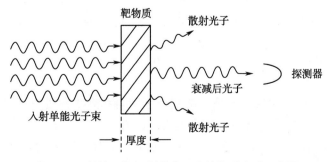

图1-23　单能平行X射线光子束被物质衰减示意图

式（1-24）描述了线性衰减系数与原子截面间的关系。光子与靶物质可能发生光电效应、康普顿效应、电子对效应、相干散射等多种形式的作用，而相互作用总截面等于各相互作用截面之和。因此，式（1-24）可进一步改写为

$$\mu = (\sigma_\tau + \sigma_c + \sigma_p + \sigma_{coh})\frac{\rho}{M}N_A$$
$$= \mu_\tau + \mu_c + \mu_p + \mu_{coh}$$

(1-26)

式（1-26）中，$\mu_\tau$、$\mu_c$、$\mu_p$ 和 $\mu_{coh}$ 分别称为光电线性衰减系数、康普顿线性衰减系数、电子对线性衰减系数和相干散射线性衰减系数。

从式（1-26）可以看出，线性衰减系数与物质的密度成正比，而物质密度会随温度和/或气压的变化而变化，因此线性衰减系数也将随温度和/或气压的变化而变化。为了避开这种与物质密度的相关性，故引入质量衰减系数 $\mu_m = \frac{\mu}{\rho}$，它定义为线性衰减系数除以物质密度，单位是 $m^2 \cdot kg^{-1}$ 或 $cm^2 \cdot g^{-1}$。质量衰减系数（mass attenuation coefficient）表示 X 射线光子与每单位质量厚度物质发生相互作用的概率。由于质量衰减系数与物质密度无关，不管物质的热力学状态如何，它的质量衰减系数都是相同的，因此在许多情况下，使用质量衰减系数比线性衰减系数方便。

类似于式（1-26），总质量衰减系数可表示为

$$\frac{\mu}{\rho} = (\sigma_\tau + \sigma_c + \sigma_p + \sigma_{coh})\frac{N_A}{M}$$
$$= \frac{\mu_\tau}{\rho} + \frac{\mu_c}{\rho} + \frac{\mu_p}{\rho} + \frac{\mu_{coh}}{\rho}$$

(1-27)

我们知道了各相互作用原子截面与物质原子序数的关系。显然，光电效应质量衰减系数 $\frac{\mu_\tau}{\rho} \propto Z^3$，电子对效应质量衰减系数 $\frac{\mu_p}{\rho} \propto Z$，相干散射质量衰减系数 $\frac{\mu_{coh}}{\rho} \propto Z$。而康普顿效应质量衰减系数 $\frac{\mu_c}{\rho} = \sigma_e \frac{N_A}{M}Z$，除氢的 $Z/M = 1$ 外，其他原子的 $Z/M \approx 0.5 \sim 0.4$，因此，康普顿效应质量衰减系数除氢外几乎与原子序数 $Z$ 无关。

## 二、X 射线在物质中的衰减规律

**1. 单能 X 射线在物质中的衰减** 式（1-23）表明光子数的变化服从指数衰减规律，但必须满足单能和"窄束"条件。所谓"窄束"是指光子束的照射范围，足以保证与吸收物质作用后产生的散射光子照射不到探测器上。实际情况下，只要光子束的宽度小于探测器至物质间距离的 1/10，就认为是"窄束"。

由于单能 X 射线光子的强度 $I$ 与光子数目 $N$ 成正比，因此，式（1-23）可改写为

$$I = I_0 e^{-\mu x}$$

(1-28)

X 射线强度衰减到其初始值一半时所需某种物质的衰减厚度定义为半值层（half-value layer，HVL），它与线性衰减系数的关系可表示为

$$HVL = \frac{0.693}{\mu}$$

(1-29)

与线性衰减系数的意义一样，HVL 亦是 X 射线光子能量和衰减物质原子序数的函数，当指明衰减材料后，HVL 表示该种物质对 X 射线光子的衰减能力。

实际上 X 射线大多为宽束，真正窄束的情况很少。所谓宽束 X 射线是指含有散射线成分的 X 射线束。若把图 1-23 中的窄束 X 射线改为宽束 X 射线，此时探测器记录的 X 射线光子不但有

未经相互作用的原射线光子，而且还有在物质中产生的散射线光子，结果探测器的计数比窄束X射线的情况增多。虽然仍用式（1-25）定义线性衰减系数，但它不再是一个常数，而是与吸收体的厚度、面积和形状、探测器和物体间的距离以及光子的能量有关。显然，宽束X射线的衰减规律比较复杂，它可以在窄束X射线衰减规律基础上加以修正，即

$$I = BI_0 e^{-\mu x} \tag{1-30}$$

式中 $B$ 是积累因子，描述了散射光子对辐射衰减的影响，相对地反映了宽束X射线与窄束X射线的差别。积累因子表示在物质中所考虑的那一点的光子总计数率与未经相互作用原射线光子计数率之比，即

$$B = \frac{N}{N_n} = \frac{N_n + N_s}{N_n} = 1 + \frac{N_s}{N_n} \tag{1-31}$$

式中 $N_n$ 为物质中所考虑的那一点的未经相互作用原射线光子计数率；$N_s$ 为物质中所考虑的那一点的散射线光子计数率；$N$ 为物质中所考虑的那一点的光子总计数率，$N = N_n + N_s$。式（1-31）明确地表示了积累因子的物理意义，其大小反映了在考虑的那一点散射光子对总光子数的贡献。显然，对宽束X射线而言 $B$ 总是大于1；在理想窄束X射线条件下，$B=1$。

在屏蔽设计中，积累因子是一个重要的因素。若用窄束X射线衰减规律来处理宽束X射线问题，将会过高估计吸收体的衰减能力，对屏蔽是不安全的。

**2. 连续X射线在物质中的衰减规律** 一般情况下，X射线束是由能量连续分布的光子组成，不再是单能的。当穿过一定厚度的物质时，各能量成分衰减的情况并不一样，它不遵守单一的指数衰减规律，因此连续X射线的衰减规律比单能X射线复杂得多。理论上窄束连续能谱X射线的衰减可由式（1-32）描述

$$\begin{aligned} I &= I_1 + I_2 + \cdots + I_n \\ &= I_{01} e^{-\mu_1 x} + I_{02} e^{-\mu_2 x} + \cdots + I_{0n} e^{-\mu_n x} \end{aligned} \tag{1-32}$$

式中，$I_1$、$I_2$、$\cdots$、$I_n$ 表示各种能量X射线束的透过强度；$I_{01}$、$I_{02}$、$\cdots$、$I_{0n}$ 表示各种能量X射线束的入射强度；$\mu_1$、$\mu_2$、$\cdots$、$\mu_n$ 表示各种能量X射线的线性衰减系数；$x$ 为吸收物质层的厚度。

连续能谱的X射线束是能量从最小值到最大值之间的各种光子组合成的混合射线束，当连续X射线通过物质层时，其强度和能量都有变化。图1-24表示1.0mm Al、2.0mm Al和3.0mm Al对钨靶在100kV管电压下的X射线能谱的影响。随着吸收体厚度的增加，X射线束相对强度不断减弱，能谱成分也不断变化，低能成分减弱很快，高能成分的比率不断增加，X射线的能谱宽度（光子能量范围）逐渐变窄，但特征X射线的位置和最大能量位置不变。可以利用X射线的这

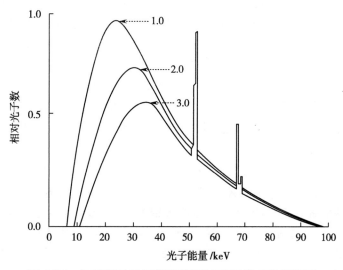

**图1-24 连续能谱X射线随吸收物质厚度的变化示意图**

种衰减特点来调节 X 射线的强度和能量。X 射线管电压的峰值决定 X 射线束光子的最大能量。可见,X 射线管的管电压与滤过是决定 X 射线束能量的重要条件。

通过对 X 射线穿过物体时衰减规律的讨论,可以看出,决定其衰减程度的因素有 4 个。一是 X 射线本身的性质,另外三个属于吸收物质的性质,即物质的密度、原子序数和每立方米物质含有的电子数。一般而言,入射光子的能量越大,X 射线的穿透能力就越强;吸收物质的密度越大,原子序数越高、每立方米电子数越多,X 射线衰减就越多。在 10～100keV 能量范围内,X 射线与物质间的作用截面随着入射光子能量的增加而减小,因此线性衰减系数随着入射光子能量的增加而减小,穿过相同的吸收体,射线束的高能成分透过率变大。

## 三、X 射线的滤过及其质

**1. X 射线的滤过**  医用 X 射线属于连续能谱,其中绝大部分低能光子不能透过人体,对形成 X 射线影像不起任何作用,但却大大增加了受检者的皮肤剂量。为了获得最佳影像质量,同时尽量减少无用的低能光子对人体皮肤和浅表组织的伤害,就需要根据连续 X 射线在物质中的衰减规律,采用恰当的滤过措施,兼顾应用与防护的双重目的。在 X 射线管出口放置一定均匀厚度的金属,预先把 X 射线束中的低能成分吸收掉,将 X 射线的平均能量提高,这种过程就是滤过。X 射线的滤过分为固有滤过和附加滤过。固有滤过与附加滤过的总和称为总滤过。

滤过一般都用铝当量表示,所谓铝当量(mm Al)是指一定厚度的铝板与其他滤过材料相比较,对 X 射线具有相同的衰减效果,则此铝板厚度就是该滤过材料的铝当量。一般诊断 X 射线机的固有滤过在 0.5～2mm Al。

理想的滤过板应把一切无用的低能成分吸收掉,而让有用的高能成分全部透过。实际上没有这样的物质,但可以选择某种物质使它通过光电效应大量吸收低能成分,而高能成分通过时仅有极少量的康普顿效应衰减和光电效应吸收,绝大部分高能射线可通过。在 X 射线诊断中,通常都用铝和铜作滤过板,铝对低能射线是很好的滤过物质,铜对高能射线是很好的滤过物质。在一般诊断中都是用单一的铝作滤过板。铜不能单独作滤过板,它经常和铝结合为复合滤过板。一个复合滤过板可以包括两层或更多层的不同物质。在使用时,高原子序数的铜面向 X 射线管,低原子序数的一层铝面向受检者。这是因为光电效应在铜中能产生 8keV 的特征辐射,这种射线能增加受检者的皮肤剂量,可用铝层把它吸收掉,至于铝的特征辐射只有 1.5keV,空气即把它全部吸收。

**2. X 射线的质**  X 射线的质又称线质,它表示 X 射线的硬度,即穿透物质本领的大小。X 射线的质只与光子的能量有关,而光子的能量是由管电压和滤过材料及其厚度决定。

单能 X 射线由于具有同样的穿透本领,其线质可用 X 射线光子的能量或半值层表示。

对医用连续 X 射线来说,光子能量不同,当通过滤过物质后,能量分布有不同的变化,要描述它的线质比较困难。但在一般情况下不需严格的能谱分析,故通常可用半值层表示。如前所定义,半值层是把 X 射线强度衰减至原来一半时所需指定吸收体的厚度。在诊断 X 射线中,一般用 mm Al 或 mm Cu 来表示半值层。在用半值层表示 X 射线的质时,一定要注明管电压和滤过情况,否则没有意义。半值层必须在良好的几何条件下测量:窄束射线和吸收体与探测器间有足够长的距离,以避免散射辐射。

既然医疗放射中使用的 X 射线束是多能的,有时用有效能量来表述 X 射线的质比较方便。如果一连续能谱 X 射线的半值层与某单能 X 射线的半值层相等,则可认为它们等效,此时单能 X 射线的能量称为连续 X 射线的有效能量。一旦测出连续 X 射线的半值层,可利用表1-3查出有效能量。

附加滤过可使 X 射线的强度减小,但提高了 X 射线的有效能量,线质变硬了。

在获取 X 射线影像过程中,如果投照部位的厚度相差太大,要得到均匀密度的影像,可以使用楔形或梯形滤过板。

表 1-3  单能 X 射线光子能量与半值层的关系

| 光子能量 /keV | 铝 | | 铜 | |
|:---:|:---:|:---:|:---:|:---:|
| | $\frac{\mu}{\rho}$/(cm²·g⁻¹) | HVL/mm | $\frac{\mu}{\rho}$/(cm²·g⁻¹) | HVL/mm |
| 10 | 26.2 | 0.008 3 | 224.2 | 0.008 46 |
| 15 | 7.90 | 0.326 | 74.1 | 0.010 5 |
| 20 | 3.39 | 0.760 | 33.7 | 0.023 |
| 30 | 1.12 | 2.30 | 10.9 | 0.071 |
| 40 | 0.565 | 4.56 | 4.88 | 0.159 |
| 50 | 0.367 | 7.02 | 2.61 | 0.297 |
| 60 | 0.277 | 9.30 | 1.60 | 0.485 |
| 80 | 0.201 | 12.8 | 0.768 | 1.01 |
| 100 | 0.170 | 15.2 | 0.462 | 1.68 |
| 150 | 0.138 | 18.7 | 0.223 | 3.48 |
| 200 | 0.122 | 21.1 | 0.157 | 4.94 |

# 第五节  X 射线在人体内的衰减

X 射线射入人体后，一部分被吸收和散射，另一部分透过人体沿原方向传播。透过人体的 X 射线光子按特定形式分布，便形成了 X 射线信息影像。透过人体的光子与衰减的光子具有同等的重要性。如果光子没有衰减而全部透过，则没有任何的影像；如果所有的光子都被吸收，同样也不能形成影像。可见，X 射线影像是人体的不同组织对射线衰减的结果。所以研究 X 射线在人体中的衰减规律，应首先了解人体各组织器官的成分和衰减系数等基本情况。

## 一、人体的物质组成

从物质的构成上看，人体由骨骼、软组织、肺和消化道以及腔体内的气体等组成。骨骼由胶体蛋白和钙组成，骨骼中钙占 50%～60%，其中 $Ca_3(PO_4)_2$ 占 85%、$CaCO_3$ 占 10%、$Mg_3(PO_4)_2$ 占 5%。软组织占人体组织的大部分，它包括肌肉、脂肪和碳水化合物等。软组织内的水占 75%，蛋白质、脂肪和碳水化合物占 23%，剩余的是钾、磷、镁、钠等。表 1-4 给出了人体组织的元素构成及它们的质量百分数。

表 1-4  人体组织中所含元素的质量百分数

单位：%

| 元素 | 脂肪组织 | 肌肉 | 骨 | 水 |
|:---:|:---:|:---:|:---:|:---:|
| H | 11.2 | 10.2 | 8.4 | 11.2 |
| C | 57.3 | 12.3 | 27.6 | |
| N | 1.1 | 3.5 | 2.7 | |
| O | 30.3 | 72.9 | 41.0 | 88.8 |
| Na | | 0.08 | | |
| Mg | | 0.02 | 7.0 | |
| P | | 0.2 | 7.0 | |
| S | 0.06 | 0.5 | 0.2 | |
| K | | 0.3 | | |
| Ca | | | 14.7 | |

## 二、化合物的有效原子序数

光子与物质的作用截面随原子序数的增加而增大，故 X 射线束的衰减系数也随原子序数的增加而显著增大，所以高原子序数的物质对 X 射线有较强衰减。对于混合物或化合物，采用有效原子序数来描述其对 X 射线的衰减性质。所谓的有效原子序数是指在相同的照射下，1kg 混合物或化合物与 1kg 单元素物质所吸收的辐射相同时，则此单元素的原子序数就称为混合物或化合物的有效原子序数（$\bar{Z}$）。在医用诊断 X 射线能量范围内，有效原子序数的计算公式为

$$\bar{Z} = (\sum_i a_i Z_i^{2.94})^{\frac{1}{2.94}} \tag{1-33}$$

式中 $Z_i$ 是第 $i$ 种元素的原子序数，$a_i$ 是第 $i$ 种元素的电子百分比。式（1-33）可近似为

$$\bar{Z} = \left[\frac{\sum a_i Z_i^4}{\sum a_i Z_i}\right]^{\frac{1}{3}} \tag{1-34}$$

其中 $a_i$ 为第 $i$ 种元素原子在分子中的原子个数，$Z_i$ 是第 $i$ 种元素的原子序数。

X 射线在物质中衰减，主要是 X 射线光子与物质中的电子相互作用，因此，电子数目越多的物质，更易使 X 射线衰减。表 1-5 给出了人体部分组织的物理性能。

表 1-5　人体组织的物理性能

| 物质 | 有效原子序数 | 密度 /（kg·m$^{-3}$） | 每千克电子数 /（个·kg$^{-1}$） | 每立方米电子数 /（个·m$^{-3}$） |
|---|---|---|---|---|
| 空气 | 7.6 | 1.29 | $3.01 \times 10^{26}$ | $0.003\,9 \times 10^{29}$ |
| 水 | 7.4 | $1.00 \times 10^3$ | $3.34 \times 10^{26}$ | $3.34 \times 10^{29}$ |
| 肌肉 | 7.4 | $1.00 \times 10^3$ | $3.36 \times 10^{26}$ | $3.36 \times 10^{29}$ |
| 脂肪 | 5.9~6.3 | $0.91 \times 10^3$ | $(3.34 \sim 3.48) \times 10^{26}$ | $3.17 \times 10^{29}$ |
| 骨 | 11.6~13.8 | $(1.65 \sim 1.85) \times 10^3$ | $(3.00 \sim 3.10) \times 10^{26}$ | $5.55 \times 10^{29}$ |

在康普顿效应占优势时，电子密度（单位体积电子数）成为物质对 X 射线衰减的主要因素。由表 1-5 可以看出，单位体积内的电子数，骨是肌肉的 1.65 倍。可知在以康普顿效应为主的衰减中，骨的衰减能力是肌肉的 1.65 倍。

## 三、混合物和化合物的质量衰减系数

混合物和化合物都是由多种元素组成的。单一元素的情况在前面已讨论，只是单一元素有其自己的质量衰减系数。如果物质是混合物或化合物，其密度为 $\rho$，所含各元素的质量衰减系数分别为 $(\frac{\mu}{\rho})_1$、$(\frac{\mu}{\rho})_2$、$\cdots$、$(\frac{\mu}{\rho})_n$，则混合物或化合物的质量衰减系数为

$$\frac{\mu}{\rho} = \sum_i (\frac{\mu}{\rho})_i P_i \tag{1-35}$$

式中 $P_i$ 表示第 $i$ 种元素在混合物或化合物中其质量占总质量的百分数。

人体不同组织的质量衰减系数随光子能量的变化，如图 1-25 所示。肌肉的质量衰减系数和水的质量衰减系数几乎完全一样，而脂肪的质量衰减系数稍低一些。骨内的钙（$Z=20$）对质量衰减系数的贡献是在低能区有相当多的光电效应产生，这部分地说明了为什么在 X 射线摄影中骨清晰可见。在较高能量上，衰减基本上是康普顿效应的贡献，而康普顿效应涉及的是吸收物质中的电子，康普顿效应的质量衰减系数与原子序数几乎无关，仅与物质的每千克电子数有关，由表 1-5 可知，各种组织的每千克电子数十分接近，故骨的质量衰减系数变成与人体其他组织的一样。

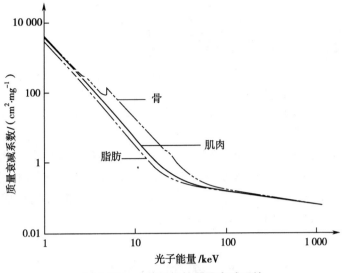

图 1-25　人体组织的质量衰减系数

## 四、X 射线在人体内的衰减

诊断用的 X 射线是宽束、连续的，因此 X 射线在人体中的衰减规律不能简单地用单能窄束 X 射线的衰减公式来描述，而应在其基础上将其修正为

$$I = BI_0 e^{-\mu' d} \tag{1-36}$$

式中 $B$ 为积累因子，$\mu'$ 为受检体在有效能量、有效原子序数下的线性衰减系数，$d$ 为受检体的厚度。

人体各种组织器官的密度、有效原子序数、厚度不同，对 X 射线的吸收程度各不一样。当 X 射线穿过人体组织，由于透过量不同，从而形成带有人体信息的 X 射线影像，这种影像是肉眼看不见的，当它到达荧光屏或 X 射线胶片时，将不可见的 X 射线影像变为可见光影像。观察分析这种深浅不同的影像，就能帮助判断人体各部分组织器官的正常或病理的形态，这就是 X 射线影像诊断的物理基础。

现在以手部摄片为例，说明 X 射线通过人体不同组织的衰减差别，可以只考虑骨和软组织的对比，用水代表软组织。20keV 的低能 X 射线在不同组织中均以光电效应为主，这时骨的线性衰减系数是水的 6 倍，这样大的差别在 X 射线照片上呈现出强烈的对比。如果使用 100keV 的 X 射线摄影，则衰减的差别就没有那么大，虽然这时骨对 X 射线的衰减仍比水大，但差别仅为 0.6 倍，所以影像的对比明显下降。这是因为随着 X 射线能量的增加，散射作用占了绝对优势，而光电效应占很小的份额，这时骨与水的衰减差别完全决定于组织密度的差别。

**思考题**

1. 电子与物质的相互作用和 X 射线与物质的相互作用有何异同？
2. X 射线的防护是非常重要的，X 射线的空间分布有何特点？
3. X 射线在物质中有怎样的衰减规律？
4. 半值层与线性衰减系数之间有怎样的关系？
5. 可在哪些环节采用怎样的措施改善影像质量？可在哪些环节采用怎样的措施减少辐射伤害？

（邱建峰　秦松梅）

# 第二章　X射线成像

X射线成像自伦琴发现伊始就应用于医学领域，历经120多年的发展，目前已由传统的屏-片模式进入全面数字化时代。随着X射线计算机体层成像的发明应用和快速发展，X射线影像已成为临床诊疗中不可或缺的重要诊断手段。本章主要介绍模拟X射线成像、数字X射线成像、X射线计算机体层成像等成像技术的物理原理。

## 第一节　模拟X射线成像

X射线成像的物理基础是利用X射线的穿透性和人体组织对X射线的吸收差异性进行成像。X射线穿过人体时，人体内各种组织、器官在密度、厚度等方面存在差异，对X射线的衰减各不相同，使透过人体的X射线强度分布发生变化，从而携带人体信息，形成X射线信息影像。X射线信息影像不能为人眼识别，须经过一定的转换装置将X射线信息影像转换成可见光影像。投影X射线成像是将人体的三维结构投影到二维平面显示，根据影像特点不同，投影X射线成像分为透视和摄影两种基本成像方式，俗称照光和照片。

在以荧光屏、胶片等为成像介质的传统X射线成像过程中，由X射线能量转换得到的影像，其显示方式始终采用模拟（连续）信号处理的方式，为区别于数字X射线成像，这种成像模式称为模拟X射线成像，主要包括X射线透视、普通X射线摄影、特殊X射线摄影等。

### 一、X射线透视

X射线透视指利用X射线在一段时间内连续穿过人体获得实时动态影像，主要观察人体内活动脏器的结构形态及功能。

**1.荧光屏透视**　荧光屏透视利用X射线的荧光效应进行成像。将粉末状荧光物质涂抹在铅玻璃上制作成荧光屏。穿过人体后的X射线与荧光物质发生作用发出可见荧光，荧光强度与X射线强度成正比，X射线透视中人体组织密度低、厚度薄的组织吸收X射线较少，透过的X射线强度大，在影像上表现为高亮度，反之则呈低亮度显示。

荧光屏透视在使用中存在以下缺点：①荧光屏亮度低，透视在暗室进行；②影像亮度低、质量差；③医生与患者近距离操作，辐射剂量大。随着X射线电视系统的发明应用，荧光屏透视已被完全淘汰。

**2.X射线电视系统**　20世纪50年代，随着电视技术的发展应用，人们研制出可以获得高亮度荧光影像的影像增强器（image intensifier），使得电视技术成功应用于X射线透视成像。

X射线电视系统主要包括影像增强器、摄像机、视频控制器、监视器以及自动亮度控制装置等。X射线影像增强器的核心部件是影像增强管，穿过人体的X射线照射到影像增强管输入屏，获得亮度较弱的荧光影像，经光电阴极转换成光电子，光电子的数量与输入屏上各点的亮度有对应的线性关系，形成电子影像，这些电子经过一个电子透镜系统高压加速并聚焦倍增到输出荧光屏，在输出屏获得尺寸缩小、亮度增强几千倍的荧光影像。输出屏的高亮度荧光影像经光学系统聚焦到摄像机靶面或光敏区，转换成电信号，经视频控制器放大同步获得全电视信号，送到监视器显示,亮度大小与X射线强度成正比,可通过亮度信号反馈控制X射线的强度,保持影像亮度稳定。

X射线电视系统与荧光屏透视相比,具有以下优点:影像亮度高,医生可以在正常亮度环境下进行隔室遥控透视观察;影像清晰,利于诊断;医生和受检者所受辐射剂量小;方便实现数字化。数字胃肠机、数字减影血管造影机及骨科C形臂X射线机等具有透视功能的数字X射线影像设备均是在X射线电视技术的基础上发展形成的。目前高端数字胃肠机和数字减影血管造影机中采用动态平板探测器进行直接实时转换成像。

## 二、普通X射线摄影

利用增感屏和胶片组合(屏-片组合)作为成像介质进行瞬时曝光成像的普通X射线摄影,曝光时间短,静态成像,影像质量高。曝光时增感屏将穿过人体的X射线转成可见荧光,再通过荧光对胶片进行感光,将感光后的胶片通过显影、定影、清洗处理获得胶片影像。经过曝光、冲洗后获得的携带人体影像信息的X射线胶片通常称为X射线照片。

### 1. 医用X射线胶片

(1)胶片的分类与结构:胶片是X射线影像记录、保存及显示的载体。医用X射线胶片的种类繁多,根据感光波长不同,一般分为感蓝片和感绿片。

胶片的主要特性是感光,即接受光的投照并产生化学反应,形成潜影(latent image)。经过对带有潜影的胶片处理(暗室处理:显影、定影等),使胶片上的潜影转变为人眼可见的不同灰度(gray)分布影像。灰度指明暗或黑白的程度,主要由曝光量决定。

医用X射线胶片的构造如图2-1所示,胶片中间是无色或淡蓝色透明的片基,多用醋酸纤维或聚酯材料压制而成。片基起支撑作用,片基两边是感光层,片基与感光层之间涂有黏结剂,使两者紧密贴合。感光层是感光灵敏的乳胶体薄层,在乳胶体中均匀地分布着卤化银微颗粒。感光层外面是一层薄薄的保护膜。

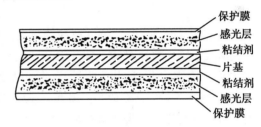

图2-1　X射线胶片构造示意图

(2)照片的光密度:照片的光密度(optical density)指胶片经过曝光、显影、定影后的黑化程度。曝光后的X射线胶片经过显影、定影后,胶片感光层中的卤化银被还原成黑色的金属银原子颗粒沉积在胶片上,银颗粒对可见光起吸收和阻挡作用。银颗粒越多,阻挡的光线越多,透过的光线就越少,形成的影像越黑。反之,银颗粒越少,形成的影像越透明。照片的光密度用符号$D$表示,一般通过透光率和阻光率进行测量。

$$D = \lg \frac{I}{I_0} \qquad (2-1)$$

式(2-1)中$I_0$为入射光强度(可见光),$I$为透射光强度,透光率为$I/I_0$,阻光率为透光率的倒数$I_0/I$,如透光率为1/10,阻光率为10,则光密度值为1。透光率为1/100,阻光率为100,则光密度值为2。光密度可以用密度计测出。

光密度与人体组织密度是两个完全不同的概念,人体组织密度指单位体积内物质的质量;光密度指胶片曝光冲洗后的黑化程度。照片的光密度与人体组织密度呈负相关,组织密度高,吸收X射线多,透射过组织的X射线强度较低,胶片中相应位置曝光量小,经冲洗还原后银原子颗粒沉积少,光密度小,在照片上表现为亮或白,如骨骼在胸片上表现为较亮和白;反之,低密度组织在照片上表现光密度大,如肺在胸片上表现为较暗和黑。需注意的是,临床医师习惯将与高密度组织对应的白色影像称为高密度影像,低密度组织对应的黑色影像称为低密度影像;荧光屏上影像的亮、暗变化与照片上影像的白、黑变化正好相反。

（3）胶片特性曲线：照片上的光密度是影像质量评价和诊断的基础，为了研究照片的光密度和曝光剂量之间的关系，引入胶片特性曲线进行评估。图2-2为光密度D与相对曝光量对数的关系曲线（胶片特性曲线）。

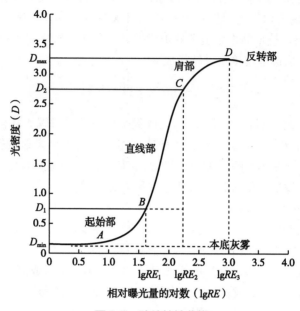

图 2-2　胶片特性曲线

如图2-2所示，胶片特性曲线的典型组成一般包括四部分：起始部、直线部、肩部、反转部。①起始部：感光材料对感光量开始产生反应的起点，称为初感点，是曲线的起始点。曲线中起始光密度不为零，表示胶片未受感光，经过显影-定影冲洗后会存在一定的光密度值，此值称为胶片的本底灰雾值，也称最小光密度。②直线部：随着曝光量增加，曲线沿一定斜率近似直线上升，光密度值与相对曝光量对数值成正比关系，曲线中该部分称为直线部，直线部代表曝光量正确有效的部分，是摄影中主要利用的部分。③肩部：随着曝光量继续增加，光密度值的变化趋于平稳，即光密度值不再因曝光量增加而增加，光密度值达到最大光密度值，曲线中该部分称为肩部，也称为曝光过度部分。④反转部：随着曝光量的进一步增加，光密度值反而下降呈反转现象。其原因是潜影溴化的结果，即大量曝光产生的溴离子与潜影中银原子反应结合成溴化银，包围和减弱了潜影，致使冲洗后光密度值降低。

医生观察X射线照片时需要通过观片灯做背景，利用照片的透光差异进行诊断。照片上的光密度值直接影响透光程度。人眼能区分的光密度值为0.2～2.5，光密度值过小，照片表现为除直接曝光区呈黑色外，其他组织影像整体偏灰白，影像对比差，细微结构难以辨识；如照片光密度值过高则表现为照片普遍偏黑，肺和软组织等低密度病灶无法显示。根据临床实践，当光密度值在0.7～1.5，人眼对影像辨认更敏感，可以识别和获得更多信息量。

（4）胶片宽容度：胶片宽容度（film latitude）是胶片的性能指标之一，指感光材料（胶片）按线性关系正确记录受检体组织密度差别的范围，即胶片特性曲线直线部分的照射量范围，又称曝光宽容度（exposure latitude）。宽容度大的胶片可真实记录下反差较大的组织器官，影像层次丰富。

**2. 增感屏**　在实际X射线摄影中，由于X射线光子能量较高，仅有不到10%的X射线光子能直接被胶片吸收形成潜影，绝大部分X射线光子穿透胶片，得不到有效的利用。因此拍摄一张正常X射线照片，需要延长曝光时间或增大X射线剂量。为了充分利用X射线光子能量，提高效率、缩短曝光时间、减少受检者的辐射剂量，人们发明了医用X射线增感屏（intensifying screen）。

如图2-3所示，增感屏由基层、反射层、荧光层、保护层组成，其中核心层是荧光层，主要由荧光物质组成。荧光物质受到X射线激发后，将X射线能量（5%～20%）转换成胶片敏感的荧光，从而增强了对X射线胶片的感光作用。

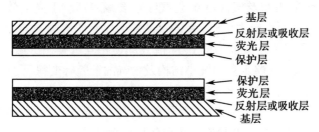

图2-3　增感屏结构示意图

医用X射线增感屏有钨酸钙增感屏和稀土类增感屏两大类。钨酸钙增感屏是最早投入应用的一种增感屏，其荧光体受X射线照射后发出蓝紫光，与医用感蓝X射线胶片匹配使用，钨酸钙屏的主要缺点是其X射线光子的吸收效率和荧光转换效率较低。稀土类增感屏的荧光体受X射线照射后发出绿光、蓝光或蓝绿光，与医用感绿X射线胶片或感蓝X射线胶片匹配使用，稀土屏的最大特点是在X射线激发下发光效率高于钨酸钙屏。

增感屏通常贴装在暗盒前后板内面，分为前屏和后屏，将X射线胶片夹在中间使用。增感屏的应用使胶片曝光所需的实际X射线剂量大幅度降低，极大地提高了X射线能量的利用率，减少了受检者的照射剂量。但是，同时也因增感屏中荧光的漫射效应降低了影像清晰度。

**3．显影-定影处理**　胶片曝光后形成的潜影并不能被肉眼识别，需要经过进一步的显影-定影形成人眼可见的影像。显影是通过显影液的氧化还原作用将胶片上曝光的卤化银还原为金属银原子，使潜影成为人眼可见的影像；定影是通过定影液与未曝光的卤化银发生反应变成液体，去除未感光的卤化银，留下显影反应后的银原子。定影后还需要通过清水清洁和晾干处理，早期一般采用手工操作处理，1948年第一台自动洗片机问世，X射线胶片的冲洗效率和影像质量得到极大提升。

### 三、特殊X射线摄影

在普通X射线摄影的基础上，通过利用X射线的某种特殊装置和方法，使人体的某一器官或组织显示出一般X射线摄影所不能显示的影像，即为特殊X射线摄影。

**1．软X射线摄影**　采用管电压为20～40kV产生的低能X射线（即软X射线）进行摄影，称为软X射线摄影。

软X射线与物质相互作用时，物质对X射线的吸收衰减以光电效应为主。光电效应发生概率与吸收物质有效原子序数的4次方成正比，对于组织密度相差不大，但有效原子序数存在微小差别的物质，因光电效应发生概率不同，对X射线的吸收差异明显，可形成对比良好的X射线影像。

从表1-5中可看出，肌肉和脂肪的密度与有效原子序数都相差不多，但由于光电效应的发生概率与吸收物质的有效原子序数的4次方成正比，肌肉吸收的软X射线几乎是脂肪的2.5倍$[(7.4/5.9)^4]$。由于软X射线被物质吸收具有这种几何级数的变化关系，使密度相差无几的肌肉、脂肪和腺体等软组织的对比度大大提高，从而使各组织的影像有更明显的区别。软X射线摄影多用于乳腺的疾病检查，对于乳房的腺体组织、结缔组织、脂肪、血管等细微组织结构，以及乳腺的其他疾病甚至肿瘤的边缘，都有较清晰的显示。

**2．高千伏X射线摄影**　高千伏X射线摄影指采用高管电压（120～150kV）产生的X射线对人体组织进行摄影检查。主要利用高能X射线的穿透力和康普顿效应增加影像层次，显示被高密度和厚组织所遮蔽的病灶。

管电压大于 120kV 时，X 射线能量高，穿透力强，穿过人体组织时的衰减以康普顿效应为主。康普顿效应发生的概率主要与组织的电子密度（单位体积电子数）相关，不同组织之间每克电子数相差不大，骨骼、软组织及气体对 X 射线吸收衰减差别小于光电效应占优时的吸收衰减差别（由表 1-5 可知，康普顿效应占优时，骨的衰减能力仅是肌肉衰减能力的 1.65 倍；光电效应占优时，骨的衰减能力是肌肉衰减能力的 6.04 倍），即使相互重叠在影像上也不致被遮盖，从而使与骨骼相重叠的软组织或骨骼本身的细小结构及含气的管腔等变得易于观察。

高千伏 X 射线摄影常用于胸部检查，胸部高千伏 X 射线摄影影像中，被脊柱、胸骨、纵隔和肋骨遮挡的肺纹理、气管、支气管、炎性病、肿块能得以充分显示，能提供更多的影像细节和诊断信息，扩大诊断范围。高千伏 X 射线摄影是尘肺等职业病体检中重要的诊断手段。

高千伏 X 射线摄影优点：①影像层次丰富，能同时显示密度差别较大的各种组织结构；②曝光时间短，避免呼吸运动模糊；③采用高千伏管电压后，可以大幅降低毫安秒，同时由于高能 X 射线主要发生康普顿效应，降低了受检者的吸收剂量。

高千伏 X 射线摄影缺点：散射线增多，影像灰雾度增加、对比下降。因此使用中需要用高栅比的滤线器来去除散射线的影响。

**3. 体层摄影**　普通 X 射线摄影中，X 射线穿透路径上深度不同组织的影像重叠显示，难以单独观察某器官或病灶情况，影响了诊断的准确性。体层摄影利用运动模糊原理维持目标器官层面相对静止，使其他层面组织相对运动变得模糊，从而达到突出显示目标器官和病灶的目的。

X 射线体层摄影的关键是保持焦点、欲成像层面和胶片相对静止，而使其他各层面对焦点和胶片做相对运动。

线形体层摄影是最普通的体层摄影方法。其原理是在曝光过程中，使 X 射线管焦点、肢体和胶片做协调匀速运动，将支点定于某一选定层高度，通过连接杆使 X 射线管与胶片呈反向移动，选定层即可与胶片始终保持平行，并以一定的放大比例固定地投影在胶片上。选定层以外的各层，随着上述两部分的移动，则在照片上形成一个模糊的背景，从而使选定层清晰，如图 2-4所示。

线形体层摄影只有对与运动方向成不同角度交叉的影像才能起不同程度的选层作用。为了改善选层效果，提高影像质量，还有圆形、椭圆形、内摆线形和螺旋形等多种运动轨迹的体层摄影。

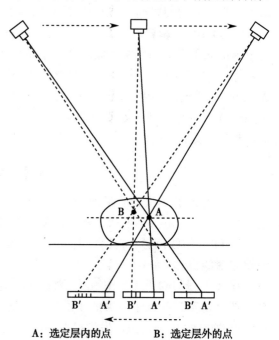

A：选定层内的点　　　　B：选定层外的点

图 2-4　体层摄影原理示意图

**4. X 射线造影与对比剂**

（1）X 射线造影：普通的 X 射线影像中，只能明显区分人体内部 3 种密度差异较大的组织：骨骼、软组织和气体。液体、脂肪与软组织之间的物质密度差别不大，普通 X 射线影像难以区分。人体中有许多重要结构和器官是由软组织所组成，周围亦被软组织结构所环绕，它们之间的物质密度差别甚微，如心脏、血管、脑、肾和胆囊等；另外人体中管腔结构的器官如食管、胃、肠道、输尿管等充满体液，即使能显出其外形也不能显示其内腔。为了提高 X 射线影像诊断效果，扩大 X 射线影像的诊断范围，常常借助于人工造影形成人工对比度。将某种对比剂引入器官内或组织，使之与周围组织的 X 射线吸收差异增大，从而更好地区分该器官的形态和功能的方法，称为 X 射线造影。X 射线造影检查为透视 / 摄影一体化，在透视检查中可对感兴趣区进行摄影（点片摄影）。

（2）对比剂：对比剂（contrast medium）可分为阳性对比剂和阴性对比剂两大类。阳性对比剂一般采用有效原子序数大、物质密度高、对 X 射线吸收强的物质，如各种钡剂和碘剂等。阴性对比剂一般采用有效原子序数低、物质密度小、对 X 射线吸收差的物质，如空气、氧气、二氧化碳及氧化亚氮（$N_2O$）等。

对比剂的选择必须具备以下条件：良好的显影效果；无毒性、无刺激性、副作用小；容易吸收和排泄，不久存于体内；理化性能稳定，便于储存；有效原子序数高（或低）、密度大（或小），用于有效原子序数低（或高）、密度小（或大）的组织器官中，能形成较高的光密度差别。

X 射线造影检查的应用，扩大了 X 射线影像检查的范围和价值。但是 X 射线造影检查程序比较复杂，耗时较长，需要专门的对比剂与设备，对受检者有一定的痛苦和危险，例如对比剂可能会引起受检者的过敏反应。X 射线造影检查中应做好准备及紧急处理措施，以避免意外事故的发生。

## 四、X射线影像质量评价

**1. 医学影像质量评价参数**　医学成像的目的是让医生能够观察到受检者体内的某个病变组织器官及其状况，医学影像质量的好坏直接影响医生的诊断。

医学影像的质量决定于成像方法、设备的特点、操作者选用的客观与主观成像参数以及受检者的配合等。影像质量是由对比度、模糊度、噪声、伪影及失真等多种因素综合体现出来。人体所包含的许多结构和器官，在多数成像方法中它们都同时成像，而临床上经常考虑的是某一组织器官与其周围组织的关系。事实上，多数成像方法对某一组织器官的可见度（visibility）取决于这个关系，而不是整个影像的总体特征。每一种成像系统的任务是将具体的组织（或功能）特征转换为可见影像的灰度（或颜色）分布。如果有足够的对比度，这些组织器官（或功能状况）将成为可见。影像中对比度的高低取决于组织器官本身及成像系统两方面的特性。

（1）对比度：对比度（contrast）就是有差异的程度。客体对比度即物体本身的物理对比度，由受检者组织器官的密度、有效原子序数和厚度的差异等形成。

有了对比度的概念，可以这样来理解不可见的 X 射线信息影像，即由于人体各种组织、器官对 X 射线的衰减不同，使透射出人体的 X 射线的强度分布发生变化，形成 X 射线对比度，也称主体对比度（广义上，辐射波与人体相互作用后的变化，即形成主体对比度）。X 射线对比度（主体对比度）所表现的 X 射线信息影像是不能为人眼所识别，只有通过某种介质的转换才能形成人眼可见的影像，如 X 射线照片。

影像对比度是在人眼可见影像中出现的对比度。在一帧影像中，影像对比度的形成可以表现为不同的灰度分布、光密度或颜色，影像对比度是影像的最基本特征。如 X 射线照片的对比度是以照片内各不同点的光密度差异表示的，其影像对比度的产生与客体对比度、X 射线对比度、胶片的对比度传递特性及 X 射线影像设备的特性有关。医学影像的成像本质就是将组织特征或功能特性（客体对比度）转变为人眼可见的影像（影像对比度），医学成像的指导思想是利用各种辐射波（能够形成反映人体客体对比度的主体对比度，如 X 射线、γ 射线、超声波、射频电磁波、热等）与人体作用，探测出该种辐射波的主体对比度，并形成人眼可见的影像。

人体内的某一组织要形成可见的影像，至少它与周围组织相比要有足够的客体对比度。例如 X 射线摄影中，只有当某一组织与周围组织在密度、有效原子序数或厚度方面存在一定的差别，才能对其成像。某一组织的客体对比度应在一个或更多的组织特性方面体现差别，人们通常感兴趣的是影像中某一具体结构与围绕它的区域背景之间的对比度。

某一组织要形成可见的影像，它对客体对比度的需求取决于成像方法和成像系统的特性。

一个成像系统的对比度分辨力（contrast resolution）表征了其将物体的客体对比度转换成影像对比度的能力。显然，对比度分辨力高的成像系统可使客体对比度较低的物体成为可见，而对比度分辨力低的成像系统只能使客体对比度较高的物体成像。低对比度分辨力反映了成像系统在感兴趣区（region of interest，ROI）内观察细节与背景部分之间对比度较低时，将一定大小的细节部分从背景中鉴别出来的能力，常用能分辨的最小对比度的数值表示，这是评价影像设备性能的重要参数之一。

（2）模糊度与细节可见度：理想情况下，每一个小物点的像应为一个边缘清晰的小点。然而实际上，每个小物点的像均有不同程度的扩展，或者说变模糊。小物点像的模糊形状取决于模糊源。模糊对影像质量最直接的影响是降低了影像的对比度，进而减低细节可见度。这是由于模糊使小物体（细节）的影像向周围背影区扩展，致使细节的对比度与可见度减小。常用模糊度（unsharpness）表示从一个组织的影像密度过渡到另一相邻组织影像密度的幅度，以长度量度，单位为毫米（mm）。当两个相邻影像的模糊度≥0.2mm 时，视觉就感到影像模糊。

细节可见度减小的程度取决于细节的大小与模糊度之间的关系。当模糊度较低时，比较大的物体，其对比度的减小不会影响到可见度；如果物体较小，但其线度比模糊度大，则对比度的减小一般不会影响可见度。当细节的线度接近或小于模糊度时，对比度的降低会对细节可见度产生明显影响。因此模糊度可以被当作是一个小物体（细节）可见度的阈值，当细节的线度比模糊度小很多时，细节就看不清了。

影像的模糊度与成像系统的空间分辨力有很大关系。成像系统的空间分辨力（spatial resolution，SR）（或称空间分辨率）是成像系统区分或分开相互靠近物体的能力，根据汉语字义，可将空间分辨力表述为能分辨互相靠近的两个相邻点间的最小距离，单位为毫米（mm）；将空间分辨率表述为分辨空间物体最小细节的能力，单位为线对／毫米（LP·mm$^{-1}$）或线对／厘米（LP·cm$^{-1}$），是评价影像设备性能的重要参数之一，也是决定临床能够观测到病灶的最小尺寸。显然，能分辨互相靠近的两个相邻点间的最小距离越小（单位距离内可分辨的线对数越多），成像系统的空间分辨力（分辨率）越高，所得影像的模糊度越小。

（3）噪声与信噪比：影像噪声（noise）是指影像中可观察到的灰度随机出现的变化，是各种医学影像的一个重要特征。由于医学影像信息中夹带了噪声，就会产生影像的伪影或者使得影像和被成像物体在结构的对应关系方面发生系统误差，这种误差在影像中的存在可表现为斑点、细粒、网纹或雪花等。影像噪声的主要来源是 X（γ）射线光子在空间或时间上的随机分布、存在于视频系统中的电子噪声、各种影像转换介质或设备的转换特性、被成像对象的生理运动如心跳和呼吸的运动为代表的生理噪声，其大小则取决于成像方法的不同。若影像中的有用信号相同而噪声不同，则形成影像的对比度不同，所以常采用信噪比（signal to noise ratio，SNR）来描述成像系统的噪声水平。

$$SNR = \frac{S}{N} \tag{2-2}$$

式中 $S$ 是有用信号幅度，$N$ 是噪声幅度。物体能被分辨的主要依据就是信噪比，每个系统都有一个最低信噪比或阈值，只有超过这个阈值，一定大小的物体才能被分辨出来。显然信噪比越高，影像质量就越好。成像系统的信噪比受诸多因素的影响。噪声对可见与不可见结构间的边界有影响，影像噪声增大，会降低结构的可见度。在大多数医学成像系统中，噪声对低对比度结构的影响最明显，因为它们已接近结构可见度的阈值。如果成像系统的总对比度传递增强，影像中的噪声就会更明显，例如高对比度的胶片会使噪声的可见度增加。

影像噪声的可见度，通常能因模糊的存在而降低，因为噪声有相当细微的结构，影像出现模糊就使每个影像点与它们周围区域有交融的趋向，结果使噪声的随机结构趋于平滑，并使它不易看清楚。用影像出现模糊来降低噪声的可见度，通常包含着兼顾的含义，因为模糊还可降低有用影像细节的可见度。影像模糊的形成有时用于数字影像处理,以减少影像噪声。

（4）伪影:伪影（artifact）是指影像中出现的成像对象本身所不存在的虚假信息,也称伪像。伪影并不一定影响结构可见度,但它会使一帧影像部分模糊或者被错误地理解为解剖特征,造成误诊。不同成像方法中均有多种因素会引起伪影。

（5）失真:一帧医学影像不仅应该使体内的结构成为可见,还应对它们的大小、形状和相对位置给出确切的印象。由于成像系统和成像方法原因而引起影像中显示的组织器官的大小、形状和相对位置与真实情况存在不同程度的改变,称为失真（畸变）（distortion）。

此外还有影像的均匀度（均匀物体所产生的影像灰度的均匀程度）等衡量影像质量的参数。

在很多情况下,受检者所接受的辐射剂量（包括检查时间的多少）会直接影响影像质量各参数。某一个参数的改变可以改善影像质量的一个特征,如噪声得到改善,但又常常相反地影响另一个特征,如影像的模糊度增大,细节可见度降低。所以一个医学成像过程必须根据临床检查的具体要求来优化选择安排。一种成功的成像方法不但能产生适当的影像对比度和细节可见度,而且使受检者避免接受过多的辐射剂量和长时间的检查。

**2. 影响 X 射线影像质量的因素**　临床获取 X 射线影像的目的是清晰显示受检者体内的器官组织及病灶,影像质量的好坏直接影响诊断效果。

（1）影响影像对比度的因素

1）X 射线胶片特性:不同密度的组织在 X 射线照片上产生的光密度差即为影像对比度。X 射线照片的影像对比度的大小取决于胶片感光乳胶的类型、曝光量、处理过程的标准化和灰雾度。因此要获得一张有较好影像对比度的高质量 X 射线照片,就必须正确选取胶片的感光乳胶的类型、投照条件（曝光量）、标准化的处理过程,确保照片光密度值稳定在适当范围。

2）X 射线光子的能量:穿透受检体的 X 射线所产生的影像对比度与 X 射线光子的能量有关,在诊断用 X 射线的能量范围内,X 射线与人体组织的作用主要是光电效应和康普顿效应。管电压决定了产生的 X 射线光子的能量,当管电压比较低时,光子能量较低,人体对 X 射线的衰减主要以光电效应为主,光电效应作用截面与有效原子序数的 4 次方成正比,人体组织之间的有效原子序数差异被放大,骨骼、软组织及气体之间对比增加;当管电压比较高时,光子能量较高,人体对 X 射线的衰减主要以康普顿效应为主,康普顿效应作用截面受有效原子序数影响权重降低,人体组织之间的对比下降,同时由于康普顿效应产生大量散射线,也降低了影像对比度。在临床实践中,应根据组织自身对比特点,结合诊断需求及尽可能减少受检者辐射剂量的具体情况,选用合适的管电压,消除散射线对影像对比度的影响。

3）受检者:临床诊断用的 X 射线在人体中主要是通过光电效应被衰减,不同物质的线性衰减系数与物质密度成正比,与原子序数的 4 次方成正比。因此在组织厚度相同的条件下,原子序数大、密度大的组织吸收的 X 射线更多。两部分组织的密度和原子序数差别越大,影像对比度也越大。

在其他条件（胶片、组织成分、管电压等）相同时,影像对比度与受检部位的厚度有关,厚的组织比薄的组织对 X 射线衰减更大,因而与之对应的影像上该处的光密度值较小,两部分组织的厚度差别越大,影像对比度也越大。

一束 X 射线进入受检者体内,一部分被组织吸收和散射,另一部分则穿过身体在 X 射线胶片上形成影像。但事实上,由于散射线穿过身体后方向发生改变,这些来自组织本身的散射线及任意相邻组织的散射线也能到达胶片,造成影像对比度降低。在对较厚的肢体摄影时,这种影响尤为严重,可通过使用准直器、增大空气隙、控制照射野和使用滤线器的办法,减少散射线,增加影像对比度。

（2）模糊度与锐利度

1）模糊源与总模糊度

A. 运动模糊:X 射线摄影过程中,X 射线管、受检体及胶片三者应保持静止。若其中有一个因素发生位移，则影像必然出现模糊。其中受检体移动是最常见原因，受检体的移动又分为两类：生理性移动，如呼吸、心脏搏动、胃肠蠕动、痉挛等；另一类为意识性移动，如体位移动。由于几何投影关系，影像的运动模糊度（$H_m$）大于在曝光期间受检体移动的距离。无论是生理性移动还是意识性移动，防止运动模糊最有效的办法是尽可能缩短曝光时间，把运动模糊减至最小。

B. 焦点模糊：由于存在焦点半影，X 射线管焦点的尺寸、被照体与胶片距离、焦点与胶片距离等对影像的总模糊度都有影响。焦点模糊度（$H_f$）又称几何模糊度，可通过尽可能使用小焦点、受检体（或病变一侧）尽可能贴近胶片、适当增加焦 - 片距等措施来减少几何模糊对 X 射线影像质量的影响。

C. 检测器模糊：如果 X 射线束的检测器输入屏比较厚，那么也会使影像产生模糊。这种类型的模糊一般发生在增感屏和影像增强器输入屏的荧光涂层。通过受检者体内某点的 X 射线光子被荧光涂层吸收后转变为可见光，沿 X 射线方向产生的可见光会发散到荧光涂层周围部分，因此当可见光再从胶片或荧光屏上出现时，它将覆盖大于原物点的面积（形成光晕），即通过受检者体内每一个物点的 X 射线形成了比原物点大的模糊影像。检测器模糊度（$H_r$）习惯称为屏模糊度，其大小与检测器屏的厚度有关。另外胶片本身的感光度和颗粒度也决定了照片影像的清晰度。

由于上述 3 种模糊源均可使影像变模糊，因此一帧影像的总模糊度（$H_t$）就是这 3 种模糊度的复合。其中最大模糊是运动模糊，其次是几何模糊。

$$H_t = (H_r^2 + H_f^2 + H_m^2)^{\frac{1}{2}} \tag{2-3}$$

2）锐利度：锐利度是指影像上相邻不同密度的组织之间界限的清晰程度，这是一个与模糊相反的概念。若光密度值为 $D_1$ 和 $D_2$ 的相邻组织，它们之间光密度差为 $K$，从 $D_1$ 过渡到 $D_2$ 的物理距离为 $H$，则锐利度（$S$）为：

$$S = \frac{D_1 - D_2}{H} = \frac{K}{H} \tag{2-4}$$

良好的锐利度是指影像中组织及病灶的轮廓清晰，形态和细节显示清晰，影像的模糊度是影响锐利度的主要因素。

普通 X 射线照片的空间分辨力主要由胶片感光颗粒的大小决定。感光颗粒的中心是银离子，其线度为 1μm 左右。但曝光时银离子影像的边缘不清晰，所以影像上实际表现的银离子大小或者说胶片上感光颗粒的大小包括这个不清晰部分。在照片上实际表现的感光颗粒大小为 0.1～0.2mm。

（3）噪声：噪声较大会影响影像的对比度和锐利度。X 射线影像中的噪声，是指同样的 X 射线照射量所形成的照片灰度值应是均匀一致的，而实际上却在影像上形成了随机的灰度差，给人眼一种"粗糙"的感觉，照片上的表现是微米级的。这种斑点的实质是 X 射线光子的量子统计涨落在影像上的记录反应。

在 X 射线影像中，噪声的主要来源有 X 射线的量子噪声，即 X 射线光子在影像内的空间或时间上随机分布。X 射线量子噪声量与检测器检测到的 X 射线量成反比，因此也与入射的 X 射线量成反比。增加毫安秒，提高入射 X 射线剂量，可增大检测到的 X 射线量，降低 X 射线的量子噪声，但会增加受检者的辐射剂量，临床实践中需要权衡处理。因此，提高探测器的 X 射线量子检出效率，可有效地增大信噪比、降低受检者的辐射剂量。胶片的感光度、增感屏与影像增强管屏的吸收转换效率都会影响到影像的噪声，胶片、增感屏、影像增强管屏还存在颗粒噪声。此外，还有来自视频系统的光、电子噪声等。

（4）伪影：在 X 射线摄影工作中，常使用滤线栅吸收散射线。由于滤线栅经常是被放在受检者和检测器之间，因此有可能对影像的形成造成干扰。这种干扰可能以滤线栅铅条像的形式出现在照片上，或者是在视野（field of vision，FOV）（荧光屏上与欲观察部位相对应的影像范围）内某特定部位出现辐射的异常衰减，形成伪影。在胶片的储存、使用过程中也会产生伪影。另外，增感屏表面的刻痕、染色及外来的物体，如毛发、尘埃、纸烟灰、未除去饰物等也是伪影产生的重要原因。

（5）失真：X射线影像中的失真主要包括放大失真、形状失真和重叠失真。其中放大失真受X射线投影过程中几何条件的影响，主要取决于中心线、受检体、胶片三者之间位置关系。焦-片距与物-片距是影响影像放大的两个主要因素，当焦-片距一定时，物体影像放大就决定于物-片距。物-片距越远，影像放大就越大；如果物-片距保持不变，焦-片距越近，影像放大也越大。因此一般在X射线摄影中，为减小影像放大失真，应遵循两个原则：①物体尽可能接近胶片；②焦点与胶片保持足够远的距离。导致影像失真的因素还有受检部位组织器官的大小、形状和位置。在X射线投照过程中，受检组织器官的形状也能造成影像失真。由于厚的组织器官的不同部分距检测器距离不同，会造成各部分组织影像的不等量放大，所以厚的组织器官容易产生形状失真，而薄的组织器官不容易产生形状失真；一个球形物体，若保持物体距检测器距离不变，当球位于中心线处，其影像是一个圆形，而当其偏离中心线时，其影像则是椭圆形。在X射线投照过程中，如果受检部位平面与胶片平面始终保持平行，产生的影像不会失真，反之则会出现失真。这是因为一个倾斜物体的影像有可能被缩小或放大许多。

随着数字X射线影像技术的全面普及应用，屏-片组合的X射线摄影在临床应用中已经基本被替代。X射线屏-片摄影模式在放射学发展中几乎历经了近百年，形成了较为完善的摄影技术体系和影像质量控制体系，为放射学的发展奠定了深厚的基础。

# 第二节　数字X射线成像

数字X射线成像是指X射线透过受检体之后所形成的X射线信息影像以数字影像的形式呈现，因而具有数字影像在后处理、存储、传输方面的独特优势，方便接入影像存储与传输系统（picture archiving and communication system，PACS），实现资源共享、远程会诊以及各种影像再处理，所以得以广泛应用，迅速发展。数字X射线成像包括计算机X射线摄影（computed radiography，CR）、数字X射线摄影（digital radiography，DR）、数字减影血管造影（digital subtraction angiography，DSA）等。本节主要介绍数字影像基础、CR、DR、DSA、数字X射线成像其他技术以及数字X射线成像系统与模拟X射线成像系统的比较。

## 一、数字影像基础

1. **数字影像**　影像是用各种观测系统以不同形式和手段观测客观世界而获得的，可以直接或间接地作用于人眼，进而产生视知觉的实体。客观世界在空间上是三维的，但一般从客观景物得到的影像是二维的。一帧影像可以用一个二维数组 $f(x,y)$ 来表示，$(x,y)$ 表示二维空间中一个坐标点的位置，$f$ 代表影像在点 $(x,y)$ 处的某种性质 $F$ 的数值。如对于灰度图，$f$ 表示灰度值。

一张普通X射线黑白照片上的灰度是空间位置的连续函数，影像内的空间位置也是可以连续变化的，即 $f$、$x$、$y$ 可以是任意数值，这种影像称为模拟影像。如果将一帧模拟影像在坐标空间和性质空间都离散化，即将影像分成有限个被称为像素（pixel）的小区域，每个像素中的灰度平均值用一个整数来表示，也就是 $f$、$x$、$y$ 的值是整数，这种影像就是数字影像。数字影像 $f(x,y)$ 所有像素的阵列称为影像矩阵，因此数字影像的影像矩阵是一个整数数值的二维数组，有 $x$ 行、$y$ 列。

（1）影像矩阵的大小与影像的空间分辨力：影像矩阵的大小（像素数）一般根据具体的应用和成像系统的容量决定，其中正方形是较常用的一种形式。影像矩阵中的行与列的数目一般都

是 $2^N$，这是由数字系统的二进制特性决定的。一帧影像中包含的像素数等于影像矩阵行数与列数的乘积，数字影像是像素的集合，相邻像素点所对应的实际距离称为数字影像的空间分辨力。当影像视野确定后，空间分辨力由影像的行列像素数决定。

如果构成数字影像的像素数量少，像素的尺寸大，可观察到的原始对象细节较少，影像的空间分辨力低；若像素数量多，像素尺寸小，可观察到的原始对象细节就比较多，影像的细节可见度高。描述一帧影像需要的像素量是由每个像素的大小和整个影像的尺寸决定的。在细节可见度一定的条件下，大影像比小影像需要的像素多，每个单独像素的大小决定影像的细节可见度。像素数量与像素大小的乘积决定视野。若影像矩阵大小固定，视野增加时，影像细节可见度降低。视野一定时，像素数与数字影像质量之间的关系见图2-5。

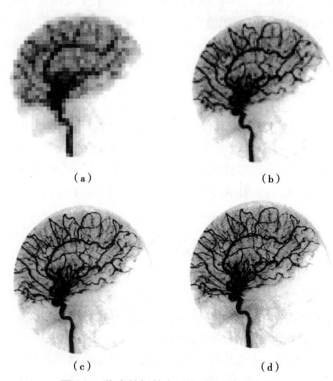

图2-5　像素数与数字影像质量之间的关系

注：(a) 32×32 像素；(b) 64×64 像素；(c) 128×128 像素；(d) 256×256 像素。

（2）灰度级数与数字影像灰度分辨力：计算机处理和存储数字影像采用的都是二进制数。模/数（A/D）转换器将连续变化的灰度值转化为一系列离散的整数灰度值，这个过程叫作影像的量化（quantization）。量化后的整数灰度值又称为灰度级（gray level）或灰阶（gray scale）。灰度级之间的最小变化称为灰度分辨力。灰度级的数量由 $2^N$ 决定，N 是二进制数的位数，常称为位（bit），常见影像该值取 8bit，表示影像灰度有 256 个等级，由图 2-6 可知，位数越高，灰度分辨力越高，影像的层次感越强，越清晰。量化等级越少，影像层次越欠丰富，灰度分辨力越低。

通常把影像矩阵为 $M \times N$，灰度等级为 L 的数字影像称为空间分辨力为 $M \times N$ 像素、灰度分辨力为 L 级的数字影像。

**2. 数字影像的形成**

（1）模拟影像转换为数字影像：一帧模拟影像可以经过一个 A/D 转换器将影像转换为数字影像，A/D 转换器把影像的每条线都分成一行像素，这一过程称为影像的抽样（sampling）或采样；抽样后，影像被分解成在时间和空间上离散的像素，但像素的灰度值仍是连续值，还需把连续变化的灰度值变成离散值，即影像灰度的量化；然后将形成的数字影像存在存储器里。

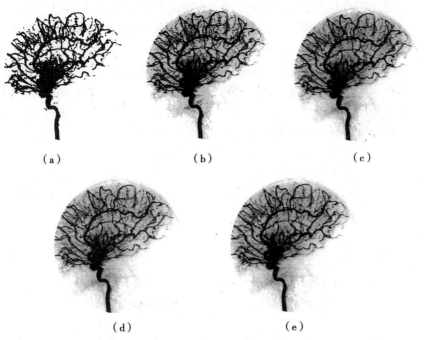

(a)　　　　　　　　(b)　　　　　　　　(c)

(d)　　　　　　　(e)

**图2-6　灰度级数与数字影像质量之间的关系**
注:(a)$2^1$级;(b)$2^2$级;(c)$2^4$级;(d)$2^6$级;(e)$2^8$级。

应当注意的是,影像抽样空间上像素矩阵的大小不是随意确定的。它必须保证抽样后的数字影像能不失真地反映原始影像信息,这是确定数字影像空间的像素矩阵大小的依据。另一方面,为了获得更高的影像细节可见度,人们希望使用更密集的空间像素矩阵。但是每提高一步,都将受数据量成倍增加以及数字影像系统成本提高的限制。因影像矩阵常为正方形,像素宽度每减少一半,像素总数便会增大到原来的4倍。像素多,则占据计算机内存空间大,传输、处理一帧影像花费时间较长。同时,这种影像矩阵的增大还受到影像数字化前模拟影像视频制式的限制。目前常见的数字影像矩阵为512×512、1 024×1 024、2 048×2 048。

影像灰度的量化是把原来连续变化的灰度值变成量值上离散的有限个等级的数字量。量化的级数越多,数字化过程带来的误差就越小。因此人们在进行 A/D 转换时希望用尽可能多的量化级别来精确表示原来的灰度,以保持影像的不失真。但是,无限量地增加灰度级数显然是一种不切合实际的要求。这是因为模拟信号电路中存在电子电路噪声,X 射线影像中存在着 X 射线光子的量子噪声,两者加在一起,使模拟视频信号本身包含一定的随机误差,只有用适当、有限的灰度级数去量化模拟信号才不会明显增加附加的误差,因此片面地追求过高的灰度级数是一种浪费。目前常用的灰度级数有8位256个灰度级、10位1 024个灰度级、11位2 048个灰度级和12位4 096个灰度级。

(2)计算机生成数字影像:可以通过一些绘图软件、影像处理软件直接生成数字影像。

(3)数字化影像设备可直接获得数字影像:如用数码相机拍摄的影像、数字减影血管造影的影像、X-CT影像、磁共振影像、发射体层仪影像等。

**3.数字影像处理的主要方法**　数字影像区别于模拟影像的一个最大特点就是,可操作性非常强。一帧数字影像实际上就是一个数字矩阵,所以可以对整个矩阵或者矩阵的一部分或者某个数据进行各种各样的数学处理,从而实现对数字影像的处理。

数字影像处理主要包括影像增强(选择性地加强影像中某些有用信息,削弱或去除无用信息)、影像恢复(力求恢复影像的原来面貌)、影像感兴趣区的定量估值与三维影像重建等。影像增强技术根据处理原理不同,可分为空域法和频域法两大类。影像空间域一般指由像素组成的空间,自

变量为 $x$ 与 $y$，对应空间坐标。空域法是在影像空间针对影像本身，直接处理影像中的像素。为了有效、快速地对影像进行处理分析，还可以将原定义在影像空间域的影像通过傅里叶变换（Fourier transform，FT）转换到影像频率域，利用频率域特性可方便地进行某些影像处理，然后再通过傅里叶逆变换（inverse Fourier transform，IFT）转换回影像空间域得到所需结果。频域法影像处理建立在修改影像傅里叶变换基础上，不直接处理像素，自变量是 $u$ 与 $v$，为影像空间灰度变化的频率。

（1）对比度增强：对比度增强是影像增强技术中比较简单，但又十分重要的一种方法。它只是逐点修改输入影像中每个像素的灰度值，影像中各像素的位置不变，是输入与输出影像像素间一对一的运算。对比度增强主要用于改变影像的灰度范围。

1）灰度变换法：影像对比度差，经常是由于灰度范围不足或非线性造成的，用对每一像素灰度值重新赋值的方法可以改善影像对比度。常用的方法有线性变换、非线性变换、灰度反转和 $\gamma$ 矫正。

线性变换：在曝光不足或过度的情况下，影像的灰度可能会局限在一个很小的范围内。这时看到的是一个模糊不清、似乎没有灰度层次的影像。用一个线性单值函数对影像内的每一个像素作线性扩展，可有效地改善影像视觉效果。如图 2-7 所示，如果原影像 $f(x,y)$ 的灰度级范围 $(a,b)$ 较窄，希望变换后的影像 $g(x,y)$ 的灰度级扩大到 $(m,n)$，通过下述变换可以实现这一目的：

$$g(x,y)=\frac{n-m}{b-a}[f(x,y)-a]+m \tag{2-5}$$

由于 $n-m$ 总是大于 $b-a$，所以对数字影像来说，尽管变换前后像素数不变，但不同像素之间的灰度差变大，影像质量必然优于变换前。

如果影像中大部分像素的灰度级在 $(a,b)$ 范围内，少部分像素分布在小于 $a$ 和大于 $b$ 的区间内，此时可做如下变换：

$$g(x,y)=\begin{cases} m & f(x,y)<a \\ \dfrac{n-m}{b-a}[f(x,y)-a]+m & a\leqslant f(x,y)\leqslant b \\ n & f(x,y)>b \end{cases} \tag{2-6}$$

应当认识到，这种"截取式"的变换使小于灰度级 $a$ 和大于等于灰度级 $b$ 的像素强行压缩为 $m$ 和 $n$，将会造成一小部分信息丢失。不过有时为了增强感兴趣区对比度，这种"牺牲"是值得的，如本章第三节将要介绍的 X-CT 影像后处理中的"窗技术"便是这一原理的具体应用。图 2-8 为截取式线性变换示意图。

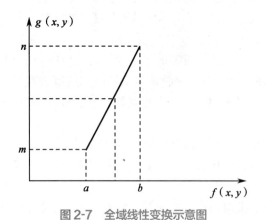

图 2-7　全域线性变换示意图　　　　图 2-8　截取式线性变换示意图

非线性变换：当用某些非线性函数，如分段函数、对数函数、指数函数等作为映射函数时，可实现影像灰度的非线性变换。

将影像灰度区间分成两段乃至多段分别作线性变换称之为分段线性变换。图 2-9 是分三段作线性变换的示意图。分段线性变换对不同的灰度级范围用不同的变换系数进行线性扩展和压缩,其优点是可以根据需要拉伸感兴趣区的灰度细节,相对抑制不感兴趣区域的灰度级。

对数变换是通过扩展低值灰度区,压缩高值灰度区域的方式,使低值灰度区域的影像细节更易看清。

γ矫正与灰度反转:由图2-2可见,胶片特性曲线中只有一段是直线段,整体来看,X射线照片的光密度 $D$ 与相对曝光量 $RE$ 的对数是非线性关系。如果曝光范围不在直线段,则影像对比度差。因此可以通过线性或分段线性变换来改善低对比度区影像的质量,这种改善影像质量的方法称为γ矫正。

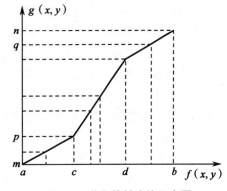

图2-9　分段线性变换示意图

如果显示器的转移特性在低值灰度范围呈现高度的非线性,则影像较暗区域的亮度失真较大,利用灰度反转变换可以把影像原来较暗的细节转换到大致处于显示器转移特性线性部分,保持适当的细节灰度比例。这种方法称为灰度反转。

2)直方图修正法:灰度直方图是一种函数,它表示数字影像中每一灰度级与该灰度级出现的概率密度(具有这一灰度级的像素数与影像总像素数之比)之间的对应关系,如图2-10所示,其横坐标 $r$ 是灰度值,纵坐标 $p(r)$ 为灰度值的概率密度。灰度直方图提供了原始影像的灰度值分布情况,也可以说给出了影像所有灰度值的整体描述。如果原始影像的灰度直方图在低值灰度区概率密度较大,大部分像素的灰度级低于平均灰度级,这样隐含在较暗区域中的细节往往显示不清,如图2-11(a)所示。为使较暗区域的结构显示清楚,可把灰度级的分布拉开,这相当于提高了影像的对比度,如图2-11(b)所示。这种通过修改直方图达到增强影像的

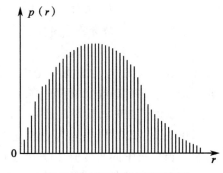

图2-10　灰度直方图示意图

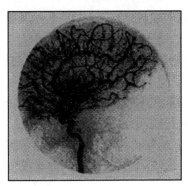

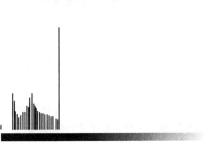

(a)

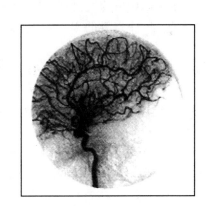

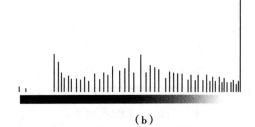

(b)

图2-11　直方图修正示例

注:(a)修正前的影像及其直方图;(b)修正后的影像及其直方图。

方法，称为直方图修正法，常用的有直方图均衡化和直方图规定化处理。直方图均衡化处理的中心思想是把原始影像的灰度直方图从比较集中的某个灰度区间变成在全部灰度范围内的均匀分布。由于直方图均衡化增加了影像的灰度动态范围，所以增加了影像整体的对比度效果。通过选择合适的规定化函数（特定的变换函数）来修改原始影像直方图的方法为直方图的规定化处理。直方图规定化可根据不同的要求得到特定形状的直方图分布，有选择地对某灰度范围进行局部的对比度增强，突出感兴趣的灰度范围，使影像的质量有所改善。

（2）影像平滑技术：影像在摄取、转换、传输时所受到的随机干扰信号表现为影像噪声。噪声会造成影像毛糙、特征淹没、质量下降，对影像分析不利，需对影像进行平滑处理。平滑的目的在于减弱影像中的噪声。平滑抑制了噪声等高频成分，但同时也会使影像变得模糊。平滑增强可以在空间域中进行，也可以在频率域中进行。空间域平滑的基本方法是求像素灰度均值或中值，频率域平滑主要是低通滤波。

1）邻域平均法：这是用于消除影像噪声的平滑处理中最简单的一种技术，它直接在影像空间对影像进行平滑处理。用某个像素邻域内的各点灰度值的平均值来取代该像素原来的灰度值，通常邻域取 $N \times N$ 方形窗口，窗口沿水平和垂直两个方向逐点移动，从而平滑整帧影像。

2）选择平均法：选择平均法以邻域平均法为基础，它只对灰度值相同或相近的像素进行平均，或者根据灰度特殊的程度加权之后再求和，以免造成目标边缘的模糊。

3）中值滤波：中值滤波是基于影像的这样一种特性，噪声往往以孤立点的形式出现，这些点对应的像素数很少，而影像则是由像素数较多、面积较大的小块构成。在一维的情况下，中值滤波器是一个含有奇数个像素的窗口。中值滤波处理之后，位于窗口正中的像素灰度值，用窗口内各像素灰度值的中值代替。例如若窗口长度为 5（有 5 个像素），窗口中像素的灰度值分别为 80、90、200、110、120，则中值为 110，因为按从小到大（或从大到小）排序后，第三位的值是 110。于是原来窗口正中的灰度值 200 就由 110 取代。如果 200 是一个噪声的尖峰，则将被滤除。但是如果它是一个信号，滤波后则被消除。因此中值滤波在某些情况下抑制噪声，而在另一些情况下却会抑制信号。中值滤波很容易推广到二维的情况。二维窗口的形式可以是正方形、近似圆形或十字形的。一个二维的 $N \times N$ 中值滤波器能较好地抑制噪声，但同时也对信号产生更大的抑制。

4）多影像平均法：多影像平均法是利用对同一景物的多帧影像取平均来消除噪声产生的高频成分。

5）频域低通滤波法：对于二维影像，经傅里叶变换把空间域的影像信号映射到频率域上，得到原始影像 $f(x, y)$ 的傅里叶频谱 $f(u, v)$。影像的高频分量对应灰度变化剧烈的部分，如影像轮廓是灰度陡然变化的部分，其包含着丰富的高频分量。低频分量对应灰度变化平缓的部分。影像经傅里叶变换后，噪声被含在高频分量中，对高频成分加以衰减，可在频率域中实现平滑处理。低通滤波即滤除高频成分，保留低频成分，其表达式为：

$$g(u, v) = H(u, v)f(u, v) \qquad (2\text{-}7)$$

式中 $g(u, v)$ 是平滑后影像的傅里叶频谱，$H(u, v)$ 是低通滤波器转移函数。对 $g(u, v)$ 再作傅里叶逆变换，从频率域映射到空间域上，就可得到平滑后的影像 $g(x, y)$。平滑技术可以清除噪声，提高影像质量，其缺点是使影像的边缘轮廓变得模糊。

（3）影像锐化：相对于灰度变换，从另一个角度来改善影像质量，使影像所具有的信息让人们更易于观察的方法是影像的锐化（sharpening）。锐化处理能加强影像轮廓，使影像看起来比较清晰，也是一种常用的影像处理方法。

1）频率域高通滤波法：如前所述，影像的边缘轮廓是像素灰度值陡变的部分，包含着丰富的高频分量，若把此部分突出，能使轮廓清晰。高通滤波是用高通滤波转移函数来衰减傅里叶变换中的低频分量，但无损高频分量。

X射线散射、受检者的轻微颤动以及普通体层摄影抹消不完全所致的影像模糊，理论上都可用高通滤波来改善影像质量。其缺点是使噪声成分也同时增强。

2）频率域带通滤波和适当滤波：前者可选择性增强某些特定的空间频率，衰减其他成分；后者只增强某些空间频率，保持其他成分不变。

3）反锐化掩模：这是一种边缘增强技术，可用式（2-8）说明其处理原理：

$$g(x,y)=f(x,y)+c[f(x,y)-\overline{f}(x,y)] \tag{2-8}$$

式中 $f(x,y)$ 为原始影像，$c$ 是常数，$\overline{f}(x,y)$ 为 $f(x,y)$ 经低通滤波后所得到的模糊像，其高频成分被大大削弱。式中第二项相减结果使 $f(x,y)$ 低频成分损失，保留高频成分。当叠加 $c$ 倍 $[f(x,y)-\overline{f}(x,y)]$ 并与 $f(x,y)$ 相加之后就升高了高频成分，低频成分不受影响。

4）伪彩色显示：一般人眼对黑白影像的分辨能力为16个灰度级，根据个体差异，最多不超过30个灰度级，但对彩色变化比较敏感，能辨别上千种不同色度与不同亮度的彩色。在影像显示和记录时，若能把黑白影像变成彩色影像，则可提高影像的可鉴别度。伪彩色显示的基本原理是把黑白影像的各灰度级按照线性和非线性函数映射成相应的色彩（不同的灰度值用不同颜色显示）。这种映射是输入与输出像素之间一对一的运算，不涉及像素空间位置的改变。

5）代数运算：指两帧影像对应像素之间进行一对一灰度值的加、减、乘、除运算。可用于突出有用信息，抑制或消除无用信息。

（4）影像分割：影像分割（image segmentation）是将影像划分成若干个互不相交的具有特殊含义的小区域的过程。小区域是指具有某种相同属性的像素的连通集合。影像分割属于较为复杂的影像处理技术，常用于医学影像的深入处理与分析。如通过软件自动提取感兴趣区、计算机辅助影像诊断进行病灶的自动识别与检测（需要准确分割出病灶区域）、对多帧断层影像进行感兴趣区组织的三维重建（需先对每帧断层影像进行二维感兴趣区分割）等。影像分割的方法和种类有很多，有些分割运算可直接应用于任何影像，而另一些只能适用于特殊类别的影像。目前，影像分割方法可以分为基于像素的分割方法、基于区域生成的分割方法、基于边界检测的分割方法、基于模型的分割方法和区域生成与边界检测的混合方法。

（5）感兴趣区定量估值：对已获得的影像还可以再进一步处理，进行定量估值。

常采用的方法有：①用不同的灰度级或颜色来显示影像的量值；②感兴趣区域的显示和测量；③感兴趣区的距离、角度、几何尺寸测量；④部分影像区域的扩大和旋转；⑤特征提取和分类、病变部分的识别和定量等。

此外，还可以通过对数字影像的数据处理，进行影像融合及三维影像重建等。

一般来说，以上这些影像处理程序均已固化在机器内，简单操作即可实现其功能。使用者若能了解一些影像处理的功能，可根据需要合理选用，极为方便地进行影像分析。

**4. 数字影像的显示方法**　数字影像的特性决定了其显示方法的多样性，具体使用哪一种显示方法因诊断需要而定。

（1）单帧显示与多帧显示

1）单帧显示：单帧显示是一种最常用的显示方法，多用于对常规影像的显示和记录。

2）多帧显示：多帧显示是在同一个画面上显示2帧以上的影像，如2帧、4帧、9帧等。多帧显示中又有左右排列和上下排列。多帧显示具有对比、连续和包容的优点。

（2）动态显示与静态显示

1）动态显示：动态显示也称连续显示或"电影"显示，它实际上是将同一序列的每一帧影像进行连续、快速的再现，多用在对心脏及大血管的显示。其原理是利用人眼视物存在时间蓄积（视觉暂留）的视差反应，即人眼在观察两个不同的物体时，其间有200～250ms的停顿时间，当影像以 12 帧 /s 以上的速度连续显示时，就给人一种动态效果。

2）静态显示：静态显示的作用与动态显示相反，它是一帧一帧单独显示。如果在动态显示中发现哪一帧影像需要仔细观察分析时，就可以立即停止动态显示，"冻结"画面，静态显示。

（3）放大显示与缩小显示

1）放大显示：数字影像可以根据需要放大或缩小。放大显示常用于一些细微结构的观察，如垂体微腺瘤、早期的骨质破坏等。

2）缩小显示：缩小显示常用于多帧显示或定位划线显示中。

（4）二维显示与三维显示

1）二维显示：无论是二维（two-dimensional，2D）的平面采集还是三维（three-dimensional，3D）的容积采集，无论是采集后直接成像还是后处理成像，最终展现在显示终端的影像都是二维显示。二维显示是人们了解影像信息最直接的视窗，是其他一切采集和后处理显示的唯一途径。

2）三维显示：随着计算机软件技术的不断开发利用和快速运算处理技术的进步，通过二维视窗加上三维显示技术，可很容易地显示解剖学、病理学变化等方面的情况。利用三维显示，可以进行容积和体积的测量、三维空间的两点间距离测量、三维空间的两直线间角度测量等。目前，应用于临床的三维显示技术有：表面显示、容积显示、最大密度投影显示、多平面重组显示、导航技术显示等。

## 二、计算机 X 射线摄影

计算机 X 射线摄影（computed radiography，CR）是数字化的 X 射线照片系统。其不仅具有可与传统 X 射线照片相比拟的成像质量和信息量，还有曝光量较少和宽容度较大等优于传统 X 射线摄影的照相条件。CR 系统使用的是数字成像技术，可以将所得的信息按诊断的要求进行影像处理，并实现了 X 射线影像的长期保存和高效率的检索。

与传统的 X 射线照片相比，CR 系统的不同之处在于其影像记录与显示不是在同一媒介上完成的，其成像过程是先用成像板（imaging plate，IP）进行影像信息的采集，然后通过读取装置将成像板中的影像信息读出后，由计算机影像处理系统处理，再经显示、记录装置成像、显示、储存。

### 1. CR 成像原理及基本过程

（1）影像信息的采集：CR 系统的影像不是直接记录在胶片上，而是通过一种涂在成像板上的光激励发光（photo stimulated luminescence，PSL）物质来完成影像信息的采集。成像板中 PSL 物质经携带人体信息的 X 射线照射后，将 X 射线的能量以潜影（模拟信息）的方式储存下来，完成影像信息的采集（记录）。

1）光激励发光：某些物质在第一次受到照射光（一次激发光）照射时，能将一次激发光所携带的信息储存（记录）下来，当再次受到照射光（二次激发光）照射时，能发出与一次激发光所携带信息相关的荧光，这种现象被称为光激励发光，这种物质就被称为光激励发光物质。

普通的 PSL 物质的荧光非常微弱，难以利用。人们通过研究发现，掺杂 2 价铕离子（$Eu^{2+}$）的氟卤化钡（BaFX：$Eu^{2+}$；X＝Cl、Br、I）的结晶，在已知的 PSL 物质中光激励发光作用最强。

发光特性：当 X 射线初次照射掺杂 2 价铕离子的氟卤化钡晶体时，其吸收光谱在 37keV 处有一锐利、锯齿形的不连续吸收，这是晶体中钡原子的 K 吸收限效应所致。被 X 射线激活的掺杂 2 价铕离子的氟卤化钡晶体在受到二次激发光照射时，作为发光中心的 2 价铕离子可发出波长峰值为 390～400nm 的紫色荧光，荧光的强度主要取决于作为一次激发光的 X 射线的照射量。X 射线照射量与发射的荧光强度呈 5 位数的直线相关，如图 2-12 所示。这种关系是 CR 成像的基础,既能在较大范围的照相条件下得到稳定的数字影像,还能通过微小的 X 射线吸收系数差别,辨别出不同的组织结构。

　　PSL 的强度与二次激发光的波长有关,如图 2-13 所示,PSL 的最大发射波长 $\lambda_{em}$(此波长的荧光强度最大)在 390~400nm,二次激发光的最大激发波长 $\lambda_{ex}$(此波长激发出的荧光强度最大)在 600nm 附近。由于二次激发光的 $\lambda_{ex}$ 与携带 X 射线影像信息的 PSL 的 $\lambda_{em}$ 不同(600nm 与 390~400nm),易于区分,因而可以较容易地区分二次激发光与 PSL,在获取 PSL(X 射线影像信息)时,会有良好的信噪比(S/N)。

　　PSL 的强度还与二次激发光的功率有关,在一定的范围内,PSL 的强度随二次激发光的功率增大而增大。

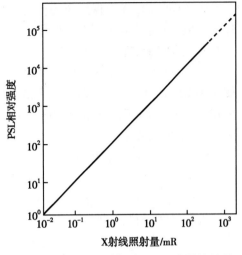

图 2-12　X 射线照射量与 PSL 光强的关系曲线

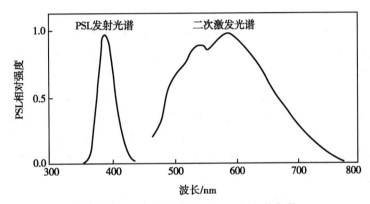

图 2-13　氟卤化钡的发射光谱与激发光谱

　　最理想的发光时间是当被 X 射线激活的 PSL 物质受到二次激发光照射时,能立即产生 PSL;一旦停止照射,PSL 立即消失。但实际上 PSL 不会立即消失,而是在逐渐衰减。PSL 消失的速度对于所获取的 PSL 是否受到干扰至关重要,这是因为如果 PSL 衰减速度慢,在二次激发光束移动扫描,获取 PSL 的过程中,若扫描过的地方仍在释放 PSL,必然会对后面获取的 PSL 形成干扰,降低信噪比。以 $Eu^{2+}$ 为发光中心的氟溴化钡的 PSL 寿命为 0.8μs,由于这个时间极短,所以能在很短时间内以很高的密度读取大面积的 PSL,而不产生信息的重叠干扰,从而满足医学影像的要求。

　　存储信息的消退与环境的干扰:储存在 PSL 物质中的 X 射线信息会随储存时间(获取 PSL 前的时间)的延长而衰减,从而使二次激发光照射时晶体的 PSL 强度减小,这种现象称为消退(fading)。这种消退现象是不可避免的,而且随储存时间的延长和储存温度的增高,消退会加快。PSL 物质不仅对 X 射线,而且对紫外线、γ 射线、α 射线、β 射线乃至电子都有感应。

　　2)成像板:涂有 PSL 物质的成像板是 CR 成像技术的关键,作为采集(记录)影像信息的载体,代替传统胶片。其特点是可以重复使用,但没有显示影像的功能。其结构如图 2-14 所示。

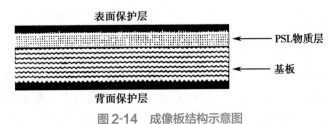

图 2-14　成像板结构示意图

成像板结构：表面保护层的作用是防止 PSL 物质层在使用过程中受到损伤，因此它不能随外界温度、湿度的变化而发生变化，并在非常薄的条件下能弯曲、耐磨损、透光率高。常用聚酯树脂类纤维制造这种保护层。

PSL 物质层是将 PSL 物质混于多聚体溶液中，涂在基板上，干燥而成。多聚体溶液的作用是使 PSL 物质均匀分布，在基板上形成均匀的膜，并具有适度的柔软性和机械强度，不因湿度、温度和放射线、激光等因素的影响发生物理性质的变化。多聚体材料一般为硝化纤维素、聚酯树脂、丙烯及聚氯酸酯等。

PSL 物质结晶体颗粒的平均直径在 4～7μm，晶体颗粒的直径增大，发光量增强，但影像的清晰度降低，模糊度增大，影响影像的细节可见度。

基板的作用是保护 PSL 物质层免受外力的损伤，因此要求具有很好的平面性、适度的柔软性及机械强度，材料是聚酯树脂纤维胶膜，厚度在 200～350μm。为了避免激光在 PSL 物质层和基板之间发生界面反射，提高影像清晰度，所以将基板制成黑色。此外，为了防止光透过基板而影响到下一张成像板，可以在基板中加一个吸光层。

背面保护层的作用是为了防止使用过程中成像板之间的摩擦损伤，其材料与表面保护层相同。

以上是成像板的基本组成。此外还有为避免在输运过程中产生静电干扰的导电层。

成像板使用注意事项：由于 PSL 物质存在消退现象，例如成像板在读取信息前储存 8h，PSL 强度可减少约 25%。因此 CR 系统都有自动补偿装置，可以在一定范围内矫正这种衰减。但为了防止丢失信息，临床上一般要求在摄片后 8h 内进行读取处理。

由于 PSL 物质对紫外线、γ 射线、α 射线、β 射线的敏感度远高于普通 X 射线胶片，因此在成像板使用前都应当用光照射，消除任何可能存在的潜影；摄影后成像板上的潜影会因光的照射而消退，所以必须避光。避光不良或漏光的成像板上的影像会因储存的影像信息量减少而变得发白。在重复使用中，还应注意避免成像板出现擦伤。

针状成像板：随着新技术、新材料的出现，成像板有了新进展，如结构化存储荧光体，即针状成像板（needle imaging plate）。与常规涂在基板上的荧光体不同，结构化荧光体是在严格控制的温度、压力和机械条件下，形成的大致垂直于基板的针状体。其优点是，针状阵列自身发光能够保持沿针形传播，使荧光散射大大降低。另外，针状体是从基板生长出来的，不需要耦合剂黏结，这使有效层内几乎都是荧光体，因此同等厚度荧光层，针状结构对 X 射线吸收显著增加，因而可以提高影像的清晰度及空间分辨力。

（2）影像信息的读取：储存在 PSL 物质中的影像信息是以模拟信号的形式记录下来的，要将其读出并转换成数字信号，需使用激光扫描仪，又称光激励发光扫描仪（PSL 扫描仪）。

随着由高精度电机带动的成像板匀速移动，激光束（二次激发光）经摆动式反光镜和回旋式多面体反光镜的反射，在与成像板垂直的方向上，依次对成像板进行精确而均匀的扫描。与此同时，随着激光束的扫描，成像板上释放出与储存在 PSL 物质中的影像信息相应的荧光被自动跟踪集光器收集，经光电倍增管转换成相应强弱的电信号，并被进一步放大，再由 A/D 转换器转换成数字化的影像信号。这一过程反复进行，扫描完一张成像板，便可得到一帧完整的数字影像。随着将发射头与采集头合二为一在同一机械装置内，形成一整排发射头和采集头的行扫描技术的出现，大大提高了成像速度，减小了设备体积。双面读取 CR 系统的出现则既提高 X 射线转换率，又可获得更丰富的影像信息。

由于二次激发光是以点扫描的方式来激发荧光，因此激光束光点的直径、激光与其激发产生 PSL 在成像板中的散射程度会对 CR 影像的模糊度产生影响，进而影响影像的对比度与细节可见度。如成像板采用针状成像板就会减少散射，并提高了 X 射线的量子探测效率。

（3）影像信息的处理：传统的 X 射线摄影的影像特性是由拍摄条件、增感屏及所用胶片决定的，影像一旦形成就不能再改变。CR系统则不同，由于影像信息被转换为数字信号，成为数字影像，因此可以根据不同的诊断要求对影像进行处理，在较大的范围内自由改变影像特性，具有很强的影像处理功能。

（4）影像的再现：经计算机处理后的影像还需要转换成人眼能看见的影像，现在数字影像呈现的方式主要有：显示器显示与激光影像胶片打印记录。

数字影像除通过监视器屏幕观察外，还常需要输出到胶片或其他基材上，以便进行透光式或反光式阅读。打印输出数字影像的激光影像胶片分为湿式激光胶片和干式激光胶片，按照各自的成像原理与对应的打印机配套使用。湿式激光胶片是指数字影像信息通过湿式激光打印机打印，由激光束在胶片上扫描形成潜影，再通过化学药液处理，可显示出影像的胶片。湿式胶片的冲洗过程与一般的摄影胶片相同。干式激光胶片由干式激光打印机直接在胶片上成像（硬拷贝），不需要冲洗加工。

### 2.CR的优点与不足

（1）CR的优点：①CR产生的是数字影像，具有数字影像便于处理、储存、传输的优点。②X射线照射量的动态范围大。如前所述，PSL发光强度对X射线照射量的变化呈5位数直线相关（理论上可达5个数量级），这就使得组织结构或病灶的X射线衰减系数只要存在微弱差异，就有可能在影像上显示出来。胶片记录一般不超过2个数量级的曝光宽容度。③CR系统不仅可以拍摄各种平片，还可以进行体层摄影、胃肠道双重造影及数字减影，临床应用范围广。④成像板上残余的X射线潜影经过可见光照射后可以消除，因此成像板能重复使用。

（2）CR的不足：时间分辨力较差，不能满足动态器官和结构的显示。此外，在细微结构的显示上，与X射线检查的屏-片系统比较，CR系统的空间分辨力有时还稍嫌不足，但在很多情况下可通过直接放大摄影方式和影像后处理来弥补。

## 三、数字X射线摄影

数字X射线摄影（digital radiography，DR）是指在具有影像处理功能的计算机控制下，采用一维或二维的X射线探测器直接把X射线信息影像转化为数字影像信息的技术。20世纪70年代末至80年代中期的DR采用扫描投影放射摄影，随着微电子、光电子和计算机技术的发展，20世纪90年代后期，世界上第一块商业化的非晶态硅数字影像探测器，也称平板探测器（flat panel detector，FPD）在美国硅谷诞生，从此开启了改变X射线成像技术的新时代。能直接将X射线信息影像转化为数字影像信息的X射线探测器是数字X射线摄影技术的核心。目前，DR探测器有4种类型：非晶态硒型FPD、非晶态硅型FPD、多丝正比室（MWPC）探测器和CCD摄像机型探测器，其中FPD为主流探测器。

**1.非晶态硒型平板探测器**　其外形类似于X射线胶片暗盒，是一种电子暗盒，能将入射的X射线能量直接转换为数字信号，所以也把它称为直接转换型FPD。

非晶态硒型FPD基本结构如图2-15所示，主要由顶层电极、电介层、非晶硒层、集电矩阵层和玻璃底座等构成。集电矩阵由薄膜晶体管（thin film transistor，TFT）阵列组成，薄膜晶体管阵列上涂覆非晶态硒（Se）。入射的X射线光子在硒层中产生电子-空穴对，在外加强电场的作用下，电子与空穴无散落的朝相反的方向移动形成电流，电流在TFT中的电容积分成为储存电荷。每一个TFT的储存电荷量与入射的X射线光子的能量与数量相对应，这样每个TFT就成了一个采集影像信息的最小单元，即像素。每个像素内还有一个起"开关"作用的场效应管（field effect transistor，FET），在扫描控制电路的触发下把每个像素的储存电荷按顺序逐一传送到外电路中去，这就是像素中影像信号的读出。像素信号经读出放大器放大后被同步地转换成数字信号，经一条电缆传送到系统控制台，在那里完成数字影像信息的储存与处理，并在影像监视器上显示。由于放大器和A/D转换器都置于探测器暗盒内，从外部看探测器暗盒是接受X射线照射后，直接输出数字化影像信息。信号读出后，扫描控制器自动对电子暗盒内的感应介质进行恢复，以保证探测器能反复使用。TFT 的尺寸直接决定探测器的空间分辨力，若每个 TFT 为 0.139mm×0.139mm，在 356mm×432mm（14″×17″）的范围内 TFT 的单元数（即像素数）就是 2 560×3 072。

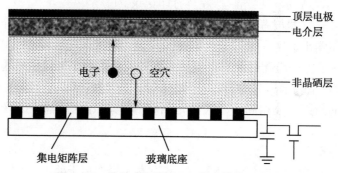

**图 2-15 非晶态硒型 FPD 基本结构示意图**

**2. 非晶态硅型平板探测器** 其外形也类似于 X 射线胶片暗盒，在 X 射线摄影时，能接收 X 射线并输出数字化的影像信号。基本组成结构如图 2-16 所示，由闪烁发光体、集电矩阵、外围电路、基板等构成。

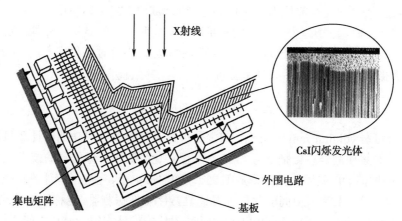

**图 2-16 非晶态硅型 FPD 基本结构示意图**

探测器集电矩阵由薄膜非晶态硅制成的光电二极管组成，在光电二极管矩阵上覆盖着一层碘化铯（CsI）闪烁发光晶体。当有 X 射线入射到闪烁发光晶体层时，X 射线光子能量转化为可见光光子发射，可见光激发光电二极管转换为电荷影像，每个光电二极管代表一个像素，它储存的电荷量和与之对应范围内的入射 X 射线光子能量与数量成正比。通过外围电路检出电信号并经 A/D 转换，获得数字影像输出。由于其经历了 X 射线 - 可见光 - 电信号 - 数字影像的成像过程，比非晶态硒型 FPD 多出现一个"可见光"的环节，所以，通常称非晶态硅型 FPD 为间接转换型平板探测器。

探测器所采用的碘化铯闪烁晶体呈结构化针状体紧密排列，如图 2-16 中所示。针柱的直径约 6μm，外表面由重金属铊包裹，减少漫射。出于防潮的需要，闪烁体层生长于薄铝板上，X 射线从薄铝板射入 CsI 针状闪烁体，这样薄铝板还可起到反射光波的作用，闪烁体层厚度为 500～600μm。闪烁发光晶体的作用是吸收 X 射线，并把能量转换为可见光。在常规诊断用 X 射线能量范围内，CsI 具有优于 Se 材料及其他 X 射线荧光体材料的吸收性能。图 2-17 给出 CsI 与 Se 对不同能量 X 射线的吸收比较以及厚度对吸收的影响。显然，CsI 针状体吸收 X 射线能力强，且有效减少散射，保证影像清晰度；理论上厚度越厚，吸收也越强，但太厚会导致影像的空间分辨力降低。

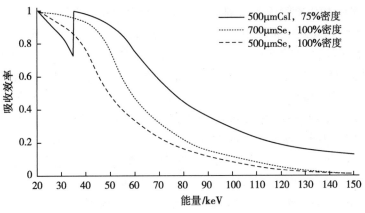

图2-17 CsI与Se对X射线吸收对比

集电矩阵为硅光电二极管，在行和列方向都与外电路相联，并被编址。在专门的控制电路作用下按一定规律把各像素储存的电荷读出，并形成14位二进制的数字信号输出，传送给处理计算机建立影像。若光电二极管（像素）尺寸是0.16mm×0.16mm，在43mm×43mm（17″×17″）范围内像素数是2 688×2 688。

**3. 非晶态硒型FPD与非晶态硅型FPD性能比较**

（1）评价FPD指标：评价平板探测器成像质量的性能指标主要有2个，即量子检出效率（detective quantum efficiency，DQE）和空间分辨力。DQE是指探测器（增感屏、胶片、成像板、FPD）探测到的光量子与发射到探测器上的光量子数目比，通常用输出信噪比的平方与输入信噪比的平方之比来表示，$DQE = \dfrac{(S_{out}/N_{out})^2}{(S_{in}/N_{in})^2}$，一般为百分数，越大越好。空间分辨力是指影像中每个像素的大小。DQE决定了平板探测器对不同组织密度差异的分辨能力，影响影像的对比度；而空间分辨力决定了对组织细微结构的分辨能力。考查DQE和空间分辨力可以评估FPD的成像性能。

（2）DQE性能比较：对于非晶态硒型FPD和非晶态硅型FPD，影响DQE的因素主要是荧光体（闪烁体）材料。由图2-17可以看出，CsI对X射线的吸收能力强于硒，所以非晶态硅型探测器有较强的对比度（密度）分辨能力。对于像胸部等的检查，重点要观察和区分不同组织的密度，因此对对比度（密度）分辨力的要求比较高，这种情况下宜选用非晶态硅型FPD，这样DQE比较高，容易获得较高对比度的影像，更有利于准确诊断。

（3）SR性能比较：影响空间分辨力（或空间分辨率）的因素主要有2个，即荧光体及晶体管大小。非晶态硒型FPD由于没有可见光的产生，不发生散射，空间分辨力取决于单位面积内薄膜晶体管矩阵大小。矩阵越大，薄膜晶体管的个数越多，空间分辨力越高，随着工艺的不断提高，可以做到很高的空间分辨力，目前空间分辨率为3～6LP/mm。非晶态硅型FPD由于可见光的产生，存在散射现象。虽然采用针状体结构的闪烁体有效地减少了散射，但仍不可避免。所以，非晶态硅型FPD的空间分辨力不仅取决于单位面积内晶体管矩阵大小，而且还取决于对散射光的控制技术。总的来说，间接转换平板探测器的空间分辨力不如直接转换平板探测器的空间分辨力高。对于像四肢关节、乳腺这些部位的检查，需要对细节有较高的显像，对空间分辨力要求很高，因此宜采用非晶态硒型平板探测器。

**4. 多丝正比室探测器** 多丝正比室（multiwire proportional chamber，MWPC）探测器是指工作在气体特性曲线的正比区，且具有多丝结构的一种粒子探测器。其主要由高压电源、水平狭缝、多丝正比室、机械扫描系统、数据采集、计算机控制及影像处理系统组成。多丝正比室由大量平行细金属丝组成，所有这些细丝都处于两块相距几厘米的金属板平面之间，金属细丝彼此绝缘，各施加一定的正电压（1kV左右），为阳极。金属板接地为公共阴极。室内充以特定成分的惰性气体。当穿透人体的 X 射线入射到正比室中，引起气体分子电离。在极间电场的作用下，离子与电子沿电场分别向两电极漂移，并与气体分子碰撞，引起进一步电离。电子越接近金属丝，电场越强，导致气体"雪崩"式电离，使金属丝收集到的电子比原始气体电离所产生的电子多 $10 \sim 10^3$ 倍。每根金属丝上收集的电子正比于初始 X 射线光子进入正比室电离的电子，也即正比于入射 X 射线强度。每根金属丝都与外电路相连，因而在外电路产生与入射 X 射线强度成正比的输出信号，经放大、A/D 转换、按时间顺序读出，输入计算机就构成影像的一条扫描线。机械扫描系统使 X 射线管和探测器阵列作同步垂直平移，在新位置再作水平投影采集。如此重复进行，获得影像的各条扫描线，形成二维的 X 射线投影影像。由于是线扫描，多丝正比室 DR 是一种低剂量 X 射线机，扫描时间长、空间分辨力低（只有 0.5mm 左右），是非主流机。

**5. CCD 摄像机型探测器**　电荷耦合器件（charge coupled device，CCD）摄像机型探测器能够把光信号转化为电信号。CCD 上植入的微小光敏物质称作像素。一块 CCD 上包含的像素数越多，其提供的影像画面的空间分辨力也就越高。CCD 探测器主要由闪烁发光体、光学反光系统、CCD 摄像机、计算机控制及处理系统等构成。

X 射线透过受检体后，经滤线栅滤除散射线到达闪烁发光体（一般为 CsI），CsI 闪烁发光体将 X 射线信息影像转换为荧光影像，荧光影像经过一组光学反光系统反射、聚焦进入 CCD 摄像机（CCD 尺寸比较小），将荧光影像转换成数字影像，送入计算机系统进行影像处理、存储、显示、打印、传输等。其中，光学系统分为反射式、直射式、光纤式。CCD 摄像机型 DR 造价低、成像质量佳、易于安装维护，目前仍被广泛应用。

## 四、数字减影血管造影

数字减影血管造影（digital subtraction angiography，DSA）是 20 世纪 80 年代兴起的一项医学影像技术，国内现已广泛应用于临床。DSA 是影像增强技术和电视技术或平板探测器、计算机技术相结合的产物。DSA 的出现使得血管造影临床诊断能够快速、方便地进行，也大大促进了介入技术，尤其是血管内介入技术的发展。

X 射线造影虽然有效地提高了影像对比度，但所获得的影像中仍然存在影像重叠问题，若把人体同一部位引入对比剂前、后的两帧影像相减，或将分别用高能、低能 X 射线获得引入对比剂后的两帧影像相减，则可获得只反映两帧影像中有差异（造影）部分的影像，这就是减影技术。图 2-18 所示为普通造影影像与 DSA 影像比较。

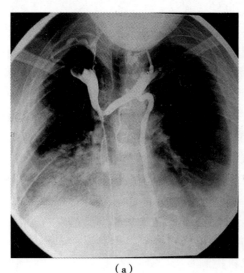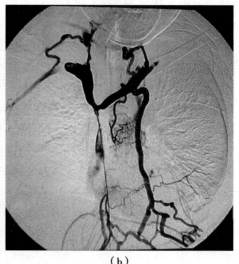

（a）　　　　　　　　　　　　　　（b）

**图 2-18　上腔静脉普通造影影像与 DSA 影像比较**
注：（a）普通造影影像；（b）DSA 影像。

1934年，人们开始利用两相似影像胶片做光学减影处理，以突出两者间的差别。此项技术最初用于血管系统的影像研究，通过减影技术降低造成干扰的骨影和其他无关结构的影响。方法是：①在注射对比剂前先摄取一张平片（负片）；②将这张负片制作成mask片，即素片、蒙片（正片）；③摄制血管造影片；④把mask片与血管造影片重叠一起，再曝光一次翻印成减影片。但是这种减影处理会丢失信息，不能实时显示，方法复杂，而且要使用大量的胶片。

随着计算机数字影像处理技术的成熟，数字影像减影显示出了巨大的优越性。将高性能影像增强电视系统或平板探测器接收X射线信息影像，转换成数字影像，由计算机处理，得到减影后的影像。数字影像减影技术不依赖胶片，可捕捉到比胶片摄影的密度层次丰富得多的信息，可采用灵活的减影方式，进行复杂的影像处理。数字影像减影技术已不只限于血管造影（静脉造影和动脉造影），目前已有数字关节造影、数字喉造影、数字脊髓造影、数字乳房造影、数字脾门静脉造影、数字内镜逆行胆胰管胰腺造影等多种应用的报道。随着数字影像减影技术的完善，它的应用范围在不断扩大。

**1. 数字减影血管造影的物理基础** 数字减影血管造影是将造影前、后获得的数字影像进行数字相减，或将分别用高能、低能X射线获得引入对比剂后的两帧影像相减，在减影影像中消除骨骼和软组织结构，使浓度很低的对比剂所充盈的血管在减影影像中显示出来，有较高的影像对比度。图2-19为对造影前、后获得的数字影像进行数字相减获得血管影像的原理示意图。

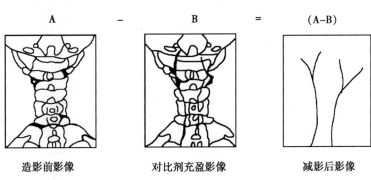

图2-19 DSA减影原理示意图（时间减影）

数字减影血管造影中，用于数字相减的影像信号取自视频摄像机的输出端或平板探测器，信号的强弱由透过受检者的X射线强度所决定。透射的X射线强度服从指数衰减规律。当单能窄束X射线通过如图2-20所示的两均匀介质时，透射X射线强度$I$与入射X射线强度$I_0$之间的关系服从指数衰减规律，即

$$I = I_0 e^{-(\mu_B d_B + \mu_T d_T)} \tag{2-9a}$$

或 $$\ln I = \ln I_0 - (\mu_B d_B + \mu_T d_T) \tag{2-9b}$$

式中$\mu_B$、$\mu_T$分别为骨和软组织的线性衰减系数，$d_B$、$d_T$分别为骨和软组织的厚度，这时把血管看作软组织。当血管内引入碘对比剂后，则

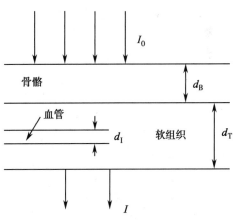

图2-20 不同组织对X射线衰减示意图

$$I_I = I_0 e^{-[\mu_B d_B + \mu_T(d_T - d_I) + \mu_I d_I]} \tag{2-10a}$$

或 $$\ln I_I = \ln I_0 - [\mu_B d_B + \mu_T(d_T - d_I) + \mu_I d_I] \tag{2-10b}$$

式中$\mu_I$、$d_I$分别是碘对比剂的线性衰减系数和厚度。血管引入对比剂前、后透过的X射线强度的对数差为：

$$S = \ln I - \ln I_I = (\mu_I - \mu_T) d_I \tag{2-11}$$

即减影后的影像信号与对比剂的厚度成正比，与对比剂注入前、后血管的线性衰减系数有关，与

骨和软组织的结构无关。因此在减影后的影像中可以消除骨和软组织等其他无关结构对影像的影响，突出造影的血管。

**2. 数字减影血管造影的基本方法** 数字减影血管造影有 3 种基本方法：时间减影、能量减影、混合减影。

（1）时间减影：欲在影像中显示出血管，可从静脉或动脉注入对比剂。在对比剂进入欲显示血管区域之前，利用计算机技术采集 1 帧影像储存在存储器内，作为掩模（mask），也称蒙片。它与在时间上顺序出现的充有对比剂的血管影像（称为充盈影像）一点对一点地进行相减。这样，相同固定的影像部分（例如软组织和骨骼）就被消除，而对比剂通过血管引起的密度变化就会被突出地显示出来。因此，减影影像突出了对比剂充盈的组织结构。

这种减影过程可用图 2-21 更具体地说明。其中图 2-21（a）表示对比剂在血管内的浓度变化，第 2 秒后浓度逐渐增大，到第 6 秒时最大。图 2-21（b）表示数字减影血管造影成像过程中，间断地以每秒 2 帧的帧频所摄得的 25 帧影像。图 2-21（c）表示各对应帧的减影影像，掩模是在第 2 秒之前摄取，减影影像随时间逐渐增强，到第 6 秒减影影像的对比度最大。从图 2-21 可知，用作减影的二帧影像是在不同的显影时期获得的，故称这种减影方式为时间减影。这是目前大部分 DSA 设备通常采用的减影方法。这种减影方式易受患者移动和动脉搏动等慢运动的影响。

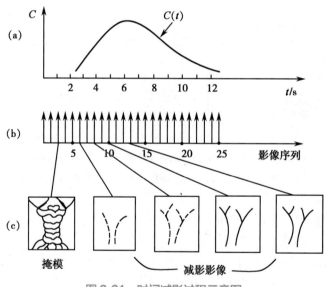

图 2-21 时间减影过程示意图

（2）能量减影：能量减影也称 K- 缘减影。在欲显示血管引入碘对比剂后，分别用略低于和略高于碘 K 吸收限能量（33keV）的 X 射线曝光。由于碘的 K 吸收限效应（图 2-22），在这两种能量条件下曝光的影像中，碘与其他结构的衰减特征有较大差别：碘在不同能量下衰减特征差别较大，而其余组织差别不大，因此将这两种能量条件下曝光的影像进行数字减影处理，可以突出减影影像中碘的对比度，消除其他无关组织结构对影像的影响，这种减影方式被称为数字减影血管造影中的能量减影。能量减影要求 X 射线管的管电压能在 2 种管电压之间高速切换。

（3）混合减影：在上述两种减影方法的基础

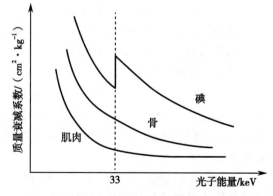

图 2-22 碘 K 吸收限效应示意图

上发展的另一种减影法称为混合减影。混合减影可以避免在单纯能量减影中遇到的问题。在这种方法中，在对比剂到达前或到达后都做高能和低能的影像。先做高能和低能像的减影影像来得到一系列双能减影影像。在这些双能减影影像中软组织像已经被消除了。再用时间减影法处理这些双能减影影像，以消除骨骼等背景。由于软组织像是用能量减影法消除的，因此软组织的运动将不会产生影响。混合减影方法综合了时间减影和能量减影两种方法的优点。

**3．DSA的参数性成像**　常规DSA成像时，不论应用何种变量（时间或能量），获取的均为传统的二维形态学信息。DSA参数性成像（parametric imaging of DSA）是在获取DSA影像序列后，除了提取血管的分布、轮廓、数量、位置、管径等形态学信息外，还可以把记录到的视频信号量化为视频灰度值，进而得到作为时间函数的视频灰度曲线。该曲线间接反映了相关感兴趣区内含碘血液的廓清过程，从曲线的峰值高度、曲线下面积、曲线的出现时间、曲线的最大斜率等以及进一步派生出来的一系列参数值中可以提取深（厚）度或容量性参数，借之可以获得一系列非形态学信息。

**4．数字减影血管造影的典型应用——旋转DSA**　现在DSA系统的支架大都采用C形臂，安装方式主要有落地式和悬吊式两种。主体支架包括三部分：L形臂、托架、C形臂。三个部分都可转动，方便进行各种角度的透视、摄影，而且整体可沿活动轨道运动，扩大了活动范围。在进行旋转DSA成像时，C形臂带动X射线管和检测器围绕感兴趣区做2次旋转运动，第一次旋转采集一序列掩模像，第二次旋转时用高压注射器向靶血管内注射对比剂，曝光采集一序列充盈像，将位于相同角度采集的掩模像、充盈像对应相减，获得一组三维空间血管造影减影影像。

通过旋转DSA采集影像，在工作站进行容积重建、表面显示等后处理，实现血管的三维立体显像，即3D-DSA。

旋转DSA技术的优点是可获得不同角度的多维空间血管造影影像，以便从多方位观察血管的正常解剖结构和异常改变，提高了病变血管的显示率，使临床诊断、介入手术更为精确，更易于早期发现微小病变，诊疗效果更理想。目前，旋转DSA主要用于头颈部血管造影、心腔和冠状动脉血管造影以及肝脏肿瘤、妇科肿瘤等肿瘤的血管内栓塞治疗及肝癌的射频消融术等；此外还可进行肿瘤相关并发症的治疗如胆道梗阻、食管梗阻等，同时可方便实施各部位病变的穿刺活检，尤其是对脏器内血管和肢体小血管性疾病，DSA被视为"金标准"。对全身各部位血管畸形、血管瘤、血管狭窄、闭塞或发育异常以及肿瘤的血供和染色情况的诊断有独特的作用。

**5．DSA的影像质量与优缺点**

（1）影响DSA影像质量的因素

1）噪声：DSA影像的噪声主要包括X射线的量子噪声、视频摄影机的噪声、模拟存储器件的噪声及X射线穿过受检者身体时散射线引起的噪声。X射线散射是产生噪声的重要来源之一，因此受检部位的厚度是一个非常重要的因素。受检部位厚度大，散射的X射线增多，DSA的影像噪声就大。

2）运动伪影：运动伪影会严重损害DSA影像质量。摄片期间受检部位的运动会使减影用的两帧影像无法配准，这样减影后的影像就会出现运动伪影。如果运动伪影信号很强，超过对比剂充盈血管的信号并重叠在血管信号上，将给读释影像带来困难。运动伪影产生的原因有受检者的自主或不自主运动，也可能是由于投照系统不稳所造成。

3）对比剂浓度：DSA要求的动脉对比剂浓度与血管直径近似地成反比。由于通过静脉路径到达动脉血管的对比剂浓度有限，因此要显示出直径<2mm的血管，须由动脉引入对比剂进行DSA检查。

此外，DSA影像质量还与受检者的器官状态和精神状态有关。在循环系统中，心搏的频率对DSA影像的质量有很大影响，心搏过缓的影响要远大于心搏过速的影响，因此需要受检者的配合。残存在血管中的对比剂也会影响DSA影像质量。

（2）DSA的优缺点

1）与光学减影相比，DSA有以下优点：①影像叠加精确，对比度大，可用稀释得很淡的对比剂显示出被充盈的细小血管；②可实时处理，即影像信息的数字化、影像信息的处理和存储都不需要很多时间；③在屏幕上直接显示出减影影像，便于进行影像分析；④数字影像的存储有可能对伪影进行快速的校正，如采用新的掩模像来改变对比度和消除伪影等。

2）DSA 的主要缺点：①当不进行选择性注射时，影像中会出现血管重叠；②由于被检者的移动、吞咽、肠蠕动和动脉搏动等慢运动，使掩模像和充盈像发生位移，以致不能充分消掉与血管重叠的那些结构，从而产生伪影。

## 五、数字 X 射线成像其他技术

**1. 双能量减影技术**　利用双能量减影（dual-energy subtraction，DES）技术，能把不同线性衰减系数的组织影像分开，例如把骨骼影像或软组织影像从 X 射线影像中除去，从而得到仅有软组织或仅有骨骼的 X 射线影像。

当分别用低能和高能的 X 射线照射两均匀介质时，如图 2-20 所示（假定软组织中无血管存在），透射 X 射线的强度 $I$ 与入射 X 射线的强度 $I_0$ 之间的关系用公式表示：

$$\ln I_L = \ln I_{0L} - (\mu_{BL}d_B + \mu_{TL}d_T) \tag{2-12a}$$

或

$$\ln I_L = -(\mu_{BL}d_B + \mu_{TL}d_T) + C_L \tag{2-12b}$$

$$\ln I_H = \ln I_{0H} - (\mu_{BH}d_B + \mu_{TH}d_T) \tag{2-13a}$$

或

$$\ln I_H = -(\mu_{BH}d_B + \mu_{TH}d_T) + C_H \tag{2-13b}$$

式中 $\mu_B$、$\mu_T$ 分别为骨和软组织的线性衰减系数，$d_B$、$d_T$ 分别为骨和软组织的厚度（假定软组织中无血管存在），下标 L、H 分别表示低能和高能状态。将 $\ln I_L$ 和 $\ln I_H$ 分别加权系数 $K_L$、$K_H$ 相减，可以得到以下的表达式：

$$\begin{aligned}S &= K_H \ln I_H - K_L \ln I_L \\ &= (K_L\mu_{BL} - K_H\mu_{BH})d_B + (K_L\mu_{TL} - K_H\mu_{TH})d_T + K_H C_H - K_L C_L\end{aligned} \tag{2-14}$$

若令 $\dfrac{K_H}{K_L} = \dfrac{\mu_{BL}}{\mu_{BH}}$，使得式（2-14）中 $d_B$ 项的系数为零，则有：

$$S_T = (K_L\mu_{TL} - K_H\mu_{TH})d_T + K_H C_H - K_L C_L \tag{2-15}$$

可以得到软组织影像信号（消除了骨信号），如图 2-23（b）所示。

若令 $\dfrac{K_H}{K_L} = \dfrac{\mu_{TL}}{\mu_{TH}}$，使得式（2-14）中 $d_T$ 项的系数为零，则有：

$$S_B = (K_L\mu_{BL} - K_H\mu_{BH})d_B + K_H C_H - K_L C_L \tag{2-16}$$

可以得到骨骼影像信号（消除了软组织信号），如图 2-23（c）所示。

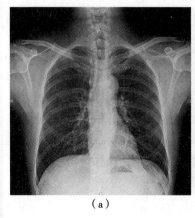
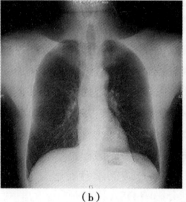
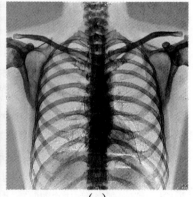

（a）　　　　　　　　　　（b）　　　　　　　　　　（c）

**图 2-23　双能量减影影像**
注：（a）普通平片；（b）软组织影像；（c）骨骼影像。

用这种方法，两种能量的影像相减只能消除一种材料的影像，因此在一帧减影像中不可能将软组织和骨骼同时抵消。在照相时应尽量减小散射或是设法补偿掉，以保证在减影像中某种物质的像能被很好地抵消。

可采用二次曝光法或一次曝光法实现双能量减影。二次曝光法是分别用两种能量的X射线束曝光获得两帧影像，一帧影像在低能X射线下获得，另一帧影像在高能X射线下获得。一次曝光法是对经受检者衰减后所输出的X射线光子进行能量分离，得出两帧能量不同的影像。一次曝光法使用的是特制的平板探测器（或成像板）系统，有两套平板探测器（或成像板），两者之间用铜滤板分隔，较低能量的X射线在前方的平板探测器（或成像板）成像，而较高能量的X射线穿过滤板成像于后方的平板探测器（或成像板），从而实现能量分离。两帧能量不同的数字影像都经对数变换进行加权相减，就可消除了骨或软组织。

双能量减影技术在临床上广泛应用于胸部、腹部、咽颈部等部位的检查，对病变检出率远高于普通DR检查，在初检时可省去X-CT、MRI检查的昂贵费用，被认为是一项便捷、低廉的检查方法。

**2. 组织均衡技术**　组织均衡（tissue equalization）技术是将DR影像分解成不同密度区域的影像分别进行数字化处理，然后再将分别处理的影像进行加权整合，得到一帧新的影像，使整个视野内不同密度的组织均能得到良好显示。

DR成像具有较大的动态范围和较高的量子检出效率，获得的影像层次丰富。但人眼所能分辨的影像灰阶有限，在同一曝光区域，若要观察低密度组织，则势必丢失高密度组织间的灰度差异；反之，若要观察高密度组织，则必然以损失低密度组织间的灰度差异为代价。

针对上述现象，对于密度差和/或厚度差较大的成像区域，利用影像后处理软件将厚度大、密度高的区域与组织薄、密度低的区域分割开，分别赋予各自不同的灰阶值，使得厚薄和高低密度组织的部位均形成对比良好的影像，然后叠加在一起，经计算机特殊重建处理，得到新的数据，使高密度组织与低密度组织在一帧影像上同时显示出来，即组织均衡。临床上主要用于成像区域密度差、厚度差较大的部位。

DR组织均衡技术的关键是参数的合理选择。对于不同部位、不同区域，在DR采集工作站主菜单界面，设置好可使影像达到最佳显示效果的组织均衡技术各参数。每次曝光后，影像后处理软件自动调用设置好的技术参数对影像进行处理，重建一帧层次丰富的组织均衡影像。

**3. 融合断层成像技术**　随着动态平板探测器的应用和计算机成像技术的不断提高，数字融合断层（digital tomosynthesis，DTS）成像技术应运而生，取代了传统体层摄影，并实现了质的飞跃。

数字融合断层成像技术也称为三维断层容积成像技术，由DR动态平板探测器、可运动的X射线管组件、计算机后处理工作站组成。X射线管与平板探测器做平行于受检者的同步反向运动，快速采集一系列投影像，通过专门软件实现像素平移，再配准叠加，可获得检查区域内任意目标层的断层影像。

DTS成像原理如图2-24所示。图中深色圆形体在目标层中，其他3个几何体在低于目标层的一个非目标层上，探测器在与X射线管做平行于受检体反向运动过程中采集一系列投影像（反向运动过程中，X射线管组件自动跟踪技术使中心线始终指向探测器中心），4个几何体在FPD上的投影位置如图2-24中A所示，可以看出聚焦层面上的深色圆形体每次投影在FPD上的位置不变，而非目标层的3个几何体随着探测器与X射线管的移动，在FPD上投影位置也随之移动。同理可知聚焦层面上（目标层面）所有体素在FPD上的投影位置在一系列投影像中保持不变，因而可获得目标层清晰的断层像，而非目标层为模糊像，通过影像处理将模糊部分去除，即可得到清晰的断层影像。对于非目标层，由于获得的是一系列数字影像，可以用像素移动的方法获得相应层面的清晰影像，如图中B所示。所以，数字融合断层技术在一次扫描采集后，可以重建出检查区域内多个不同深度的断层影像。

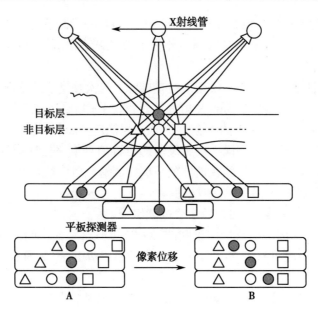

图 2-24　DTS 成像原理示意图

DTS 技术与后面要介绍的 X-CT 主要的不同在于：①X-CT 的 X 射线管与探测器的相对位置是不变的，DTS 中 X 射线管与探测器的相对位置是不断改变的；②X-CT 影像是平行于 X 射线方向的断层影像，DTS 产生的影像是垂直于 X 射线方向的断层影像；③X-CT 的采样率高，因此影像质量好，DTS 使用 FPD，由于其动态特性限制，采样率受到影响，所以影像质量与 X-CT 有一定差距；④DTS 比 X-CT 辐射剂量小；⑤重建方法不同，DTS 含有不同采样位置的像素平移 - 配准 - 叠加，所以称为数字融合断层成像。

数字融合断层成像由于能获得检查区域内多层面断层影像，与 DR 相比，可排除重叠干扰，提高小病灶检出率；辐射剂量远小于常规 X-CT，检查费用又较低，故初检时能一定程度代替 X-CT 检查。

## 六、数字 X 射线成像系统与模拟 X 射线成像系统的比较

不论采用数字成像还是模拟成像，X 射线成像的实质都是利用 X 射线穿过人体，获得与人体作用后形成带有人体组织结构信息的 X 射线信息影像，再以人眼可见的方式表达出来。因此，任何一种投影 X 射线成像技术都可以表示为图 2-25 所示的基本形成过程，包含影像信息的产生、获取和表达 3 个过程。回忆学过的各种 X 射线摄影，第一个过程基本区别不大，模拟 X 射线成像系统与数字 X 射线成像系统的主要区别在影像信息获取和表达两个阶段。重点体现在以下几方面。

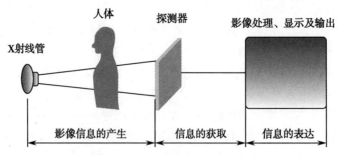

图 2-25　投影 X 射线成像的基本过程

**1. 组成结构**　模拟 X 射线成像以胶片作为介质或以荧光屏显示，信息的获取与表达集于一体，集影像采集、显示、存储和传递功能于一体，因此限制了其中某单一功能的改进。数字 X 射

线成像技术则将这些功能分解成不同的独立部分,从而可对每一功能进行单独优化。

**2．摄影条件**　模拟X射线成像在观察透视影像时需持续辐照,给受检者增加了辐射剂量;数字X射线成像技术有脉冲透视,无须连续辐照,并有影像冻结功能,可选取最佳时机冻结影像,可在无X射线辐照的情况下观察和分析影像。数字X射线成像系统宽容度大,自动辐照控制,可避免因参数选择失当而重拍,与模拟X射线成像系统的宽容度相比有了极大改进,有利于提高诊断效率。

**3．对比度与细节可见度**　X射线影像是因人体内部的组织结构存在物质密度的差异,形成其对X射线衰减的差异,从而在X射线影像中造成影像密度差别和一定细节,来判别人体内部的组织结构正常与否。X射线探测器的动态范围(宽容度)越大,对低对比度(密度差别小)物体的探测能力就越强,能提供的信息就越多,所得影像对医生诊断疾病的参考价值就越大。普通X射线胶片的宽容度约为1:100,所以只能分辨出组织密度差别大于1%的物体。数字X射线成像技术中探测器系统的动态范围可达到1:5 000乃至1:10 000(理论上),所以数字X射线成像系统所获得的影像(简称数字X射线影像)可分辨组织密度差别小于1%的物体,具有很高的对比度及较大的动态范围。

数字X射线影像的细节可见度(空间分辨力)一般不及普通X射线胶片。但由于细节可见度不是确定影像细节的唯一因素,在对比度较差的情况下,尽管胶片影像的模糊度很小,但人眼仍然不能分辨出其细节的变化。而数字X射线成像技术由于其探测器的动态范围比胶片的曝光宽容度大,量子检出效率(DQE)高,对低对比度物体检测性好,并可用影像处理技术对低对比度物体影像进行灰度变换,能将这种微小的灰度差异突出显示出来。所以,虽然数字X射线影像的细节可见度低于模拟X射线摄影照片,但经过影像处理技术处理后,仍然能为医生提供比模拟X射线成像系统所获得的照片丰富得多的诊断依据。

数字X射线成像不仅可以拍摄各种平片,还可以进行数字减影血管造影(DSA)、双能量减影等,尤其近年来出现的旋转DSA、3D-DSA等新技术在介入检查、治疗方面有不可替代的作用。

**4．影像后处理**　数字X射线影像可以根据临床需要进行各种影像后处理,而模拟X射线成像系统所获得的影像不存在后处理。

**5．影像存储、传输**　模拟X射线摄影以胶片为载体存储影像资料,随着照片的日益增多,它们的保存、管理和查找都需花费大量的人力与物力;而且保存日久的照片会逐渐变质,使影像质量下降。各种影像设备获取的照片是分别保管的,当需要快速查找、及时传送照片时,会很不方便。

数字影像存储管理非常方便,利用大容量的存储器可以大量、长时间存储,且其信噪比特性不会受影响。通过计算机对数字影像进行管理、显示、打印和输出,使医学影像摆脱对传统硬拷贝技术的依赖,可更为高效、低耗地调阅有关影像。

数字影像的另一个优势是便于传输,可实现数据共享。数字影像可以通过影像存储及传输系统与医院信息系统、放射学信息系统及个人健康档案等联网,还可通过网络实现影像的远距离传送,进行遥诊或会诊。

**6．计算机辅助诊断**　从医学影像科学的角度来看,医学影像技术的成果主要表现在人们已开发出了许多新的影像设备,能提供多种医学影像帮助医生诊断。

但是,随着计算机技术的发展,现代医学影像技术已不仅局限于影像的产生,还包括影像的处理、影像的显示与记录以及影像的存储与传输。人们开始考虑是否可以利用计算机识别影像,帮助医生诊断,这就是计算机辅助诊断(computer aided diagnosis,CAD)。这也是数字X射线影像相比模拟X射线影像的优势。

利用计算机对各种影像设备产生的影像进行定量分析,找出医生需要的各种数据,并与生理参数的测量数据一起进行综合分析,再根据医生的需求完成对影像数据的显示、记录、存储与传输。计算机的输出信息能够帮助医生改善诊断的准确性和影像解释的一致性。CAD 是由具有专业知识和经验的医生在充分考虑医学影像的计算机综合定量分析结果后，对病情做出的（定量）诊断，CAD 可以提高医生的诊断水平。它可将医生个人有限的知识和经验、视力和精力变成计算机扩大了的能力，使诊断变得更为精确、科学的同时，缩短读片时间、提高诊断效率。CAD 的实现将为定量诊断开辟新的道路。

在 CAD 中，要运用各种影像处理与信息处理技术，来实现对影像的定量分析。而如何从物理和技术特征的角度来理解医学影像的内涵，则是实现 CAD 的关键所在。理论上，如果能够从物理和技术特征上理解医学影像的内涵，以及医生在读释医学影像时其大脑所进行的高度复杂的信息处理过程，就有可能发展出相应的计算机算法，编制出相应的软件，用计算机进行与医生同等水平的检查和诊断工作。

目前，CAD 已在乳腺、胸片、血管造影像、X-CT 影像的一部分发挥着作用。如 CAD 在乳腺微小化、肿瘤、肺结节、气胸、肺间质病变、关节炎、骨质疏松症、异物的检测上有很高的灵敏度。由于平板探测器具有较低的噪声、较高的动态范围和量子检出效率，CAD 与数字影像的结合要比胶片有更好的效果。CAD 的作用已经越来越被临床认可。

从长远的角度看，将医生长期积累起来的读释医学影像的知识和经验转换成物理学家、计算机科学家和工程师所能理解的概念及术语，并发展出相应的计算机程序，实现较为实用与完善的 CAD 系统是完全可能的。在此基础上，随着 CAD 系统的不断完善，发展能进行自动检查诊断的计算机视觉（computer vision）也是有可能的。

# 第三节　X 射线计算机体层成像

X 射线计算机体层成像（X-ray computed tomography，X-CT）的基本思路是基于 1917 年奥地利数学家雷登（J. H. Radon，1887—1956）用数学原理证明的可通过物体的投影集合来重建影像。1963 年，出生于南非的美国物理学家科马克（A. M. Cormack，1924—1998）探索出了用 X 射线投影数据重建影像的数学方法。他们共同奠定了产生 X-CT 的数学基础。1971 年，英国工程师亨斯菲尔德（G. N. Hounsfield，1919—2004）设计并扫描出第一帧具有诊断价值的头部 X-CT 影像，从而宣告世界上第一台 X-CT 扫描机的研制成功。

X-CT 机的诞生是 X 射线影像技术发展史上的一个里程碑，X-CT 机的应用开辟了医学影像诊断领域的新时代，被公认为 20 世纪 70 年代重大科技突破。科马克与亨斯菲尔德一起获得了 1979 年的诺贝尔生理学或医学奖。

普通 X 射线摄影影像与 X-CT 影像相比，具有极大的不同：普通 X 射线摄影影像是多器官的重叠影像，如图 2-26（a）所示；而 X-CT 影像是数字影像，且是清晰的断层影像，如图 2-26（b）所示。

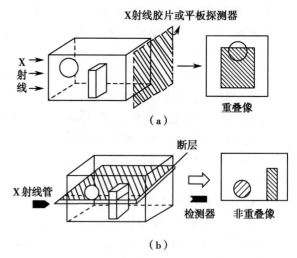

图 2-26　普通 X 射线摄影和 X-CT 断层摄影示意图
注：（a）普通 X 射线摄影；（b）X-CT 断层摄影。

## 一、X-CT 的基础知识

X-CT（以下简称 CT）是运用扫描并采集投影的物理技术，以测定 X 射线在人体内的线性衰减系数为基础,采用一定算法,经计算机运算处理,求解出人体组织的线性衰减系数值在某个解剖断层上的二维分布矩阵后,再转为影像上的灰度分布,从而实现重建断层解剖影像的现代医学成像技术。由此可知,CT影像的本质是线性衰减系数成像。所以,重建CT影像的指导思想是:围绕如何确定线性衰减系数值在人体内的分布,而选择恰当的理论、方法和技术。

**1. 断层与解剖断面**

(1) 断层:所谓断层,是根据研究目的沿某一方向所作的具有一定厚度的标本,是指在受检体内接受检查并欲重建影像的薄层。断层有一定的厚度,它的两个表面可视为是平行的平面,如图2-27所示。后文将提及的在重建传统CT影像的过程中,受检体接受X射线扫描的部分就是此断层。

(2) 解剖断面:解剖断面是指断层标本的表面。从形态结构去看解剖断面和断层,则解剖断面的剖面结构就是解剖断面的形态,而断层具有一定的厚度,一般情况下它的两个表面的形态结构是不一样的。但断层越薄,它的两个表面的形态结构越接近于相同,当断层极薄即厚度接近于零时,它的两个表面则接近于重合,这时,断层的两个表面均接近于同一个表面的形态结构,即

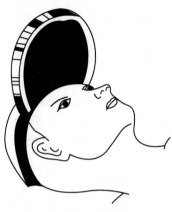

图2-27　头部断层示意图

接近于解剖断面的剖面形态结构。CT影像是对断层成像,而断层的厚度不能是零,因此,可认为某一断层的CT影像是该断层形态结构的某种平均,并以此平均来代表解剖断面的形态结构,即代替解剖断面的形态影像。

(3) 体素:所谓体素(voxel),是指在受检体内欲成像的断层上,按一定大小和一定坐标人为划分的很小的体积元。对划分好的体素要进行空间位置编码(或称坐标排序),这就形成了具有坐标排序的体素阵列。图2-28表示头部断层上某坐标处的一个体素。对于传统CT而言,一般体素的大小是:长或宽为1~2mm,高为3~15mm。由此可见,体素很小。

实际成像过程中,划分体素是对扫描野划分,即对受检体接受扫描的空间进行划分。划分的方案有多种,如有:160×160(=25 600个体素)、320×320(=102 400个体素)、256×256(=65 536个体素)、512×512(=262 144个体素)等划分。完

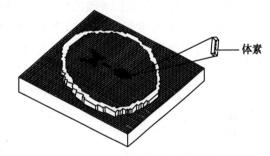

图2-28　头部断层体素示意图

成体素矩阵的划分后,需建立与体素一一对应的欲成像层面的像素矩阵,即数字影像矩阵。

引入体素概念后,按前述介绍的CT影像本质是线性衰减系数成像,重建传统CT影像的任务就是要求出每个体素的线性衰减系数值,从而获取线性衰减系数值在欲成像断层上的分布矩阵,然后转换成与体素相对应像素的灰度值(CT值),重建传统CT影像便是该像素矩阵的灰度显示。

**2. 扫描与投影**

(1) 扫描与投影:扫描(scanning)是为获取投影(projection)值而采用的物理技术。在重建X-CT影像过程中,首先要进行的就是对受检体的扫描。所谓扫描,是用X射线束以不同的方式、按一定的顺序、沿不同的方向对划分好体素编号的受检体断层进行投照,并用高灵敏度的检测器接收透射体素矩阵后的出射X射线束强度。这就是CT重建影像中采用的获取投影数值的物理技术,也即通常说的采集数据的扫描技术。

投照受检体后出射X射线束的强度$I$称为投影,投影的数值称为投影值,投影值的分布称为投影函数。

扫描的方式有平移扫描、旋转扫描、平移加旋转扫描等。扫描方式的选择着眼于加快重建影像的速度,同时,扫描方式的采用也受算法的制约。

(2)CT 扫描用 X 射线束:它是有一定能谱宽度的连续 X 射线。一般情况下,可用第一章所定义的有效能量来表示 CT 扫描能量。

(3)窄束 X 射线的获取:对于 CT 机每个很小的检测器而言,接收的都是一窄束 X 射线。使 X 射线束成为窄束的办法是配准直器。可把准直器理解为允许 X 射线通过的狭窄通道,通过准直器之后的 X 射线成为窄束 X 射线。图 2-29 是获取窄束 X 射线的装置示意图。

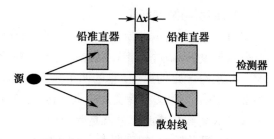

**图 2-29 获取窄束 X 射线装置示意图**

准直器是用一定厚度且对 X 射线有较强吸收的铅制成,其准直孔径很小,通过准直通道后的 X 射线束亦很细。准直器能吸收散射线,无论是散射光子还是湮没辐射光子,只要是偏离准直通道的光子都将被准直器吸收。因此,通过准直器射出来的 X 射线可视为窄束。

X 射线通过准直器孔后被准直成扁形的窄束状线束,束宽决定于准直器孔径的宽度,一般为 1~2mm;束高决定于准直孔径的高度,一般为 3~15mm。窄束 X 射线透射受检体断层后,使其再通过一个后准直器而投照在探测 X 射线的检测器上,检测器固定在后准直器的后边(底部)。技术上要求两个准直器和检测器三者严格准直在同一条直线上。由于配置了准直器,使散射线对成像的干扰大大减少。其原因是散射线进入准直器后被吸收,不能到达检测器,从而极大地避免了因记录散射线而导致的影像质量下降。传统 CT 机使用薄扇形 X 射线束进行扫描,如图 2-30 所示;多层螺旋 CT 则用立体的厚扇形(也称为锥形束)X 射线束进行扫描。对每个检测器来说,无论是薄扇形束还是厚扇形束的扫描,它们只能接收 X 射线束中的一窄束射线。

由获取的窄束 X 射线可知,进行传统扫描时,X 射线束通过的是受检体的一个薄层,即前述的断层,断层厚度与束高相对应,它也基本上决定了体素的高度。国家标准对层厚的定义是:在扫描野的中心处 X 射线扫描层面的有效宽度。层厚通常以在人体长轴方向上 X 射线能量分

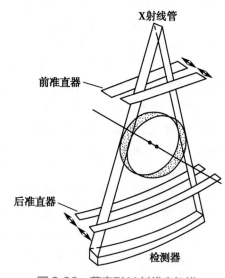

**图 2-30 薄扇形 X 射线束扫描**

布曲线(也称为层厚敏感曲线)的半高宽表示。在断层内外沿人体长轴方向的 X 射线能量分布情况将影响层厚的有效厚度,从而将影响影像的质量。

**3. CT 影像重建的数理基础** CT 影像重建的原理源于 X 射线通过介质时衰减的物理规律。根据扫描所获取的投影值来求解成像剖面(实为断层)上线性衰减系数的分布,是选择数学方法的基本思路。

由第一章的介绍知,理想单能窄束 X 射线透射各向同性均匀连续介质时,强度衰减的物理规律为

$$I = I_0 e^{-\mu x} \tag{2-17a}$$

式中,$I_0$ 是入射 X 射线的强度,$I$ 是通过厚度为 $x$ 的均匀介质后 X 射线出射强度,$\mu$ 是均匀介质的线性衰减系数。式(2-17a)两边同取对数并整理可得

$$\mu = \frac{1}{x} \ln \frac{I_0}{I} \tag{2-17b}$$

式（2-17b）是测定物质线性衰减系数的基本关系式和基本依据。重建 X-CT 影像的重要环节就是从这一基本关系出发，通过对受检体的扫描，测出足够的投影值，再运用一定算法对投影值进行处理，确定出各体素线性衰减系数 $\mu$ 的数值，从而获取线性衰减系数 $\mu$ 值的二维分布矩阵（实际上这就是 $\mu$ 值的数字影像）。

至此，还应明确一个问题，即线性衰减系数 $\mu$ 值既是物体种类的函数，又是 X 射线能量（X 射线光子能量）的函数。这意思是说，不同的物体对单能 X 射线而言，$\mu$ 值的大小不同；对同一物体而言，不同能量的 X 射线对应线性衰减系数的大小也互不相同。可见，只有单能窄束 X 射线束透射物体衰减时，才有唯一准确对应的线性衰减系数值。然而，CT 扫描所使用的是具有一定能谱宽度的连续 X 射线，而不同能量的 X 射线对应的线性衰减系数值大小不同，所以在重建 CT 影像过程中要确定的每一体素的线性衰减系数值，应包含连续 X 射线谱中各种能量成分所对应的各种大小不同的线性衰减系数的成分。因此，每一体素的线性衰减系数值，应是以连续谱中各种成分所占比率为权重的各种线性衰减系数值的加权平均值，对于连续谱来说，此加权平均值可用积分表示。可见，对每个体素的线性衰减系数而言，是一个平均线性衰减系数。此平均线性衰减系数也可粗略理解为是一个与扫描用连续 X 射线谱的有效能量相对应的线性衰减系数。

为了叙述上的方便，在后文的讨论中，把体素的这一平均线性衰减系数说成是线性衰减系数，或体素的线性衰减系数。

（1）X 射线束通过非均匀介质：如果在窄束 X 射线扫描通过的路径 $l$ 上，介质不均匀，可将沿路径 $l$ 分布的介质分成若干很小的小块，小到每一体素可视为是同一种均匀介质，有一个对应的线性衰减系数，每一小块为一个体素，厚度为 $d$，如图 2-31 所示，$\mu_1$、$\mu_2$、$\mu_3$、$\mu_4$、$\cdots$、$\mu_n$ 为各体素的线性衰减系数。

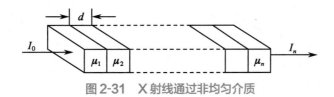

图 2-31　X 射线通过非均匀介质

X 射线通过第 1 个体素衰减为 $I_1 = I_0 \mathrm{e}^{-\mu_1 d}$

通过第 2 个体素衰减为 $I_2 = I_1 \mathrm{e}^{-\mu_2 d}$

通过第 3 个体素衰减为 $I_3 = I_2 \mathrm{e}^{-\mu_3 d}$

……

通过第 $n$ 个体素衰减为 $I_n = I_{n-1} \mathrm{e}^{-\mu_n d}$

对于上述各式，依次把前式代入后式，消掉中间项 $I_1$、$I_2$、$I_3$ 等，得

$$I_n = I_0 \mathrm{e}^{-(\mu_1 + \mu_2 + \cdots + \mu_n) d}$$

取上式的正值对数，则有

$$(\mu_1 + \mu_2 + \cdots + \mu_n) d = \ln \frac{I_0}{I} = p \tag{2-18a}$$

表示为求和形式，为

$$\sum \mu_i d = \ln \frac{I_0}{I_n} = p \tag{2-18b}$$

式（2-18a）或式（2-18b）中的 X 射线出射强度 $I_n$，即为前述的投影，式（2-18b）把各体素的线性衰减系数与 X 射线的投影值 $I_n$ 联系在一起。由于 $I_0$ 是入射 X 射线强度（已知），$d$ 是划分好的体素线度（即体素的长或宽），所以如果测出了 X 射线的衰减值 $I_n$，则式（2-18a）或式（2-18b）中的 $p$ 为已知，于是就得到一个以线性衰减系数 $\mu$ 为未知数的线性方程。从广义上讲，实际中也把由 $I_n$ 确定的 $p$ 称为投影，投影值就是重建 CT 影像过程中通过扫描采集到的数据。

在 X 射线束扫描通过的路径 $l$ 上,如果介质不均匀,则线性衰减系数值连续变化,即线性衰减系数是路径 $l$ 的函数,于是式(2-18b)可表示为连续变化的求和,即积分形式

$$p = \int_{-\infty}^{\infty} \mu(l)\,\mathrm{d}l \tag{2-18c}$$

式(2-18c)中线性衰减系数 $\mu(l)$ 是随路径 $l$ 连续变化的函数,$p$ 仍为投影,或投影函数。式(2-18b)和式(2-18c)所示的关系是寻求线性衰减系数 $\mu$ 分布思路的基本出发点。

按式(2-18b)考虑,若令 X 射线按不同路径对受检体进行投照,即对受检体进行扫描,就会得到一系列的投影值,而获得若干个以线性衰减系数 $\mu_i$ 为未知数的线性方程。只要独立方程的数目足够多(等于体素的个数,即所有体素所对应的线性衰减系数的个数),则从方程的联立中可求出所有体素的线性衰减系数 $\mu_i$ 的数值,得到 $\mu_i$ 值的二维分布矩阵,由此就可重建影像,这种影像重建的数学方法称方程法。一般的二维影像,至少也得划分成 $160 \times 160 (= 25\,600)$ 个体素。若按此方案划分体素,则需有 25 600 个独立方程联立求解才行,故此种运算费时较多,所以实际中并不采用方程法。

(2)影像重建的反投影法:反投影法分为直接反投影法和滤波反投影法,目前,CT 机普遍采用的算法是滤波反投影法。下面先介绍直接反投影法(direct back projection)。

直接反投影法是直接利用投影数值近似地复制出 $\mu_i$ 值的二维分布。图 2-32 定性地说明了直接反投影法的原理:沿扫描路径的反方向,把所得投影的数值直接反投到与体素矩阵相对应的像素矩阵的各像素中去,并用计算机进行运算,求出各体素 $\mu$ 值并转换成与体素相对应像素的灰度值(CT 值),从而实现影像的重建。

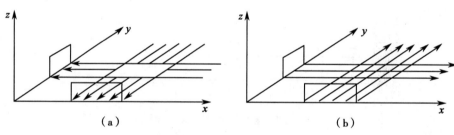

**图 2-32 直接反投影示意图**
注:(a)投影;(b)反投影。

下面用四体素(设 $\mu_1 = 1$,$\mu_2 = 2$,$\mu_3 = 3$,$\mu_4 = 4$)矩阵的重建对直接反投影法作定性说明。对四体素矩阵作 0°、45°、90°、135° 投影(即扫描),再将投影值反投到与扫描通过的各体素点相对应的各像素中,即可将原体素矩阵中四体素的特征参数 $\mu$ 值求解出。其过程如图 2-33 所示。

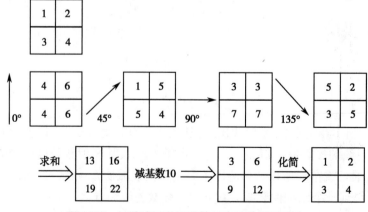

**图 2-33 四体素矩阵的直接反投影法影像重建**

运算中的基数(cardinal number)等于所有体素的特征参数的总和,这个总和也等于任一方向上投影值的总和。此算法由计算机执行。

直接反投影重建的缺点是会出现影像的边缘失锐(一种伪影)现象。图2-34定性地说明了边缘失锐的现象和产生此现象的原因。

若强吸收体为一小圆形,见图2-34(a),图2-34(b)、2-34(c)、2-34(d)、2-34(e)是分别沿0°、45°、90°、135°投照X射线,获得投影数值后,直接反投影到对应的像素矩阵的情况。投影值叠加的数据说明由图2-34(e)表示出,而图2-34(f)则直观地给出边缘失锐的影像说明。重建的物体影像不是圆形,变成了"星"状物,中心处线性衰减系数 $\mu$ 值最大,离中心越远 $\mu$ 值越低,这就是影像的边缘失锐。

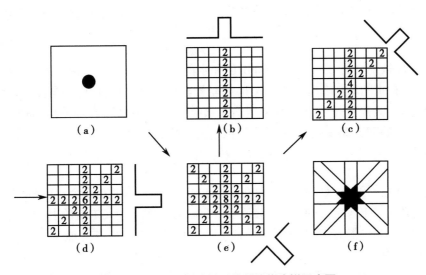

图 2-34　直接反投影法影像的边缘失锐示意图

为了消除直接反投影法产生的影像的边缘失锐,在实际中采用的算法是滤波反投影法(filtered back projection)。此方法是把获得的投影函数做卷积处理,即人为设计一种滤波函数,用它对投影函数进行改造(卷积),之后把这些改造过的投影函数进行反投影等处理,就可以达到消除星状伪影的目的。如图2-35所示,投影1改造为1′,投影2改造为2′,投影3改造为3′,之后再用1′、2′和3′进行反投影。

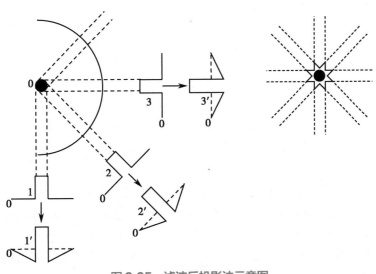

图 2-35　滤波反投影法示意图

用一个滤波函数 $h(x)$ 对投影函数 $p$ 进行卷积计算就是一种滤波方法。滤波效果的好坏取决于滤波函数形式的选择。滤波反投影法的另一优点是每一次投照结束，即可通过计算机对投影函数作数学处理，待扫描结束后，数据的处理求解随之很快完成，所以影像重建的速度很快。

### 4. CT 值与灰度显示

（1）CT 值：如前所述，CT 影像的本质是线性衰减系数分布 $\mu(x,y)$。但由前边的介绍可知，$\mu$ 并不具有很强的描述性，体素的 $\mu$ 值在很大程度上取决于 X 射线能谱，定量描述体素的 $\mu$ 值非常麻烦。而且，CT 机中的 X 射线强度测量是相对测量，也就是说测得的是 $\mu$ 值的相对值，因此按相对于水的衰减计算出来的线性衰减系数的相对值被称为 CT 值。国家标准对 CT 值的定义为：CT 影像中每个像素所对应的物质对 X 射线线性平均衰减量大小的表示。实际中，均以水的衰减系数 $\mu_{\mathrm{w}}$ 作为基准，若某种物质的平均线性衰减系数为 $\mu$，则其对应的 CT 值由式（2-19a）给出

$$CT = k\frac{\mu - \mu_{\mathrm{w}}}{\mu_{\mathrm{w}}} \tag{2-19a}$$

CT 值的标尺按空气的 $CT_{空气} = -1\,000\mathrm{HU}$ 和水的 $CT_水 = 0\mathrm{HU}$ 作为两个固定值标定，这样标定的根据是空气和水的 CT 值几乎不受 X 射线能量影响。CT 值的单位为亨氏单位（Hounsfield unit, HU），规定 $\mu_{\mathrm{w}}$ 为能量是 73keV 的 X 射线在水中的线性衰减系数，$\mu_{\mathrm{w}} = 19.5\mathrm{m}^{-1}$。式中 $k$ 称为分度因子，按 CT 值标尺，取 $k = 1\,000$，故实用的定义式应表示为

$$CT = \frac{\mu - \mu_{\mathrm{w}}}{\mu_{\mathrm{w}}} \times 1\,000\mathrm{HU} \tag{2-19b}$$

人体各组织（包括空气）CT 值为 $-1\,000 \sim 1\,000\mathrm{HU}$，即约有 2 000 个 CT 值。按 CT 值的定义，则水的 CT 值为 0HU，空气的 CT 值接近于 $-1\,000\mathrm{HU}$，密质骨 CT 值的上限约为 $+1\,000\mathrm{HU}$。凝固血为 $56 \sim 76\mathrm{HU}$，脑灰质为 $36 \sim 46\mathrm{HU}$，脑白质为 $22 \sim 32\mathrm{HU}$，血液约为 $12\mathrm{HU}$，脂肪为 $-80 \sim -100\mathrm{HU}$ 等。

顺便指出，如果划分的体素内包含几种不同的组织成分，则该体素的线性衰减系数 $\mu$ 应取所含各种组织成分的加权平均值（可表述为 1 个积分），于是该体素的 CT 值应是线性衰减系数 $\mu$ 加权平均值所对应的 CT 值。在这种情况下，此平均 CT 值不能准确地与各种组织成分的密度相对应，于是将可能产生部分容积现象（partial volume phenomenon）或部分容积效应伪影（本节后面介绍部分容积效应伪影）。

（2）灰度显示：所谓灰度是指黑白或明暗的程度，它是在影像画面上表现各像素黑白或明暗程度的量。从完全黑到完全白有无数多个不同的灰度。

如前所述，CT 影像的本质是线性衰减系数 $\mu$ 成像。通过计算机，对获取的投影数值进行一定的算法处理，可求解出各体素的线性衰减系数值，从而获取线性衰减系数值的二维分布（即线性衰减系数矩阵）。再按 CT 值的定义把各体素的线性衰减系数值转换为对应的 CT 值，于是就得到 CT 值的二维分布（即 CT 值矩阵）。此后，再根据各体素（或说像素）的 CT 值转换影像画面上对应像素的灰度，就得到影像画面上的灰度分布，此灰度分布就是 CT 影像。可见，1 个 CT 值对应 1 个灰度。若在医学领域内 CT 机通常选用的 CT 值按 2 000 个计，则从理论上讲，相应的灰度值也应有 2 000 个，即从完全黑（对应 CT 值为 $-1\,000\mathrm{HU}$）到完全白（对应 CT 值为 $+1\,000\mathrm{HU}$）有 2 000 个不同的黑白或明暗分级。由于这 2 000 个 CT 值可转变为影像画面上的 2 000 个灰度，所以 CT 影像是一个不同灰度且灰度变化不连续的灰度分布像。

### 5. CT 后处理技术

经扫描而获取的像素 CT 值数字矩阵直接转换成的影像，往往不能直接被临床利用，还需对数字矩阵做一些适当地再处理，才能转变为可利用的影像。影像的后处理技术就是根据这样的实际需要而产生的。CT 影像的后处理技术是根据一定的数学模型，应用计算机技术对已获取的像素 CT 值数字矩阵进行有的放矢的再加工处理，使影像能被方便识别辨认，以利快速地获取准确诊断信息的技术。对影像处理的好坏，也直接影响到对 CT 影像的评价。

(1) 影像后处理技术的种类：当成像系统获取影像的 CT 值后，是把这些数据作为一个数据文件存储在存储器内，以备根据各种实际需要而对这些数据进行再加工和再处理，从而得到合适的影像，以利有效地读片，满足临床诊断的各种需求。根据实际需求，影像后处理是利用编制并固定在计算机内的各种后处理软件（即应用程序）来实现，运行这些软件并得出结果，就是完成了影像后处理的任务。所以在实际使用中，只要学会各种影像后处理命令、参数设置及命令的执行，即可实现影像后处理。影像后处理技术有如下一些种类：窗技术；在影像的任何位置上测量或显示该位置的 CT 值；根据需要选择感兴趣区域；在感兴趣区域内进行统计学评价；测量距离、角度、计算面积和体积，同时存储几个测量区；影像画面中以某一基线做出镜面像；影像位移、旋转；影像的放大和缩小，多帧影像画面显示；影像相加和相减；影像滤过；影像重建等。影像后处理技术的种类无论多少，其实质都是对检测出的 CT 值进行相应的数学变换和计算。

(2) 几个典型的影像处理技术

1) 窗技术：如前所述，CT 影像是灰度像，一个 CT 值应对应影像平面上某一级灰度。如果使用的 CT 值按 2 000 个计，则影像上从全黑到全白应能显示 2 000 个不同的黑白程度，即显示 2 000 个灰度等级。事实上不仅人眼的灵敏度分辨不出这么多的灰度分级，而且就显示器件来说也不能显示这么多的灰度。一般人眼在全灰度标（从完全黑到完全白）范围内，当两个像素的灰度对应的 CT 值相差 125HU 时，才能分辨出它们具有不同的黑白程度，这相当于人眼在全灰度标内把从全黑到全白只能分成 16 个不同的黑白分级。可见，由于人眼对黑白程度的低分辨能力，将识别不出 CT 影像已表现出来的许多生物信息。为弥补人眼的低灵敏度，并充分利用 CT 数字影像能表现出来的生物信息，故 CT 机采用窗技术解决这一问题。

窗技术（window technology）系指放大或增强影像某段范围内灰度的技术，即把人体中与被观测组织的 CT 值范围相对应的灰度范围确定为放大或增强的灰度范围，把确定灰度范围的上限以上增强为完全白，把确定灰度范围的下限以下压缩为完全黑，这样就放大或增强了确定灰度范围内不同灰度之间黑白对比的程度。这个被确定为放大或增强的灰度范围叫作窗口，放大的灰度范围上下限之差叫窗宽（window width，WW），放大灰度范围的中心灰度值叫窗位（window level，WL）。如果用 CT 值表示灰度，则放大灰度范围的上限 $CT_{max}$ 和下限 $CT_{min}$ 之差为窗宽：

$$窗宽 = CT_{max} - CT_{min} \tag{2-20}$$

上下限的算数平均值（中心 CT 值）则为窗位

$$窗位 = \frac{CT_{max} + CT_{min}}{2} \tag{2-21}$$

例如，欲观察脑部的血液（CT 值为 12HU）及凝血（CT 值为 56～76HU）时，把上限灰度定为 80HU，下限灰度定为 0HU，则该例中

$$窗宽 = CT_{max} - CT_{min} = 80 - 0 = 80HU$$

$$窗位 = \frac{CT_{max} + CT_{min}}{2} = \frac{80 + 0}{2}HU = 40HU$$

人体不同的病变组织需放大的窗口范围不同，为了加速窗宽和窗位的搜寻与确定，CT 机设计和设置了许多方法，如双窗法，可有两种窗宽、窗位，以便观察不同 CT 值范围的组织，如图 2-36 所示；也可设窗中窗以迅速捕捉到 CT 值范围不同的病变组织；还可在窗宽范围内重点强调某一范围内的 CT 值并给出一明显的标记等。

如前所述，CT 机的显示器件（如显示器和激光打印胶片）不能显示非常多的灰度，只能显示有限的黑白分级。我们把 CT 机根据显示人体不同组织的 CT 值范围，在显示器上设置与之相应的灰度分级称为显示灰阶。于是，在全灰度标内按此划分的灰阶显示影像的黑白对比度。例如，当采用了 16 级显示灰阶时，这表示把影像从完全黑到完全白的黑白对比按平均分成 16 级不同的黑白进行显示。此时，若某被测人体组织的 CT 值范围选定为 320HU 或 160HU 时，则可得

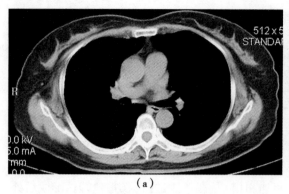 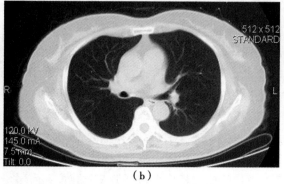

（a）　　　　　　　　　　　　　　　（b）

图2-36　双窗法

注：（a）软组织窗 $WW=350\text{HU}$，$WL=40\text{HU}$；（b）肺窗 $WW=1\,500\text{HU}$，$WL=-600\text{HU}$。

出在上述的 CT 值范围内每一显示灰阶所代表的 CT 值跨度分别为 20HU 和 10HU。本例实际上是选择了两种不同的窗宽。显然，后者的每一级显示灰阶所代表的 CT 值跨度同前者相比要小，这说明窄窗宽的后者 CT 值的分级细，可分辨的 CT 值差为 10HU，即两种组织的 CT 值之差在 10HU 及 10HU 以上时可分辨出来（前者则须 20HU 及 20HU 以上）。窄窗宽显示的 CT 值范围小，每级灰阶代表的 CT 值跨度小，对组织或结构在密度差异之间显示的黑白对比度大，这有利于对密度差别小的组织或结构（如脑组织）的显示；反之，宽窗宽的每级灰阶代表的 CT 值跨度大，对组织或结构在密度差异之间显示的黑白对比度小，适用于密度差别大的组织或结构（如肺、骨质等）的显示。至于窗位的选择，应根据观察组织CT 值的数值范围，并兼顾其他结构而选用适当的窗位。可见，临床实践中合适地选择窗宽和窗位很重要，窗宽和窗位的选择将影响 CT 影像的质量。图 2-37 表示了某一选定的窗宽、窗位及显示灰阶。

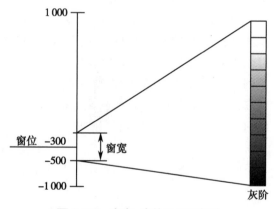

图2-37　窗宽、窗位及显示灰阶

至此，还应明确一个问题，即窗技术纯属一种显示技术。合理地使用窗技术，只是能获取组织或结构上差异的最佳显示，且不丢失有用信息，但并不改变人体组织或各部分结构上的真实差异。

2）影像的再加工处理：影像的再加工处理包括影像的加、减、滤过、局部放大或缩小、直方图处理等多种。对影像进行的再加工处理的本质，是根据需要采用一定的数学模型对影像进行变换。实际中对影像作再加工处理的变换往往是为了能更好地读片。下面就几个影像再加工处理的基本原理做一简单介绍。

影像滤过：影像滤过是在影像的数字矩阵获取以后，根据需要采用不同的数学模型对影像进一步处理的一类方法。影像滤过的基本原理是在处理影像矩阵中的每一像素值时，都要考虑该像素和与之邻近像素的关系，并通过不同数学计算得出该像素的新数值。例如对一典型 $3\times3$ 影像矩阵像素值的平滑处理等。设 $E$ 为某点处要处理的像素值，$E'$ 为经处理后的像素值，如图 2-38 所示。选用不同的滤波公式可完成不同的相应滤波计算：

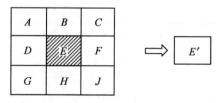

图2-38　典型的 $3\times3$ 影像矩阵滤波处理

平滑滤波

$$E' = \frac{1}{16}(A + 2B + C + 2D + 4E + 2F + G + 2H + J) \tag{2-22a}$$

平均平滑滤波

$$E' = \frac{1}{8}(A + B + C + D + E + F + G + H + J) \tag{2-22b}$$

轮廓滤波

$$E' = 2\sqrt{[(A+B+C)-(G+H+J)]^2 + [(A+D+G)-(C+F+J)]^2} \tag{2-22c}$$

边缘增强滤波

$$E' = \frac{1}{2}(-2A + B - 2C + D + 6E + F - 2G + H - 2J) \tag{2-22d}$$

阴影滤波

$$E' = (-A - B - C + D + 3E - F + G + H + J) \tag{2-22e}$$

按上述滤波公式计算影像矩阵中每一点的像素值,则可以达到影像滤过的效果。若把上述滤波公式中某些像素点的参数设计成变化参数时,并按需要来改变这些参数,则可进一步增加影像滤过的灵活性。

影像的放大和缩小:影像放大和缩小的目的是要扩展或缩小显示视野。影像的放大和缩小可采用简单的数学计算方法进行。如果将影像数字矩阵设为与显示影像矩阵一一对应时,影像显示既没放大也没缩小;如果从影像矩阵选出一部分影像数据,并扩展到与原来的显示影像矩阵一一对应时,就达到了放大显示影像的目的,如图2-39所示。

上述将小的影像数据矩阵扩展成大的显示影像矩阵时,会造成数据与影像矩阵不对应,即缺少一些数据,这将产生数据的间断,在影像上表现为不连续变化的影像线段,出现影像粗糙现象。

为解决上述问题,可采用影像处理的数据插值方法,将小的数据矩阵进行插值来增多数据矩阵的数据,使数据矩阵的数据量能与显示影像矩阵相对应,这就会使显示影像变得平滑。插值的最简单方法是两点平均插值,如图2-40所示,在 $a$ 和 $b$ 两点中间插 $a$ 与 $b$ 的平均值 $c$,即

$$c = a + \frac{b-a}{2} \tag{2-23}$$

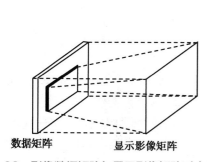

图2-39　影像数据矩阵与显示影像矩阵对应关系

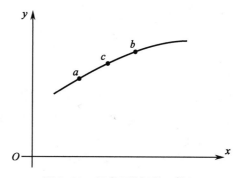

图2-40　两点平均插值示意图

同样道理,影像缩小时,将会出现多于显示影像矩阵的影像数据,于是可采用数据压缩的办法,如将图2-40中影像数据中的 $a$、$c$、$b$ 三点数据压缩为两点数据 $a$ 和 $b$,使原来的数据影像矩阵在显示成影像上不产生大的失真。

以上的数据插值和数据压缩是影像处理中最常用的一种方法,对于比较复杂的影像则采用比较复杂的数据插值和数据压缩方法。无论采用什么数学手段进行数学变换,都应以不产生影像明显失真为原则。

<h1 style="text-align:center">二、螺旋 CT</h1>

扫描是 CT 机为重建影像而进行数据采集所使用的物理技术。扫描是通过扫描装置来完成的，扫描装置主要包括 X 射线管、扫描床、检测器和扫描架等，如图 2-41 所示。X 射线管和检测器固定在扫描架上组成扫描机构，它们围绕扫描床上的受检体进行同步扫描运动，这种运动形式称为扫描方式。

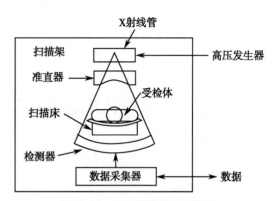

图 2-41　CT 扫描装置示意图

**1. 单源螺旋 CT**

（1）单层螺旋 CT：螺旋 CT（spiral computed tomography）扫描是在滑环扫描技术的基础上发展起来的一种新型扫描技术，是容积扫描（volumetric scan），实现了由二维解剖结构影像进入三维解剖结构影像的飞跃。

螺旋 CT 最重要的突破是使用滑环技术，去掉了传统 CT 旋转扫描过程中的电缆，如图 2-42 所示。由此，螺旋 CT 采集数据的扫描方式变为 X 射线管向一个方向连续曝光，同时检查床同步匀速移动进行扫描，连续采集人体的容积数据，进行各扫描层面影像的重建。扫描轨迹是螺旋线，如图 2-43 所示。采集的数据是一个连续的螺旋形空间内的容积数据，获得的是三维信息，因而也称为容积 CT（volumetric CT）扫描。

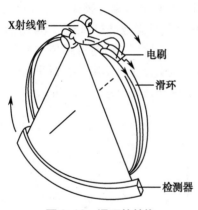

图 2-42　滑环的结构

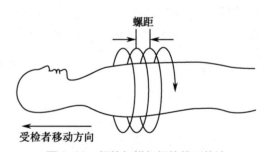

图 2-43　螺旋扫描与螺旋线形轨迹

由重建理论知，为重建一帧断层影像而使用的采样数据必须是取自对同一断层扫描的结果。传统 CT 的采集数据就是对同一断层扫描获取的，并据此重建一帧断层影像。在螺旋扫描过程中，由于 X 射线管和检测器相对于受检体作螺旋状运动，螺旋扫描的覆盖区域是对某一区段进行连续采集。可见对于任一层面，螺旋扫描轨迹仅有一点与该平面相交，其余各点均落在该平面之外，这就需要对原始螺旋投影数据进行插值处理，才能得到足够多的重建平面投影数据，如图 2-44 所示。常用的插值方法为线性内插法（linear interpolation，LI），包括全扫描内插法（full-scan with interpolation，FI）和半扫描内插法（half-scan with interpolation，HI），FI 和 HI 法又分别称为 360°线性内插和 180°线性内插。

由于扫描方式的不同，产生了新的参

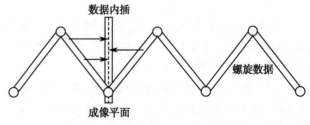

图 2-44　螺旋 CT 数据内插

数螺距(pitch)。螺距定义为扫描架旋转一周(360°)进床距离与透过检测器的X射线束厚度的比值,是一个无量纲的量。计算式为

$$pitch = \frac{d}{S} \tag{2-24}$$

式中$d$为扫描架旋转一周进床距离,$S$为透过检测器的X射线厚度。在单层螺旋CT中,X射线管每旋转扫描一圈,只能获得一层影像,X射线束厚度等于检测器准直宽度,即等于采集层厚。

螺距不但决定螺旋CT的容积覆盖速度,还影响影像质量。使用较小的螺距可以增加原始扫描数据量,提高重建断层影像的质量,但增加了扫描时间和受检体的辐射剂量。使用较大的螺距,可以在相同时间内增加扫描范围,缩短曝光时间,但所获得的原始扫描数据量减少,重建影像质量下降。螺距选择通常介于1和2,以便获得较快的扫描速度并降低辐射剂量。螺距小于1时,类似于非螺旋方式的重叠扫描,在对影像质量要求较高时采用。

螺旋CT扫描与传统CT扫描相比,其主要优点:①提高了扫描速度,整个器官或一个部位一次屏气下完成,不会遗漏病灶,并减少运动伪影;②由于是容积扫描,即对人体的某一区段做连续扫描,获得的是某一区段的连续数据(容积数据),在断层与断层之间没有采集数据上的遗漏,因而提高了二维和三维重建影像的质量;③根据需要任意回顾性重建影像,无层间隔大小的约束和重建次数的限制;④单位时间内的扫描速度提高,提高了增强螺旋CT检查时对比剂的利用率。

(2)多层螺旋CT(multislice computed tomography, MSCT):传统CT机是X射线管和检测器绕人体旋转一周获得一帧人体断层影像,而多层螺旋CT机则旋转一周同时可以获得两层以上影像。MSCT同单层螺旋CT相比,除了在$z$轴方向的检测器设置以及数据采集系统(data acquisition system, DAS)不同外,影像重建算法、计算机系统等多方面都有较大改进。

检测器在$z$轴方向的数目已从一排增加到几排直至上百排,又称多排螺旋CT(multi-row spiral computed tomography)。目前检测器的排列方式有两种类型:一种是均等分配的等宽型(对称型排列),即在$z$轴方向的多排检测器的宽度是一致的;另一种是检测器的宽度不均等分配的非等宽型(非对称型排列),如图2-45所示。

等宽型和非等宽型检测器各有其特点:等宽型检测器组由于检测器宽度均等,检测器的组合比较灵活,层厚改变方便;而非等宽型检测器组则由于检测器数量少,相对应的检测器间隔少,对X射线的吸收就少些,提高了X射线利用率,可降低X射线的曝光剂量。

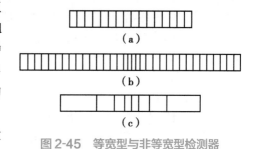

图2-45　等宽型与非等宽型检测器
注:(a)16排检测器,检测器宽度1.25mm;(b)34排检测器,靠中央4排宽度为0.5mm,其他30排均为1mm;(c)8排检测器,从中央向两边宽度分别为1mm、1.5mm、2.5mm、5mm。

多排结构的检测器可通过不同的组合方式,获得不同层厚的多层扫描影像。例如16排对称型检测器的每排宽度为1.25mm,可获得的不同层厚系列为1.25mm×4mm,2.5mm×4mm,3.75mm×4mm,5mm×4mm,10mm×2mm。通过电子开关可实现检测器的不同组合,如图2-46所示。电子开关位于检测器后面,它根据输入指令调节检测器的组合,并将信号传递给数据采集系统(DAS)。

DAS是位于检测器与计算机之间的重要电子器件,它和检测器一起负责扫描后数据的采集和转换。其主要结构是模数转换器,其作用是把检测器接收到的X射线信号经模数(A/D)转换后编码成二进制数据,并送往计算机。

传统CT和单层螺旋CT只有一个DAS,而多层螺旋CT则有4~64个DAS。每个DAS能独立完成一层影像数据的采集。按DAS与检测器匹配方式不同,通过电子切换可得4层、16层或64层影像等。

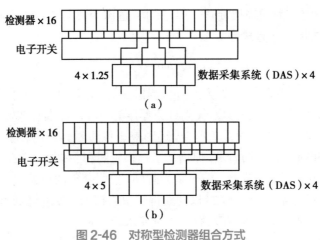

图 2-46　对称型检测器组合方式

注：(a)4 层 1.25mm；(b)4 层 5mm。

在单层螺旋 CT 中，通过准直器后的 X 射线束为薄扇形，因为在 z 轴方向仅有一排检测器接收信号，故 X 射线束的厚度等于层厚。在 MSCT 中，由于 z 轴方向有多排检测器接收信号，并有 4 组以上数据采集通道，故 X 射线的厚度等于多个层厚之和，为厚扇形 X 射线束（或锥形 X 射线束），覆盖检测器 z 轴的总宽度，可达 20cm 或 32cm，使 X 射线的利用率大大提高。

单层螺旋 CT 由于 z 轴方向只有一排检测器，因此其层厚是通过前准直器改变 X 射线束的厚度完成的，使线束的厚度等于层厚。多层螺旋的层厚不仅取决于 X 射线束的厚度，而且取决于不同检测器阵列的组合，因此，其层厚是由 X 射线管端和检测器端的两个准直器共同完成的。由前准直器调节 X 射线束的厚度，将 X 射线调节成可利用的锥形束，再由后准直器调节覆盖范围，与数据采集通道一起完成多层螺旋 CT 要求的层厚。

多层螺旋 CT 应用了多排检测器阵列，X 射线束被多排检测器分为多束更细的 X 射线，因此，多层螺旋 CT 的螺距为

$$pitch = \frac{d}{M \cdot S} \tag{2-25}$$

式中 $d$ 为扫描架旋转 360° 进床距离；$S$ 表示层厚；$M$ 表示扫描一周获得影像的层数；$M \cdot S$ 为透过检测器的 X 射线束厚度。当 $M=1$ 时，则式（2-25）实际上就是单层螺旋 CT 的螺距。

MSCT 的影像重建算法主要采用两种方法：优化采样扫描（optimized sampling scan）和滤过内插法（filter interpolation）。优化采样扫描是通过调整采样轨迹的方法来获得补偿信息、缩短采样间隔、增加 z 轴上的采样密度以获得影像质量的改善。滤过内插法基于多点加权非线性内插法，即通过改变滤过波形和宽度来自由调整切层轮廓外形的有效层厚及影像噪声，实现 z 轴方向的多层重建。

MSCT 与单层螺旋 CT 相比有以下优点。①提高了 X 射线利用率：MSCT 的 X 射线管输出的 X 射线可多层同时利用，提高了效率，4 层螺旋 CT 一次曝光可以获得 4 层影像，使得 X 射线利用率提高到单层扫描的 4 倍；扫描周期仅为单层螺旋 CT 的 1/4，曝光时间缩短；降低了 X 射线管的热量积累，减少了散热等待，延长了 X 射线管的使用寿命。②扫描速度更快：由于 MSCT 旋转一周可以产生 4 层或更多层的影像，其扫描速度可达单层螺旋 CT 的 4 倍以上；对相同的曝光时间、螺距和检测器宽度，4 层螺旋 CT 可覆盖的扫描范围可达单层螺旋 CT 的 4 倍以上；扫描速度的提高，无疑减少了扫描时间，提高了检查速度，单位时间内可以检查更多受检部位。③提高了时间分辨力：单层螺旋 CT 扫描一周的时间通常是 1s，而 MSCT 可提供旋转一周时间 0.5s 甚至更快的转速，是单层螺旋 CT 的 2 倍以上，目前使用的 64 层螺旋 CT 的旋转一周时间最快可达 0.33s；旋转时间的缩短明显提高了时间分辨力。④提高了 z 轴空间分辨力：MSCT 单个检测器

的宽度为 0.5～5mm，最薄扫描层厚达到 0.5mm，提高了 $z$ 轴的空间分辨力，实现各向同性分辨力；达到各向同性分辨力的成像可以任意角度重建影像，也可以从一个容积扫描中选择不同平面或方向成像而没有影像质量的下降，并且无须重新扫描增加放射剂量；可重建出高质量的三维影像。

**2．双源 CT** 目前单源 CT 的时间分辨力未能突破 100ms，对于心脏检查，只有心率较低、心率平稳的患者才适合做心脏的 CT 检查。因此必须提高 CT 的扫描速度才能满足临床实践需要，这样双源 CT（dual source computed tomography，DSCT）便应运而生。DSCT 在 64 层 CT 技术基础上，通过两个 X 射线源和两套检测器来采集数据，全面开拓了 CT 的临床应用。

DSCT 的两只 X 射线管在 $xy$ 平面上间隔 90°，各有 40 排检测器的两个检测器组分别固定于对侧，其中一个约为 60° 的弧度、50cm 扫描直径的主检测器组，另一个约为 32° 的弧度、26cm 扫描直径的辅助检测器组。两个检测器组均采用不对称模式，即中间是准直为 0.6mm 的 32 排宽度的检测器，而两边各有 4 排宽度为 1.2mm 准直的检测器，如图 2-47 所示。机架旋转 90° 即可获得 180° 数据，使单扇区采集的时间分辨力达到 83ms。即使在最快的扫描和进床速度下，也能确保极佳的影像质量。

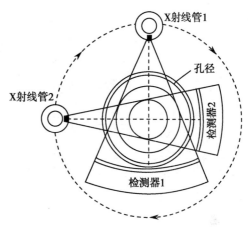

**图 2-47 双源 CT 示意图**

DSCT 具备 80cm 的大孔径和 200cm 的扫描范围，即使移床速度高达 87mm·s$^{-1}$ 仍可获得小于 0.4mm 的各向同性空间分辨力，可重建出逼真的影像，并能清晰显示微小的解剖结构，心脏成像时不再受心率的影响。DSCT 采用双能量技术，扫描时两个 X 射线管的管电压分别为 80kV 和 140kV，可同时采集高能和低能的数据。该新型探头由多层检测器和滤线层组成，能够同时探测低能和高能 X 射线，两种能量 X 射线同时成像可极大提高对组织特征的分辨力，全自动减影算法将血管与骨骼相分离。

尽管 DSCT 系统采用了两套 X 射线管和两套检测器，但在心脏扫描成像中的放射剂量却只有单源 CT 的 50%。这是由于其具备很高的时间分辨力，能够在一次心跳过程中采集心脏影像，从而降低扫描过程的使用剂量。

当然，DSCT 并不总是同时使用两个射线源，在常规检查或非心脏冠状动脉检查时只需使用一个射线源，这时 DSCT 的作用与原有的 64 层螺旋 CT 作用相似。

**3．螺旋 CT 影像重组技术** 传统 CT 常备有：窗技术、在影像任意位置测量或显示 CT 值、任意选择感兴趣区（region of interest，ROI）、在 ROI 内进行统计学评价、测量（距离和角度）、计算面积和体积、同时存储几个测量区、影像中以一基线做出镜面像、影像位移与旋转、影像放大或缩小、多帧影像显示、影像相加或相减、影像滤过（多达 10 种不同的滤过功能）等。螺旋 CT 除了具备上述功能外，较为成熟和常见的功能有：多平面重组、曲面重组、最大密度投影、最小密度投影、表面阴影显示、容积再现、CT 仿真内镜等影像重组技术。

螺旋 CT 影像的重组技术主要是对 MSCT 容积扫描的影像数据通过一定的计算机软件进行处理和重组，形成人体的表面、任意切面、甚至曲面影像，以弥补传统 CT 断层影像的局限。进行多方位观察，使影像具有一定的解剖形象，尤其是对于比较复杂的部位，可表示出各组织器官在三维空间上的位置关系，适用于神经外科，矫形外科手术，模拟手术效果等。

（1）多平面重组及曲面重组：传统 CT 的缺点之一是不能按任意角度对人体进行扫描，从临床诊断上看，获得人体横断面并不总是最优方案。很多时候希望沿着器官的长轴获得矢状面、冠状面或任意角度的斜面，或者沿着血管弯曲的走向去截取新的断面。多平面重组可满足以上要求,弥补传统 CT 只能提供横断面的缺憾。

多平面重组(multiplanar reformation,MPR)是指把横断扫描所得的以像素为单位的二维影像重建成以体素为单位的容积数据,再用冠状面、矢状面、横断面或斜面去截取三维数据,得到重组的二维影像的方法。在多平面重组的过程中,把每一层横断面进行叠加时,层与层之间做了插值,形成各向体素间距相同的容积数据,且重组的多平面层数、层厚和层间距可以自由设定,就好像进行了特定角度的断层扫描。若在冠状面、矢状面或横断面上画任意曲线,此曲线所确定的柱面所截得的二维影像就是曲面重组的影像,如图 2-48 所示。

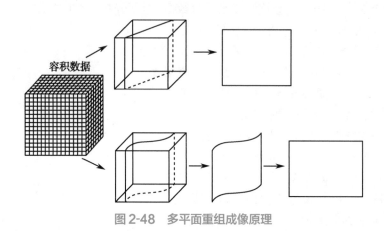

图 2-48　多平面重组成像原理

曲面重组(curved planar reformation,CPR)是在多平面重组的基础上,通过人工绘出感兴趣结构的中心线或自动跟踪容积数据的轨迹形成曲面重组影像的方法,常用于迂回的血管、支气管等器官,如冠状动脉等重组与显示。图 2-49 为人体腹部的冠状面影像。

多平面重组适合于人体中任何一个需要从多角度、多方位观察的器官,特别适合需要对病灶的多方位观察,以了解其与邻近组织的空间位置关系情况。

多平面重组优点是断面显示快捷简单,能达到实施同步的效果;弥补了横断面的不足,适于显示实质器官的内部结构;多平面重组能利用横断面扫描所获得的容积数据重组出其他断面的影像,而不需要再次扫描;重组后的影像可以对各组织结构进行密度、大小测量,新的断面影像能真实地反映原断面影像中各结构的密度值。多平面成像的缺点是对于结构复杂的器官很难完全显示其空间结构。

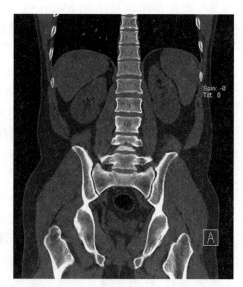

图 2-49　人体腹部的冠状面影像

曲面重组的优点是可以在一帧影像中展开显示弯曲物体的全长,可以测量弯曲物体的真实长度,有助于显示病变范围。曲面重组的缺点是受人为操作影响很大,用于显示弯曲血管时,当所画曲线偏离血管中心线时,会造成血管局部狭窄的假象;曲面重组的影像会有器官的变形,有时难以辨认体位,所以需参考产生曲面影像的参照影像。

(2)最大密度投影与最小密度投影:最大密度投影(maximum intensity projection,MIP)是利用投影成像原理,将容积数据朝着任意方向进行投影。设想有许多投影线,取每条投影线经过的所有体素中最大的一个体素值作为投影影像中对应的像素值,这样由所有投影线对应的若干个最大密度的像素所组成的影像就是最大密度投影所产生的影像,如图 2-50 所示。

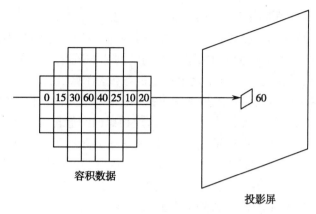

图 2-50　最大密度投影成像原理

　　实际上，投影是为了将三维信息转换为二维影像，最大密度投影就是为了把三维信息中密度最高的结构显示出来。例如，血管造影 CT 中血管的密度高于周围的组织结构，用最大密度投影就可以把密度高的血管显示出来，低密度的组织结构不被显示，得到类似传统血管造影的影像效果。在 MIP 重组过程中，可以沿某一轴位做任意旋转、重组，多角度连续观察组织器官的三维解剖结构，了解深层或前后重叠组织的结构关系；同时还可设定一定的旋转角度，使影像自动旋转、重组与保存，然后以电影形式依次再现所存储的 MIP 影像，动态观察组织结构的三维解剖关系。

　　最大密度投影的密度分辨力很高，临床上常用于有相对高密度的组织结构显示，如血管造影 CT 中对血管的显示，可显示血管瘤、血管夹层、血管壁的钙化、血管的狭窄、血管壁软斑块等。图 2-51 为冠状动脉的 MIP 影像。

　　如果显示的靶器官为低密度，可以在投影线上取最小值，这样就得到最小密度投影（minimum intensity projection，MinIP），如图2-52 所示。它多用于显示气管，尤其对中央气管病变的诊断价值较大，可显示气道狭窄和占位病变等，对于周围气道病变也有一定的帮助。图 2-53 为肺部气管 MinIP 影像。

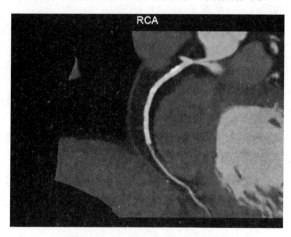

图 2-51　冠状动脉的 MIP 影像

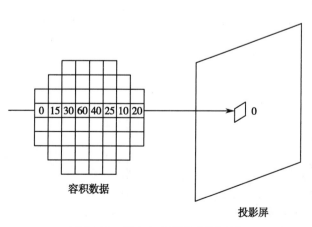

图 2-52　最小密度投影成像原理

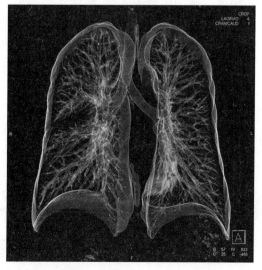

图 2-53　肺部气管 MinIP 影像

75

（3）表面阴影显示：表面阴影显示（surface shaded display，SSD）又称表面遮盖重组显示，是将容积数据中蕴含的物体表面信息的数据，并根据其表面情况加上明暗不同的阴影进行显示的方法，即通过计算机使被扫描物体表面大于某个确定阈值的所有相关像素连接起来的一种表面数字成像模式。SSD要求预先设定一个阈值最低的数值，计算机将各像素的CT值与这个阈值进行比较，凡是高于这个阈值的像素就被保留下来，把它确定为白色作为等密度处理，而低于这个阈值的像素则会被舍弃，在影像上显示是黑色。这种黑白影像再根据光照模型确定的算法，给物体表面上加上阴影，呈现在二维屏幕上，从而得到从任何角度投影成像的三维表面轮廓影像。SSD影像人机交互操作迅捷、方便，富有立体感和真实感，极其直观。

表面阴影显示可将蕴含在容积数据中物体的表面信息显示，使被显示的结构具有立体感、真实感，特别适合空间结构复杂的器官或外形有显著改变的器官显示。常用于全身骨骼外伤后其形态改变的显示，如对粉碎性骨折和颌面部畸形的显示。另外，对于人体大血管CT增强扫描后的三维重组，表面阴影显示可以帮助判断血管的形态、走向、变异和是否存在血管瘤等。表面阴影显示还有助于喉部和胸部气道的显示，如观察各种原因引起的喉腔不规则狭窄，及各种病变侵犯气管支气管管壁的范围。图2-54为颅面骨的SSD影像。

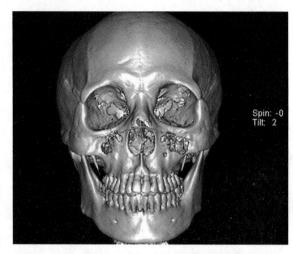

图2-54 颅面骨的SSD影像

（4）容积再现：容积再现（volume rendering，VR）是利用投影成像原理，利用容积数据所有体素CT值，经传递函数加权运算后，以不同的阻光度和颜色表示各CT值区间，绘制在结果影像中。容积再现保留了所有体素中的许多细节信息，最大限度地再现了组织结构空间关系，立体效果逼真。

若把体素视为半透明，阻光度就是体素不透明的程度，取值范围从0到1，0代表完全透明，1代表完全不透明。体素CT值（低密度物体CT值较低，高密度物体CT值较高）与阻光度之间关系的映射关系由用户指定，可以是任意的单值曲线。为了便于简化，常用一个可以调节斜边的梯形来表示，斜边表示阻光度随体素CT值增高的渐变情况。由于不像阈值那样截然分割，这种调节方法又称为模糊阈值法，如图2-55所示。密度信息是用阻光度这个参数携带的，在预处理时适当调节阻光度，可以使低密度物体与高密度物体同时显示出来，低密度物体在影像上显示为半透明，而高密度物体显示为不透明。体素的颜色也用类似的方法指定。常用于气管、肺、纵隔、肋骨和血管的成像。见文末彩图2-56为冠状动脉的容积再现。

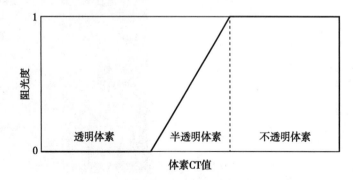

图2-55 容积再现法显示和阻光度调节方法

（5）CT仿真内镜：CT仿真内镜是一种新的三维成像方式。CT仿真内镜（CT virtual endoscopy，CTVE）使用螺旋CT所提供的容积数据，重建出空腔器官内表面的立体影像，类似纤维内镜所见的成像方法。其原理为对空腔器官内表面具有相同像素范围的部分进行三维重组，再利用计算机的模拟导航进行腔内观察，即选择好视点的行进路线，并赋予人工伪彩和不同的光照强度，由计算机保留一系列的显示结果影像，最后连续回放，即可获得类似纤维内镜行进和转向时直观效果的动态重组影像。CT仿真内镜能够重建出管道器官（如胃肠道、呼吸道和大血管等）内表面的三维立体影像，对腔内异物、新生物、钙化及管腔狭窄显示良好。文末彩图2-57为气管分叉处的CT仿真内镜显示。

## 三、CT血管成像与CT灌注成像

**1. CT血管成像**　CT血管成像（CT angiography，CTA）的基本原理是经静脉注入对比剂，利用螺旋CT在受检者靶血管内对比剂充盈的高峰期（理想状态是处于高峰期，而且兴趣区内血管腔内对比剂充盈均匀，处于平台期），进行连续数据的容积采样，然后运用计算机的影像后处理功能，最终重建靶血管影像。

目前，临床上使用的多层螺旋CT扫描速度非常快，可以达到秒级容积数据采集。64层螺旋CT扫描旋转采集完成一帧影像时间可以达到0.33s，探测器覆盖范围可达24～40mm，一次屏气扫描覆盖范围大，探测器宽度最窄达0.5mm，可以获得的层厚薄，使其z轴空间分辨力显著提高，可获得近乎各向同性的影像，基本消除部分容积效应和阶梯状伪影，配合强大的影像后处理软件使影像达到与解剖图谱相媲美的效果，甚至可以替代DSA血管造影，使得一些常规CT扫描不能完成或不能很好完成的项目得以实现，极大地扩展了CTA的应用范围。

动脉血管多层螺旋CT造影技术已经很成熟，其血管成像可以同时显示血管腔内、腔外和血管壁病变，既可实现大范围血管成像，又可实现小血管小分支的精细显像，甚至实现了运动器官如心脏血管成像。此外对于一些带有金属支架的大血管病变患者也可进行CTA检查。总体上看，全身各大器官的血管都可以进行CTA检查，对大脏器的血管可以显示到3～4级分支水平。肺动脉CTA甚至可以显示更细小血管，显示影像完全可以满足临床诊断的需要。由于CTA具有较高的空间分辨力，而且可以从不同角度显示影像，在许多血管性病变的检查方式中有望成为新的"金标准"。

由于CTA检查时需注射含碘对比剂，所以对使用含碘对比剂禁忌的受检者，均为该项检查的禁忌证，包括碘过敏、甲状腺功能亢进未得到控制、严重肾功能不全等等。图2-58为CTA显示大脑动脉环（Willis环）。

**2. CT灌注成像**　灌注是指血流从动脉流向毛细血管网，然后汇入到静脉的过程。CT灌注成像（CT perfusion imaging，CTP）是一种特殊形式的动态扫描，属于功能成像，是利用高速静脉注射（4～12ml·s⁻¹）对比剂和快速CT扫描技术而建立起来的一种成像方法。其理论基础是示踪剂稀释原理和中心容积定律（血流量＝血容量／平均通过时间），含碘对比剂经静脉注入后，具有与放射性示踪剂相同的药动学，当对比剂在短时间内高浓度通过某一个区域的毛细血管网时，其浓度的变化基本上可以代表血流通过的情况。因此，组织中的对比剂作为生理性示踪剂的变化可

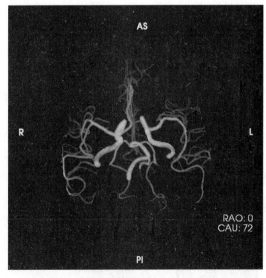

图2-58　CTA显示大脑动脉环（Willis环）

以有效地反映局部血流灌注量的改变。CT 灌注成像时，需要在一段时间内记录待测层面的一系列影像和 CT 值，从而生成与对比剂浓度有关的密度 - 时间曲线（density-time curve，DTC）。然后根据曲线利用不同的数学模型计算出组织血流灌注的各项参数，并可通过色阶赋值形成灌注影像，评价组织器官的灌注状态，以判断其血管化程度、血管壁的通透性。

CT 灌注成像反映组织的血管化程度及血流灌注情况的基本参数有：血流量、血容量、平均通过时间、达峰时间及表面通透性。其中血流量（blood flow，BF）即单位时间内单位组织内的血流量；血容量（blood volume，BV）反映的是感兴趣区内包括大血管和毛细血管在内的血管床容积；平均通过时间（mean transit time，MTT）即对比剂通过感兴趣区的平均时间，主要是对比剂通过毛细血管的时间；达峰时间（time to peak，TTP）即对比剂浓度达到峰值所需的时间；表面通透性（permeability surface，PS）指对比剂经过毛细血管内皮进入组织间隙的传递率。

CT 灌注成像的临床应用主要在急性脑缺血和肿瘤学的研究。脑缺血时局部血流减少，灌注的目的在于了解缺血程度，量化分析单位组织内的血流动力学变化，从而对缺血组织进行评价，及时恢复正常供血。对肿瘤灌注的目的是探索新生血管形成所引起的灌注值及毛细血管通透性的改变，通过抗血管生成抑制肿瘤生长。CT 灌注成像还用于血管移植后移植血管存活的评价和移植器官的血流灌注情况。文末彩图 2-59 为脑缺血 CT 灌注影像。

## 四、CT 能谱成像

CT 能谱成像（spectral CT imaging）是利用物质在不同 X 射线能量下产生的不同衰减来提供比常规 CT 扫描更多的影像信息。CT 能谱成像不但能够获得物质密度及其分布影像，还能获得不同千电子伏（keV）水平的单能影像；而且还能根据所得到的能谱曲线计算出该病变组织的有效原子序数。与常规 CT 扫描相比，CT 能谱成像具有多参数、定量分析的全新成像模式，拥有更多的有用信息。

在医学 CT 成像所使用的 X 射线能量范围内，人体对 X 射线的衰减主要由两种效应组成：光电效应和康普顿效应。一般而言，轻元素（如碳、氢、氧、氮等）对 X 射线的衰减主要是康普顿效应，而重元素（如钙、碘等）较多的是光电效应。根据这种特性，可以将人体组织假设为两种基础物质（基物质）组成，如一种基础物质只代表康普顿效应，另一种基础物质只代表光电效应，或者一种基础物质只代表轻元素，另一种基础物质只代表重元素，这样人体内所有的组织都可看成由比例不同的两种基础物质组成，比例的不同由基础物质的密度变化来反映。在实际应用时，常假设物质由碘基物质和水基物质组成。

CT 能谱成像的基本原理是：把物质对 X 射线的衰减设为两种基础物质对 X 射线的衰减，即采用基物质对（base material pair）的方式，用两种已知基础物质的质量衰减系数及两种基础物质的密度表达一种未知物质的线性衰减系数。常用的基物质对是水和碘，也可以是其他任何两种物质。根据线性衰减系数与质量衰减系数的定义，断层上某一体素的线性衰减系数可写为

$$\mu(x, y, z, E) = \rho_W(x, y, z)\mu_{mW}(E) + \rho_I(x, y, z)\mu_{mI}(E) \tag{2-26}$$

式中 $\rho_W(x, y, z)$、$\rho_I(x, y, z)$ 分别代表该体素组织中水基物质的密度和碘基物质的密度，$\mu_{mW}(E)$、$\mu_{mI}(E)$ 分别表示纯水和碘对能量为 $E$ 的 X 射线的质量衰减系数。

CT 能谱成像中使用的高、低电压分别是 80kV 和 140kV，因此有

$$\mu(x, y, z, 80kV) = \rho_W(x, y, z)\mu_{mW}(80kV) + \rho_I(x, y, z)\mu_{mI}(80kV) \tag{2-27}$$

$$\mu(x, y, z, 140kV) = \rho_W(x, y, z)\mu_{mW}(140kV) + \rho_I(x, y, z)\mu_{mI}(140kV) \tag{2-28}$$

其中 $\mu(x, y, z, 80kV)$、$\mu(x, y, z, 140kV)$ 分别代表的是该体素组织在 80kV 和 140kV 管电压下对 X 射线的线性衰减系数，$\mu_{mW}(80kV)$、$\mu_{mW}(140kV)$ 分别表示纯水在 80kV、140kV 管电压下的质量衰减系数，$\mu_{mI}(80kV)$ 和 $\mu_{mI}(140kV)$ 分别表示碘在 80kV 和 140kV 管电压下的质量衰减系数。

该体素在不同管电压（80kV，140kV）（即不同能量）下 X 射线的线性衰减系数，可在双能扫

描后,通过对投影值的计算获得。纯水和碘在80kV和140kV管电压下的质量衰减系数可通过实验获取,这样通过式(2-27)和式(2-28)可计算出该体素组织中水基物质和碘基物质的密度$\rho_W(x, y, z)$和$\rho_I(x, y, z)$。获得了该体素组织中水基物质和碘基物质密度后,可计算得到在某个单能X射线光子条件下该体素的线性衰减系数,例如70keV单能条件

$$\mu(x, y, z, 70\text{keV}) = \rho_W(x, y, z)\mu_{mW}(70\text{keV}) + \rho_I(x, y, z)\mu_{mI}(70\text{keV}) \qquad (2\text{-}29)$$

其中$\mu_{mW}(70\text{keV})$,$\mu_{mI}(70\text{keV})$是通过实验预先测量获得的。获得该体素70keV单能条件下的线性衰减系数后,可根据CT值的定义式(2-19)计算出该体素在70keV条件下的CT值。依此类推,可计算出层面上所有体素在70keV条件下的CT值,这样就得到该断层在特定70keV时的单能谱CT影像。

由此可见,只要事先获得纯水和碘的各单能X射线条件下的质量衰减系数,通过高千伏与低千伏双能扫描获得的投影值,计算出各体素分别在高千伏条件下和低千伏条件下的线性衰减系数,进而计算出各体素的水基物质密度和碘基物质密度,再通过各体素的水基物质密度和碘基物质密度及各体素单能X射线条件下的质量衰减系数,计算出各体素在单能条件下的线性衰减系数,然后利用CT值的定义式计算出各体素单能条件下的CT值,便可获得单能谱CT影像。

能谱成像能够获取40~140keV不同X射线能量的单能谱CT影像,可以根据临床诊断的不同需求,选择最佳的单能谱CT影像。

由于碘对比剂等高原子序数的物质对低能X射线光子的吸收能力强,所以在低能量单能谱影像中,对比剂增强的血管和病灶等组织拥有比普通单能扫描下更好的对比度,可以优化显示病灶。图2-60为肝脏70keV与50keV的单能影像,50keV的单能影像明显提高密度分辨力,对比度提高。

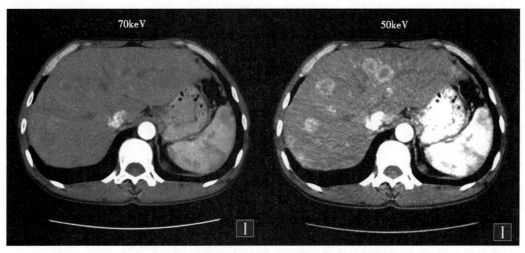

图2-60 肝脏70keV与50keV的CT单能影像

高能量X射线光子穿透能力强,高能量单能谱影像常被用来消除金属伪影。如可清楚地显示冠状动脉内支架情况,对于判断支架的通畅情况提供客观、清楚的影像,可消除金属支架伪影的影响,同样也能消除人工髋关节、膝关节等金属伪影的影响。单能影像可以有效地消除X射线线束硬化伪影。图2-61为盆腔74keV与140keV的CT单影影像,140keV盆腔CT单能影像明显可以消除金属伪影。

CT能谱成像可以显示不同病变和人体组织随X射线能量水平(keV)变化而变化的X射线线性衰减系数,从而产生反映不同病变和人体组织特征的能谱曲线。每一种物质都具有其特有的能谱曲线,所以从医学角度可推断出不同的能谱曲线代表不同结构和病例类型。通过能谱曲线,能够判断病变同一性与差异性,现已应用于多发、多处转移瘤的同源性判断。

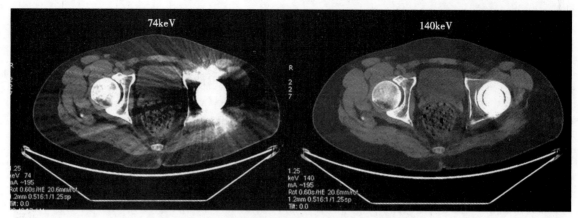

图 2-61  盆腔 74keV 与 140keV 的 CT 单能影像

经过高、低两组管电压扫描的 X 射线衰减的影像可以表达为两种基物质的密度影像，这个过程就是物质分离（material separation）。在医学上常用的基物质除碘和水之外，常用的还有水和钙、碘和钙等。

CT 能谱成像可得到物质的 X 射线衰减曲线，然后根据曲线上 70keV 和 120keV 上获得的数值进行计算，可得到物质的有效原子序数（effective atomic number）。可用于物质的检测与鉴别，临床上常用于不同结石成分的鉴别。

通过碘水分离后获得不含碘物质的水基影像类似于常规平扫影像，可用于判别病灶是否钙化，或用于展示泌尿系统的结石，此技术称为虚拟平扫（virtual non-contrast，VNC）。

## 五、CT 影像质量

成像系统优劣的决定性标准是影像的质量。成像系统重建的 CT 影像质量究竟是好还是差，是否在影像上真实地表现了组织结构，是否在影像上出现了非真实的病变，即出现了伪影等，这些是需要认真评价和注意识别的。我们在上述意义下介绍评价 CT 影像的质量参数和 CT 伪影等问题。

**1. 主要质量参数**　在获取一帧 CT 影像后，最重要的问题是对影像可靠性、正确性程度的把握，这就是影像质量的评价问题。成像系统整机性能的好坏决定了影像质量的优劣，所以对 CT 影像质量的评价和检测，就是对成像系统整体性能的评价和检测。从这个意义上说，评价和检测 CT 影像质量的参数，可归结为评价和检测 CT 成像系统整机性能的参数。CT 影像的建立要经过许多技术环节，影像的质量受许多因素的制约，所以临床医生不但要了解评价影像的质量标准和方法，而且也应了解影响影像质量的因素及技术环节。

下面介绍评价 CT 影像质量的主要参数、某些参数的国家标准与检测方法。

（1）对比度及对比度分辨力：对比度（contrast）是 CT 影像表示不同物质密度差异或对 X 射线透射度微小差异的量。表现在影像上像素间的对比度，是它们灰度间的黑白程度的对比。

对比度的定义如下

$$\Delta = \left| \frac{a-b}{a+b} \right| \times 100\% \tag{2-30a}$$

式中 $a$、$b$ 为两像素的 CT 值。

另一种是相对对比度，其定义为

$$\Delta = \left| \frac{a-b}{a} \right| \times 100\% \tag{2-30b}$$

比如，水与有机玻璃的相对对比度为 12%。

对比度主要由物质间的密度差（或说不同物质对 X 射线衰减的差异）决定，但也与 X 射线的能量有关。许多其他因素对对比度也有影响，如后文将论及的噪声等就会使对比度降低。

对比度分辨力也称密度分辨力，它是 CT 影像表现不同物质的密度差异（主要是针对生物体的组织器官及病变组织等而言）或对 X 射线透射度微小差异的能力。对比度分辨力通常用能分辨的最小对比度的数值表示。

可观察低对比度（密度差异小）的组织是 CT 的优势，典型 CT 对比度分辨力为 0.1%～1.0%，这比普通 X 射线摄影要高得多。由于线性衰减系数 $\mu$ 与 X 射线的能量有关，故对比度分辨力也与 X 射线的能量有关。对比度分辨力还受探测器噪声的影响，噪声越大，影像信噪比越低，对比度分辨力越低。窗宽和窗位的选择也影响对比度分辨力。

对比度分辨力高是影像能清晰显示微细组织结构的一个重要参数保证。检测 CT 机的对比度分辨力方法通常是给低密度（密度差异小）模体（图 2-62）做 CT 扫描成像，然后对模体的 CT 影像进行主观的视觉评价。

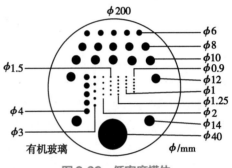

图 2-62 低密度模体

（2）高对比度分辨力和低对比度分辨力：当被分辨组织器官的较小结构或病灶的线度过小时，即使在满足对比度分辨力的条件下，该较小结构或病灶也未必能被分辨或识别出来。由此可见，CT 机或 CT 影像存在一个对物体线度大小的分辨能力问题。此分辨能力和对比度有关，在高对比度条件下，或说物体与周围环境的线性衰减系数差别较大的情况下，物体的线度不很大时，就可能被分辨或识别出来；在低对比度条件下，或说物体与周围环境的线性衰减系数差别较小的情况下，物体线度需较大些，物体才可能被分辨或识别出来。由此引出高对比度分辨力和低对比度分辨力。

按国家标准，高对比度分辨力（率）的定义是：物体与匀质环境的 X 射线线性衰减系数差别的相对值大于 10% 时，CT 机能分辨该物体的能力，高对比度分辨力（率）的单位是 mm（LP·cm$^{-1}$）。

按国家标准，低对比度分辨力的定义是：物体与匀质环境的 X 射线线性衰减系数差别的相对值小于 1% 时，CT 机能分辨该物体的能力，低对比度分辨力的单位是 mm。

国家标准对上述两种对比度分辨力的检测方法，通过对适合于直接进行影像视觉评价的各种规格的模体进行扫描，之后对所得影像进行影像的视觉评价；对验收检测、状态检测以及稳定性检测合格标准也有具体数值规定，而且每个月都要按国家标准进行检测。检测中要求单次扫描的 X 射线剂量≤50mGy（脑组织扫描）。

（3）空间分辨力：空间分辨力系指 CT 影像分辨两个距离很近的微小组织结构的能力，抽象地说就是 CT 影像分辨断层上两邻近点的能力。空间分辨力可用能分辨的两个点间的最小距离表示。显然，空间分辨力是从空间分布上表征影像分辨物体细节（微小结构）的能力。目前在这一方面，传统 CT 与某些其他影像相比并不占优势。以胸部检测为例，射线源焦点为 1mm，焦距为 1.8m 时，X 射线摄影的空间分辨力为 0.1～0.2mm，放射性核素检测的 $\gamma$ 照相机的空间分辨力为 5～10mm，传统 CT 机的空间分辨力介于二者之间，为 1～2mm（这里指的是在断层表面上的空间分辨力，或称为横向空间分辨力）。

应注意的是，表现在断层表面上的空间分辨力与表现在沿断层轴向上的空间分辨力（也称为纵向空间分辨力或长轴分辨力）不同。在沿断层轴向上的空间分辨力主要由层厚决定。传统 CT 的纵向空间分辨力为 3～15mm，不如表现在断层表面上的横向空间分辨力；多层螺旋 CT 的纵向空间分辨力和横向空间分辨力接近，如 16 层螺旋 CT 的纵向空间分辨力约为 0.6mm，横向空间分辨力约为 0.5mm。

CT 影像的空间分辨力主要取决于检测器有效受照宽度（传统 CT 与线束宽度相对应）和有效受照高度（传统 CT 与线束高度相对应）的大小，或者说取决于在检测器前方准直器的准直孔径。准直孔径的宽度和高度越小，检测器的有效受照宽度和高度就越小，则相应的空间分辨力就越高。检测器的有效受照宽度基本上决定了在断层表面上的空间分辨力；而检测器的有效受照高度基本上决定了层厚，也就是基本上决定了沿断层轴向上的长轴分辨力，或纵向分辨力。

重建算法对空间分辨力也有影响，选用不同的算法将得到不同空间分辨力的影像。

影像矩阵对空间分辨力的影响是，影像矩阵越大，分辨力越高。这是因影像矩阵是由组成影像的像素组成，像素越多（即划分的像素越小）影像就应越细腻。

表现在影像上的对比度也影响影像的空间分辨力，当邻近的两个微小结构对比度过低时，即使满足空间分辨力，也会因两个邻近微小组织结构的低对比度而造成不可分辨。所以，只有同时具有高的对比度分辨力和高的空间分辨力，影像才能清晰显示微细组织结构。

检测 CT 机空间分辨力的方法通常用高密度模体（图 2-63）做 CT 影像，然后对模体的 CT 影像进行主观的视觉评价。

上述介绍了对比度分辨力和空间分辨力，也介绍了高对比度分辨力和低对比度分辨力。关于这几个分辨力，在现实中还有一些看法认为：高对比度分辨力就是空间分辨力，低对比度分辨力就是对比度分辨力。

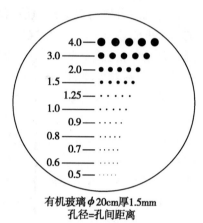

有机玻璃 $\phi$ 20cm 厚 1.5mm
孔径=孔间距离

**图 2-63　高密度模体**

（4）影像噪声与 X 射线剂量：按国家标准，CT 影像噪声（noise）的定义是：在均匀物质的影像中，表示给定区域的各 CT 值对其平均值变化的量。其量值用给定区域 CT 值的标准偏差表示。CT 影像的噪声，主要来源于投照 X 射线光子密度在时间和空间的随机变化，一般称这种噪声为量子噪声。此外，还有电子测量系统工作状态的随机变化而产生的热噪声，以及重建算法等所造成的噪声。这些噪声随机不均匀分布在影像上的反应或表现，统称为影像噪声。噪声会使得匀质物体的 CT 影像上各像点的 CT 值不相同。噪声的存在表现在 CT 值的统计涨落上。

影像噪声表现的 CT 值统计涨落，可用扫描一个匀质体所得 CT 影像来考察，如图 2-64 所示的扫描某一水模所得各体素 CT 值的典型随机分布，我们看到该水模 CT 影像上各像素点的 CT 值不是一个固定值。

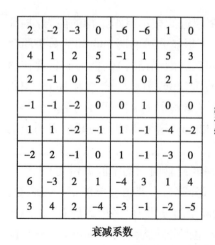

衰减系数

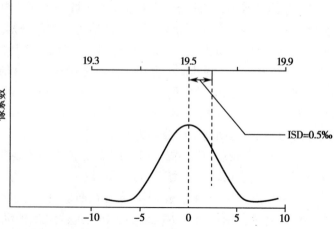

**图 2-64　扫描某一水模所得各体素 CT 值的典型随机分布**

影像噪声可以用像素 CT 值的标准偏差 $\sigma$ 来表示或估计

$$\sigma = \sqrt{\frac{\sum(CT_i - \overline{CT})^2}{n-1}} \tag{2-31}$$

CT 影像的噪声量可用扫描水模的方法来测定，然后用观察感兴趣区的影像处理技术显示该部分 CT 值的标准偏差。如在图 2-64 所示的扫描水模所得体素数字矩阵中，CT 值的标准偏差可求得为 $\sigma = 2.64$HU，以此来估计 CT 值在平均值上下的起伏程度，并以此来估计影像的噪声量。

按国家对 CT 影像质量保证检验规范的要求，应按期对 CT 值做检测。上述的检验规范规定：水模的 CT 值，验收检测（每年 1 次）要求为 ±4HU；状态检测（每年 1 次）要求为 ±6HU；稳定性检测（每天 1 次）要求是与基础值（以验收检测合格的质量参数值作为基础值）偏差 ±3HU。噪声验收检测及状态检测（每年 1 次）的要求应参照厂家数据，稳定性检测（每天 1 次）的要求是基础值的 ±10%。

X 射线剂量（dose）系指在用 X 射线扫描中，投照受检体所使用的 X 射线的量，由前述可知，它决定于 X 射线的强度和硬度。增大 X 射线的剂量可以减小影像噪声。

（5）均匀性：均匀性（even）是描述在断面不同位置上的同一种组织成像时，是否具有同一个平均 CT 值的量。国家标准对均匀度的定义是：在扫描野中，匀质物体各局部在 CT 影像上显示出的 CT 值的一致性。这是一个容易被忽略的质量参数，实际上它又很重要。由上述影像噪声的讨论可知，匀质体在其 CT 影像上各处的 CT 值，表现出事实上的不一致。此种不一致表现在影像上各局部区域内的平均 CT 值上，也将是不一致的。这不一致之间究竟有多大的偏离程度，可由均匀性定量给出。偏离程度越大，均匀性越差；偏离程度越小，则均匀性越好。可见，均匀性在进行影像的定量评价时具有特殊意义。

按国家标准规定，每个月都要对 CT 影像均匀性的稳定性指标做检测。检测方法是：配置匀质（水或线性衰减系数与水接近的其他均匀物质）圆柱形模体（仲裁时用水模）；使模体圆柱轴线与扫描层面垂直，并处于扫描野的中心；采用头部和体部扫描条件分别进行扫描，获取模体的 CT 影像；在影像中心处取一大于 100 个像素点并小于影像面积 10% 的区域，测出此区域内的平均 CT 值和噪声；然后在相当于钟表时针 3 时、6 时、9 时、12 时，并距模体边缘 1cm 处的 4 个位置上取面积同于前述规定的面积区域，分别测出 4 个区域的平均 CT 值，其中与中心区域平均 CT 值差别最大的，其差值用来表示影像的均匀性。可见，最好的均匀性是 0HU。在测出影像均匀性的同时，也能获得平均 CT 值和噪声值。国标对均匀性的验收检测要求为 ±5HU，状态检测要求为 ±6HU，稳定性检测要求为与基础值偏差 ±2HU。

均匀性除受影像噪声影响外，还受 X 射线束硬化影响。硬化在影像上的分布越不均衡，则影像的均匀度越差。因此，校正硬化将有助于提高均匀度。但校正不充分或校正过度也会使均匀性变差。如用形状过滤器校正硬化，当物体与形状滤过器匹配不充分或无法匹配时，就会使影像的均匀性变差。

此外，如果在断层范围内有部分物体越出了测量区，则会出现类似错误的硬化校正的现象，即在不同的投照方向上得出的测量值之间会出现矛盾。表现在影像上的情况是在物体越出测量区的影像区域出现渐晕现象，且越是靠向测量区边缘越严重，从而使密度的定量测量成为不可能。显然，这是均匀性误差造成的。

（6）空间分辨力、对比度分辨力、噪声、均匀度以及 X 射线剂量之间的相互制约关系：从临床角度，对影像质量的要求应是各方面的指标参数都好，但这在技术实现上又很难做到。这是因为各方面的指标参数之间往往存在相互制约关系。

空间分辨力和对比度分辨力是最重要的两个评价质量的指标参数。在 X 射线剂量一定的条件下，不可能同时改变空间分辨力和对比度分辨力。这是因为，要提高空间分辨力就要减小检测器的几何尺寸,即减小体素增加体素的数目,这势必造成进入探测器的 X 射线光子数目减少,于是将导致量子噪声相对增大、信噪比下降和均匀性变差,从而将导致对比度分辨力下降。所以,只有在增大 X 射线剂量的前提下才能改善影像的质量。但受检体接受 X 射线的剂量总是要存在一定的限度,即存在一个安全标准,而不能无限制地增大剂量(国家标准对脑组织单次扫描的 X 射线剂量要求≤50mGy)。

表现在影像上的对比度也影响影像的空间分辨力。在满足空间分辨力的前提下,当邻近的两个微小结构对比度过低时,也会造成两个邻近微小结构在空间位置上的不可分辨。

因为影像各方面的指标参数之间存在相互制约关系,所以在临床实际中的影像分辨力等的选择,应着眼于临床检查的主要方面或主要矛盾,根据实际情况选择相应的做法,把选择限制在病理学所必需的合适范围内。

**2. 伪影** 伪影是指在重建 CT 影像过程中,所有不同类型的影像干扰和各种其他非随机干扰在影像上的表现,它对应的是受检体中根本不存在的组织或病灶的影像。影像噪声是一种随机干扰,不是伪影,它只是降低了影像的对比度、分辨力等而造成了诊断上的困难。伪影与影像噪声不同,伪影是受检体上非真实的存在,它可能引起误诊,甚至导致医疗事故。所以,伪影的识别具有重要意义。常见的伪影在影像上多表现为不同的条纹或干扰痕迹。如受检体移动产生条纹状伪影,高衰减体产生条纹状伪影,混淆产生条纹状伪影,射线束硬化产生杯形伪影,探测器失调产生环形伪影等。了解产生伪影的原因有助于对伪影的识别。

(1)产生伪影的原因

1)成像系统的测量误差:在检测系统中,因某个元件损坏或性能下降产生测量过程中的失准等,均会造成成像系统的测量误差。大部分测量误差均可在影像上表现为典型的影像干扰,如某一测量值有问题或丢失了一个测量值,则会产生影像上某部分的不连续显像;若丢失了一个方向上的投影测量值,则产生影像中明显的一道痕迹。这两种影像的质量变差,均由检测元件损坏所引起。如前所述,若受检体某一部分超出了测量断层区域,则会在影像中出现渐晕伪影(渐晕现象),且越靠向测量区边缘所对应的影像部分表现越严重,于是将出现均匀度误差增大。

如果成像系统划分的体素包含不同的组织成分,即在沿断层轴线方向上的层厚内且小于层厚的病变组织虽可显影,但所测 CT 值并不等于病变组织的真实 CT 值。若病变组织的密度小于周围组织的密度,则所测 CT 值比实际大;若病变组织的密度大于周围组织的密度,则所测 CT 值比实际小。可见,对小病变组织 CT 值的评价要注意。这种测量值与实际值的偏差(即部分容积效应)在影像上的表现,是使位于断层内不同结构物体的边缘轮廓显示不清,这就出现了部分容积效应伪影。减小层厚有助于减小部分容积效应。

如果在一个断层内有密度不同且与断层表面垂直的两个相邻物体存在,则有可能不能准确测得物体边缘部分的 CT 值。这种情况在 CT 影像上的表现,是两个物体分界的影像不能被清楚分辨出来。此现象称为周围间隙现象(peripheral space phenomenon)。产生这种现象是因为扫描线束的宽度和对透射受检体后的 X 射线束测量的间隔以及像素大小三者之间不一致,致使相邻间的测量值发生某种程度上相互重叠的缘故。此外,在两物体的分界处,因同一个体素内含有两种密度不同物体的成分,从而使分界处体素的 CT 值必然成为两种成分加权平均的实测结果,也是促成周围间隙现象的原因。在分界处,高密度物体边缘 CT 值的实测值偏小,低密度物体边缘 CT 值的实测值偏大。由此可知:CT 影像上显示的结构或病变的形状、大小以及 CT 值并不一定和结构或病变的真实情况一致,各像素显示的 CT 值也不一定准确地等于对应体素的 CT 值。

2)X 射线的原因:这一方面主要由 X 射线的质量所引起,如量子噪声、散射线、因存在一定谱宽而导致衰减中的射线硬化效应等。CT 成像装置一般都采取一些办法对产生伪影的因素加以克服或矫正,如用双能量法对线束的硬化进行矫正,限制射线谱的宽度,以此来避免或降低 X 射线束硬化伪影的产生,保证 CT 影像的质量。但当物体成分之间对 X 射线的衰减能力相差很大而超出硬化矫正范围时，也会不能避免射线束硬化的影响，而出现影像质量降低。

3）受检体的原因：受检体体位的移动、体内器官的蠕动或受检体上的其他金属异物等会使影像上产生运动条纹伪影或金属伪影。避免运动伪影的产生可用提高扫描速度的办法，以及做好受检者的心理工作以减少不必要的人为移动来避免或减低这种伪影。

4）成像装置原因：成像系统的扫描及数据处理参数选择不当、影像重建算法不完善、扫描系统状态不稳定、检测器性能不一致、采集数据重复性能不好、X射线发生系统高电压波动、测量电子线路的温度漂移以及CT影像的显示和成像中的非线性等因素，都会在不同程度上影响到CT影像画面，产生不同的伪影。

由上述产生伪影的原因介绍可见，产生伪影的因素多且复杂，这些因素不但影响到影像中的某一部分，而且还可影响到整个影像画面。各种伪影的存在严重地影响对影像的分析，要切忌在伪影多的影像上做诊断或测CT值。在临床实际中，要针对不同的影响因素采取有效措施加以改善或避免。除典型的伪影外，没有严格的措施克服伪影，只有不断摸索积累经验，才能较好地提高影像的质量。

随着医学影像技术的不断进展，成像过程日益复杂，伪影的表现形式也日趋复杂。不能识别伪影就难以做出正确的影像诊断，所以，伪影的识别已成为影像诊断水平的标志之一。

（2）伪影识别的意义：伪影识别的意义除避免误诊外，其积极的意义还表现在如下几方面：

1）有助于对真实影像更深刻的认识。

2）有助于设备运行在最佳状态和受检者体位的调整：例如在CT扫描中，由于测量数据的丢失，在影像上会出现"间断""痕迹"伪影；各个检测器在性能上的差异在CT影像上会出现环状伪影；人体接受测量的范围如超出了X射线的扫描范围，会在超出部分出现"渐晕"伪影；人体自主性或生理性运动会形成条纹状伪影等。这些伪影的产生或是来自硬件的损坏，或是来自信号采集传输、处理，或是来自扫描参数选择以及视野大小、位置选择和受检者摆位等。因此，这类伪影的克服或减弱将标志着设备运行质量的提高，以及医生对受检者摆位和运动状态的合理指导，从而有效地控制影像的质量。

3）有助于对成像设备软、硬件设计的进一步完善：CT的滤波反投影成像方法是在克服直接反投影成像出现"边缘失锐"伪影而产生的；CT宽扇形束的旋转-旋转式扫描，是为克服窄扇形束平移-旋转式扫描中，因中心射线和边缘射线到检测器的距离不等造成伪影而设计的。可以说，从某种意义上讲，现代医学影像设备就是在不断克服和减少伪影的过程中逐步完善和发展的。这一点虽是针对影像设备的研制开发者而言的，但对于从事影像诊断的工作人员来说，对这些问题有所了解也是有益的。

## 思考题

1. 可通过哪些方法形成主体对比度？

2. 影像的模糊度与哪些因素有关？

3. 普通X射线摄影影像与X-CT影像不同之处是什么？

4. 与单层螺旋CT相比，多层螺旋CT有哪些优势？

5. 从普通X射线摄影（透视）到双源螺旋CT，X射线成像技术经历了哪些发展（在这个过程中解决哪些问题）？

（冯发文　张瑞兰　刘东华）

# 第三章　超声波物理

　　超声波（ultrasonic，US）是一种高频机械波。其声源振动频率超过 20 000Hz，最高可达 $10^{15}$Hz。人耳听觉范围在 20～20 000Hz，因此人耳感觉不到超声波。临床诊断用超声波频率在 1MHz（$10^6$Hz）至 100MHz 之间。超声波具有频率高、波长短、方向性强、能量大、危害小等特点。

　　本章主要介绍超声波的基本性质和传播规律，超声场的分布特性。在超声物理特性的基础上介绍多普勒效应。

## 第一节　超声波的基本性质

### 一、超声波的分类

　　超声波按振动形式分类，可分为纵波和横波。在固体中声振动可以纵波的形式传播，也可以横波的形式传播。但一般在气体和液体中，由于介质没有切变弹性，声波只能以纵波的形式传播。

　　超声波在临床按频率分类，可分为低频超声，频率在 1～2.75MHz；中频超声（常规用），频率在 3～10MHz；高频超声，频率在 12～20MHz；超高频超声，频率在 20MHz 以上。

　　超声波按发射方式分类，可分为连续波与脉冲波。连续波一般为正弦等幅波，从声源发射的超声频率和振幅都稳定不变。其输出电功率（未转换为超声功率的电功率）为

$$W = \frac{U_e^2}{R} \tag{3-1}$$

　　式中 $U_e$ 表示示波器上显示电压峰值的 0.707 倍，称为有效电压；$R$ 为声源的负载阻抗。这些电功率的 10% 左右转变成超声功率。

　　脉冲波一般为阻尼衰减振荡波，如图 3-1，一般有下列几个特征量：

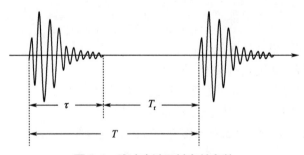

图 3-1　脉冲声波及其有关参数

　　**1. 脉冲宽度 $\tau$**　脉冲宽度是每个脉冲所持续的时间，通常在 1.5～5μs。

　　**2. 脉冲重复周期 $T$**　脉冲重复周期（pulse repetition period，PRP）指两个相邻脉冲前沿相隔的时间。

　　**3. 脉冲重复频率**　脉冲重复频率（pulse repetition frequency，PRF）指每秒内脉冲重复出现

的次数,即脉冲重复周期的倒数。一般在 50～2 000Hz。

**4. 间歇期 $T_r$** 间歇期指声波发射相邻脉冲之间的间歇时间,又叫静止期。可见"间歇期+脉冲宽度=重复周期"。

**5. 占空因子 $S$** 占空因子指脉冲周期中脉冲宽度与间歇期之比。其值在 0.007 5%～1%。

**6. 峰值功率 $W_峰$** 峰值功率指脉冲发射期间的最大输出功。

**7. 平均功率 $W$** 平均功率指单位时间内的输出功,它近似等于脉冲占空因子与峰值功率的乘积。

## 二、超声波的产生机制

产生超声波有两个必要条件:一是要有高频声源,二是要有传播超声的介质。超声波产生的方法有多种,如机械法、电声转换法、激光法等。医学中常用电声转换法中的压电式换能法,即通过压电换能器将高频电磁振动能量转换为机械振动(超声波)的能量,作为发射超声波的声源;同时也可以把超声波振动的能量转换为电磁能量,通过信号处理可完成超声波的接收。实现超声波发射和接收的换能器称超声探头(ultrasonic probe),临床上简称探头。

**1. 电致伸缩效应** 由电场作用引起材料内部正负电荷中心发生相对位移,使材料内部产生应力导致宏观几何形变,这种电能转变成机械能的效应叫电致伸缩效应。它产生的机制是由于压电陶瓷内部存在自发极化,具有与铁磁体磁畴相类似的电畴,这些电畴在压电陶瓷中自发存在并形成一种分子集团,自发极化能产生一定的电场,并且沿电场方向上压电陶瓷的长度与其他方向上的长度不一样。因此,对这种材料施加外电场时,电畴将发生转动,转动的方向是使其本身的电场与外电场方向一致。若外加电场愈强,就会有愈多的电畴能够更完全地转到外加电场方向上来,从而使沿外电场方向的长度发生变化。由于这种长度变化随外加电场方向而变,因此当外加一定频率的电场后,压电陶瓷将发生振动,即电致伸缩。当强电场使陶瓷极化后,压电陶瓷中的电畴与极化电场取向基本一致,极化电场除去以后,将与永久磁铁的剩磁相仿,电畴也基本保持不变,形成很强的剩余极化。在此极化以后,只要施加较小的交变电场,压电陶瓷的长度就会发生变化,而且变化的频率将与外加交变电场的频率一致。超声发射换能器就是利用电致伸缩效应将电压转变为声压,向人体发射超声波。

**2. 压电效应** 某些各向异性的材料,在外部拉力或压力的作用下引起材料内部原来重合的正负电荷中心发生相对位移,在相应表面上产生符号相反的表面电荷,即在机械力作用下产生了电场,这种机械能转变成电能的现象称为压电效应。超声接收换能器就是利用压电效应,将来自人体的反射(散射)超声波转化为电压。

**3. 压电材料的选择** 压电陶瓷是一种多晶材料,如果温度发生变化,晶体内部结构也要发生变化。当温度高于某一临界值 $T_c$ 时电畴结构完全解体,压电效应也会自行消失,物理上称这一临界温度为材料的居里点。例如锆钛酸铅(PZT)在 300～388℃,而钛酸钡仅为 120℃左右。

**4. 压电效应的主要性能参数**

(1) 压电接收常数 $g$:它是压电片单位形变所产生的电位移,表示换能器接收性能的好坏,其单位常用 $V \cdot m \cdot N^{-1}$ 表示。对于接收型的换能器,应选择接收系数 $g$ 大的压电材料。

(2) 压电发射常数 $d$:它是应力不变时,由电场的变化引起的应变变化;或电场不变时,由应力的变化引起的电位移改变。因此 $d$ 是在压电材料片上由所加的电场单位场强而产生的形变。其单位常用 $m \cdot V^{-1}$ 表示。对于发射型换能器,应选择 $d$ 大的压电材料。

## 三、声速、声压、声强与声阻抗率

**1. 声速** 超声波在弹性介质中传播时,单位时间内传播的距离称为声速(velocity of sound),用符号 $c$ 表示,单位为 $m \cdot s^{-1}$。超声的传播速度与一般声波相同。超声声速的大小与介质的密度、弹性、波动的类型有关。实验表明：不同频率的超声波在相同介质中传播时声速基本相同；同一频率的超声波在不同介质中传播时声速不同。在各向同性均匀介质中，声速是一个恒量；在各向异性介质中，沿各方向传播的声速亦不同。在非均匀介质中，各部分介质的声速也是不同的。

在固体中传播平面波的声速为

纵波
$$c = \sqrt{\frac{Y}{\rho}}$$
(3-2)

横波
$$c = \sqrt{\frac{G}{\rho}}$$
(3-3)

其中 $Y$ 是杨氏模量，$G$ 是切变模量，$\rho$ 是介质的平均密度。

在医用频率范围内，液体中一般只能传播纵波，而气体只有容积形变，也只能传播纵波，声速为

纵波
$$c = \sqrt{\frac{B}{\rho}}$$
(3-4)

由此可见，液体和气体中纵向传播的速率，只取决于体积弹性模量 $B$ 和介质的平均密度 $\rho$。如果气体是理想气体，且不考虑气体被压缩的温升，式(3-4)可以用气体状态参数具体表示为

纵波
$$c = \sqrt{\frac{\gamma RT}{M}}$$
(3-5)

式中 $\gamma$ 为定压比热与定容比热之比，$R$ 是普适气体常数，$M$ 是气体的分子量，$T$ 是热力学温度。不难看出，上面各种条件下的声速公式中有个共性，即声速的平方等于介质弹性模量与平均密度之比。

从式(3-5)还可以看出气体声速与温度的正比关系。由于液体和固体的弹性模量与密度的比值比气体大，因而在其中传播的超声速度也大，一般也随温度的升高而增大，但关系式比较复杂。声波速度在20℃空气中是 $343 \mathrm{m \cdot s^{-1}}$，在水中是 $1\,450 \mathrm{m \cdot s^{-1}}$。图3-2表示出蒸馏水在标准大气压下超声速度随温度的变化关系。因为人体绝大部分组织属于软组织，其声学性质与水相近，所以超声波在软组织中的速度都近似等于 $1\,500 \mathrm{m \cdot s^{-1}}$。在骨骼中的超声速率约为软组织中超声速率的3倍。

**2. 声压**　超声波在介质中传播时，介质密度将作周期性变化，从而引起该处瞬时压强 $P$ 的变化。把压强瞬时值 $P$ 与无超声传播时压强值 $P_0$ 之差称为声压（acoustic pressure），用 $p$ 表示。声压随介质密度的变化

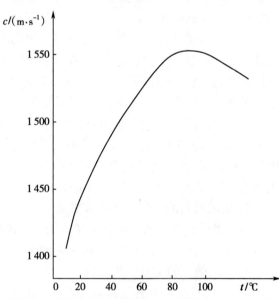

图3-2　标准大气压下蒸馏水中声速与温度变化曲线

也作周期性变化。连续超声波的波动方程可以用余弦形式表达，在平面波情况下，质点位移为

$$y = A \cos \omega \left( t - \frac{x}{c} \right)$$

质点振动速度为
$$v = \frac{\partial y}{\partial t} = v_m \cos \left[ \omega \left( t - \frac{x}{c} \right) + \frac{\pi}{2} \right]$$
(3-6)

其中 $v_m = A\omega$ 是质点振动速度的最大值，称为速度幅值。结合声波的动力学方程可以推出相应的声压数学表达式为

$$p = A\rho c\omega \cos\left[\omega\left(t - \frac{x}{c}\right) + \frac{\pi}{2}\right]$$

即
$$p = p_m \cos\left[\omega\left(t - \frac{x}{c}\right) + \frac{\pi}{2}\right] \tag{3-7}$$

$$p_m = A\rho c\omega$$

$p_m$ 称为声压幅值。其中 $A$ 是声振动幅值，$\rho$ 是介质密度，$c$ 是声速，$\omega$ 为声波的圆频率。声压在超声测量中可直接测量。仪器上读出的是有效声压 $p_e$，它与声压幅值的关系是

$$p_e = \frac{p_m}{\sqrt{2}} \tag{3-8}$$

**3．声强**　声波传播过程中，单位时间内通过单位横截面积的周期平均能量为声波强度，简称声强（acoustic intensity），用 $I$ 表示。所以，声波传播过程是以声速将声源的能量传播出去的过程。声强表达式为

$$I = \frac{1}{2}\rho c A^2 \omega^2 \tag{3-9}$$

用声压表示
$$I = \frac{p_m^2}{2\rho c} = \frac{p_e^2}{\rho c} \tag{3-10}$$

**4．声阻抗率**　声阻抗率（specific acoustic impedance）是描述弹性介质传播声波特性的一个重要物理量，定义为介质中某一点的声压 $p$ 与质点速度 $v$ 的复数比值。平面波在没有边界、均匀而各向同性的介质中传播时，某一点的声压与质点速度比值为介质的特性阻抗，用 $Z$ 表示，其值等于介质密度与声速的乘积。

$$Z = \rho c \tag{3-11}$$

由于声速 $c$ 与温度有关，故特性阻抗也与温度有关。特性阻抗的单位为 $N\cdot s\cdot m^{-3}$，实用单位为瑞利（$1\text{Rayleigh} = 10 N\cdot s\cdot m^{-3}$）。人体组织的密度、声速和特性阻抗参阅表 3-1。

表 3-1　人体正常组织的密度、声速、特性阻抗

| 介质名称 | 密度 /（$kg\cdot m^{-3}$） | 声速 /（$m\cdot s^{-1}$） | 特性阻抗 /（$N\cdot s\cdot m^{-3}$） |
|---|---|---|---|
| 血液 | $1.055 \times 10^3$ | 1 570 | $1.656 \times 10^6$ |
| 血浆 | $1.027 \times 10^3$ | - | - |
| 大脑 | $1.038 \times 10^3$ | 1 540 | $1.599 \times 10^6$ |
| 小脑 | $1.030 \times 10^3$ | 1 470 | $1.514 \times 10^6$ |
| 脂肪 | $0.955 \times 10^3$ | 1 476 | $1.410 \times 10^6$ |
| 软组织（平均值） | $1.016 \times 10^3$ | 1 500 | $1.542 \times 10^6$ |
| 肌肉（平均值） | $1.074 \times 10^3$ | 1 568 | $1.684 \times 10^6$ |
| 肝 | $1.050 \times 10^3$ | 1 570 | $1.648 \times 10^6$ |
| 肾 | - | 1 560 | - |
| 脑积液 | $1.000 \times 10^3$ | 1 522 | $1.522 \times 10^6$ |
| 颅骨 | $1.658 \times 10^3$ | 3 860 | $5.571 \times 10^6$ |
| 甲状腺 | - | - | $(1.620 \sim 1.660) \times 10^6$ |
| 胎体 | $1.023 \times 10^3$ | 1 505 | $1.540 \times 10^6$ |
| 羊水 | $1.013 \times 10^3$ | 1 474 | $1.493 \times 10^6$ |
| 胎盘 | - | 1 541 | - |
| 角膜 | - | 1 550 | - |
| 晶状体 | $1.136 \times 10^3$ | 1 650 | $1.874 \times 10^6$ |
| 前房水 | $(0.992 \sim 1.012) \times 10^3$ | 1 495 | $(1.486 \sim 1.513) \times 10^6$ |
| 玻璃体 | $(0.992 \sim 1.010) \times 10^3$ | 1 495 | $(1.483 \sim 1.510) \times 10^6$ |
| 巩膜 | - | 1 630 | - |
| 空气（22℃） | 1.180 | $3.348 \times 10^2$ | $4.070 \times 10^2$ |

由表 3-1 可知人体组织特性阻抗可分为三大类：①低特性阻抗的气体或充气组织，如肺部组织；②中等特性阻抗的液体和软组织，如肌肉；③高特性阻抗的矿物组织，如骨骼。三类组织的特性阻抗相差甚大，彼此之间不能传播声波。超声检测主要适用于第二类组织。在这类组织中，特性阻抗相差不大，声速大致相等，又可利用不同组织间特性阻抗差异造成的声波反射、散射来识别不同软组织与器官的形态和性质。这是超声成像及诊断的基本物理依据。

**5. 声强级与声压级**　实际运用时常常遇到比较两个信号的大小。当两信号相差甚大时，用强度比表示很不方便。在声学上用声强比的对数来比较它们的大小。定义声强级的生理学及物理学依据是：①人耳感觉声音强弱与声强的对数成正比；②人耳对声音感觉的强度范围甚大。以1 000Hz 声音为标准。

声强级定义为

$$L_I = 10\lg\frac{I}{I_0}\,(\mathrm{dB}) \tag{3-12}$$

其中 $I$ 为声强，$I_0$ 为基准声强，取 $I_0 = 10^{-12}\mathrm{W\cdot m^{-2}}$。声强级的单位为贝（B）或分贝（dB），$1\mathrm{B}=10\mathrm{dB}$。

声压级定义为

$$L_p = 20\lg\frac{p}{p_0}\,(\mathrm{dB}) \tag{3-13}$$

因为声强正比于声压的平方，所以

$$L_I = 10\lg\frac{I}{I_0} = 10\lg\frac{p^2/Z}{p_0^2/Z} = 20\lg\frac{p}{p_0} = L_p$$

声压级与声强级在数值上是一样的，只是表现形式不同。

临床应用中，常用声强级的概念表示仪器探测灵敏度

$$H = 10\lg\frac{I_1}{I_2}$$

$I_1$ 为探头发出的始波强度，$I_2$ 为仪器可以探测的最小强度。因为 $I_1 = \dfrac{w_1}{S}$（$w$ 为声波功率，$S$ 是探头面积），所以

$$H = 10\lg\frac{w_1/S}{w_2/S} = 10\lg\frac{w_1}{w_2} = 10\lg\frac{U_1^2}{U_2^2} = 20\lg\frac{U_1}{U_2}$$

或

$$H = 20\lg\frac{A_1}{A_2}$$

式中 $U_1$、$U_2$ 分别为输入、输出电压，$A_1$、$A_2$ 为相应声压信号幅值。$H$ 也称为仪器增益。

# 第二节　超 声 场

超声波在介质中传播的空间范围，即介质受到超声振动能作用的区域叫超声场。用声压分布或声强分布来描述，以物理光学的分析方法来进行分析。

## 一、圆形单晶片声源的超声场

任何形状大小的换能器，都可以看作许多微小面积声源的叠加，每个微小声源在空间辐射的超声场形状可用惠更斯原理来计算。对于单个晶片换能器的超声场，换能器在空间任意点任意时刻

的超声场,可以用点源 dS 发出的超声波传播到该点的声场对整个换能器上所有点源积分求得,即

$$p = \int_S \mathrm{d}p = \int p_0 \frac{1}{r} \cos(\omega t - kr) \mathrm{d}S \tag{3-14}$$

式中 $r$ 为任意点至点源的距离,$\mathrm{d}S$ 为点源面积,$\omega$ 为角频率,$k$ 为波数,$p_0$ 为点源初始声压。

**1. 超声场轴线上声压分布**　对于圆形单晶片换能器,从式(3-14)积分可求出声压随时间的变化。经过计算,沿圆形单晶片中心轴线上的声压为

$$p = \left\{ 2p_0 \sin\left[\frac{\pi}{\lambda}\left(\sqrt{\frac{D^2}{4} + x^2} - x\right)\right] \right\} \sin\left(\omega t - \frac{\pi}{\lambda}D\right)$$

大括号项为声压的幅值分布,即

$$p_\mathrm{m} = 2p_0 \sin\left[\frac{\pi}{\lambda}\left(\sqrt{\frac{D^2}{4} + x^2} - x\right)\right] \tag{3-15}$$

式中 $p_0$ 为圆形单晶片表面的声压幅值,$D$ 为晶片直径,$\lambda$ 为超声波长,$x$ 为声程。

(1)近场区内声压分布:由式(3-15)可以看出,声场中心轴线上声压幅值是随声程 $x$ 变化而变化的,范围是 $0 \sim 2p_0$。据此可以求出声场中心轴线上声压幅值极小值和极大值的位置,进而可以看出近场区(near-field region)内声压分布趋向。

1)声压幅值极小值:

当

$$\sin\left[\frac{\pi}{\lambda}\left(\sqrt{\frac{D^2}{4} + x^2} - x\right)\right] = \sin n\pi$$

对应 $p_\mathrm{m} = 0$,此时 $x$ 的位置即为声压幅值极小值的位置。若要使等式成立,必须使

$$\frac{\pi}{\lambda}\left(\sqrt{\frac{D^2}{4} + x^2} - x\right) = n\pi$$

因此有

$$x = x_\mathrm{min} = \frac{D^2 - (2n\lambda)^2}{8n\lambda} \tag{3-16}$$

由于 $x$ 不能为负,当晶片辐射声能时,晶片表面声压幅值不可能为零,故要求

$$D^2 - (2n\lambda)^2 > 0$$

$$n < \frac{D}{2\lambda} \tag{3-17}$$

$n$ 取小于 $\dfrac{D}{2\lambda}$ 的正整数。式(3-17)所表示的物理意义:以 $D$ 为直径的圆形单晶片,当向弹性介质辐射波长为 $\lambda$ 的超声波时,声压幅值在近场中有 $n$ 个极小值。

2)声压幅值极大值

当

$$\sin\left[\frac{\pi}{\lambda}\left(\sqrt{\frac{D^2}{4} + x^2} - x\right)\right] = \sin\left[\left(\frac{2m+1}{2}\right)\pi\right]$$

$m = 0, 1, 2, 3, \cdots$ 时,对应的是 $p_\mathrm{m} = 2p_0$,由此得到 $x$ 值所确定的位置为声压幅值极大值。要使上面等式成立,必须使

$$\frac{\pi}{\lambda}\left(\sqrt{\frac{D^2}{4} + x^2} - x\right) = \left(\frac{2m+1}{2}\right)\pi$$

$$x = x_\mathrm{max} = \frac{D^2 - (2m+1)^2\lambda^2}{4(2m+1)\lambda} \tag{3-18}$$

式(3-18)中 $x$ 不能为负,且不能等于零,所以必须使

$$D^2 - (2m+1)^2\lambda^2 > 0$$

$$m < \frac{D - \lambda}{2\lambda} \tag{3-19}$$

由于 $m=0$ 时,式(3-19)仍有意义,故 $m$ 可取包含 0 在内的小于 $\dfrac{D-\lambda}{2\lambda}$ 的正整数。式(3-19)所表示的物理意义:以 $D$ 为直径的圆形活塞声源向弹性介质中辐射波长为 $\lambda$ 的超声波时,声压幅值在近场中有包含 $m=0$ 在内的 $(m+1)$ 个极大值。

在圆形单晶片声源所辐射的超声场中,轴线上近场区声压幅值极大值和极小值如图 3-3 所示。从式(3-17)和式(3-19)可以看出,若圆形单晶片直径 $D$ 愈大,超声波长 $\lambda$ 愈短,即超声频率 $f$ 愈高,则 $n$ 和 $m$ 的值取得愈多。说明近场区内声压的起伏愈大,声压分布的不均匀性愈明显。这个区域的长度用 $m=0$ 时声压幅值所处极大值的位置来表示。由式(3-18)知

$$x_{\mathrm{max}}(0)=\frac{D^2-\lambda^2}{4\lambda} \tag{3-20a}$$

一般状况下 $D^2 \gg \lambda^2$。这时

$$x_{\mathrm{max}}(0)=\frac{D^2}{4\lambda}=\frac{a^2}{\lambda}=L \tag{3-20b}$$

因此近场长度用 $L$ 表示,其大小为

$$L=\frac{a^2}{\lambda} \tag{3-21}$$

式中 $a$ 是晶片的半径。由式(3-21)可以看出,圆形单晶片辐射器的半径愈大,超声频率愈高,则近场长度 $L$ 也就愈长。

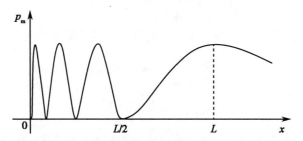

图 3-3 圆形单晶片声源的中轴近场区内声压分布示意图

(2)远场区内声压分布:虽然在近场区内声压在中心轴上有很大的起伏,但在远场区(far-field region)内,即声程 $x$ 大于近场长度 $L$ 的区域内,声压幅值却呈单值变化。由式(3-15)知,声压幅值的另一种表达方式是

$$p_{\mathrm{m}}=2p_0\sin\Big[\frac{\pi}{\lambda}\big(x\sqrt{1+\frac{D^2}{4x^2}}-x\big)\Big]$$

当 $x$ 较大时,将 $\big(1+\dfrac{D^2}{4x^2}\big)^{\frac{1}{2}}$ 用泰勒(Taylor)级数展开并取前两项得

$$\big(1+\frac{D^2}{4x^2}\big)^{\frac{1}{2}}=1+\frac{1}{2}\cdot\frac{D^2}{4x^2}$$

代入前式的相位中有

$$\frac{\pi}{\lambda}\big(x\sqrt{1+\frac{D^2}{4x^2}}-x\big)=\frac{\pi}{\lambda}\big[x(1+\frac{1}{2}\cdot\frac{D^2}{4x^2})-x\big]=\frac{D^2}{8x}\frac{\pi}{\lambda}=\frac{A}{2}\frac{1}{\lambda x}$$

其中 $A$ 为圆形单晶片的面积。这时声压幅值公式为

$$p_{\mathrm{m}}=2p_0\sin\big(\frac{A}{2}\frac{1}{\lambda x}\big) \tag{3-22a}$$

当 $\theta$ 很小时,$\sin\theta\approx\theta$,对于一般远场都能满足,因此式(3-22a)可进一步化简为

$$p_{\mathrm{m}}\approx2p_0\frac{A}{2}\frac{1}{\lambda x}=p_0\frac{A}{\lambda}\frac{1}{x} \tag{3-22b}$$

可以看出，声压幅值 $p_m$ 随声程距离 $x$ 作单值变化。对于给定探头和周围弹性介质，$p_0$、$A$ 和 $\lambda$ 都是常数，所以在远场区内，声压幅值 $p_m$ 与距离 $x$ 是按反比例减弱的。必须指出，式（3-22b）是对圆形单晶片中心轴上声压幅值公式用 Taylor 级数进行了展开而作的近似计算。详细计算指出，$p_m$ 与 $x$ 的反比关系，只有在 $x>5L$ 时才表现较明显。

**2．超声场角分布**　圆形单晶片换能器的声压在中心轴线及其周围一定角度内的声压分布都是不均匀的。其特点是在中心部分出现主瓣，在主瓣旁边出现许多旁瓣，这种现象叫作换能器的指向性（directionality），即声束的集中程度。图 3-4 表示声束的主瓣和旁瓣，说明声场中的声压不但随距离而变，同时还随方向角 $\theta$ 而变。当 $\theta=0°$ 时，声场的声压为最大，表现为主瓣或主声束，在 $\theta\neq0°$ 时的声场分布表现为旁瓣或副声束。

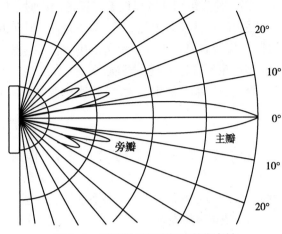

图 3-4　圆形单晶片换能器的指向性

理论证明，声压幅值的空间角分布可表示为

$$p(r,\theta)=p_0\frac{A}{\lambda r}\Big[\frac{2J_1(ka\sin\theta)}{ka\sin\theta}\Big] \tag{3-23}$$

其中 $r$ 为圆片中心到场点的距离，$\theta$ 为 $r$ 与轴线之间的夹角，$J_1$ 为一阶贝塞尔函数，与式（3-22b）相比，式（3-23）前面幅值项正是轴线上远场的声压幅值分布，所以式（3-23）可表示为

$$D_c=\frac{p(r,\theta)}{p(r,0)_0}=\frac{2J_1(ka\sin\theta)}{ka\sin\theta} \tag{3-24}$$

称 $D_c$ 为指向性因数。式（3-24）表明，指向性因数 $D_c$ 也可以定义为距晶片中心距离为 $r$ 并与声场的中轴线成 $\theta$ 角处的声压与中心轴线上同样距离 $r$ 处的声压之比。

由 $D_c$ 物理意义可知，$D_c^2$ 应该代表超声强度角分布的相对值。在式（3-24）中，当 $\theta=0$，即 $ka\sin\theta=0$ 时，可以证明 $D_c$ 等于 1，表现为主瓣；当 $ka\sin\theta=3.83,7.02,10.17$ 等时，一阶贝塞尔函数 $J_1$ 等于 0，$D_c$ 也等于 0。表示声能限制在由此决定的各区域内，即这些数值相应的 $\theta$ 角方向上没有辐射波。从图 3-4 中可见，主瓣声压幅值要比旁瓣声压幅值强得多。

对于 $D_c=0$ 的第一点，即贝塞尔函数第一个根 $ka\sin\theta=3.83$ 时，相应的角度 $\theta$ 称为半扩散角（half angle of divergence），其值由式（3-25a）给出

$$\theta=\sin^{-1}\frac{3.83}{ka}=\sin^{-1}\big[3.83(\frac{2\pi a}{\lambda})^{-1}\big]=\sin^{-1}0.61\frac{\lambda}{a}$$

或

$$\theta=\sin^{-1}1.22\frac{\lambda}{D} \tag{3-25a}$$

式中 $D$ 为圆形单晶片直径。式（3-25a）称为主瓣指向角的 Fraunhofer 公式，常用来求主声束半扩散角。

若 $ka$ 非常小，以至 $D_c$ 对于所有的 $\theta$ 值几乎都为 1，则圆形晶片变成了点声源。对于方形晶片，理论计算证明，其半扩散角为

$$\theta=\sin^{-1}\frac{\lambda}{d} \tag{3-25b}$$

式中 $d$ 为方形晶片的边长。方形晶片的面积为 $d^2$，而圆形晶片的面积为 $\frac{\pi D^2}{4}$，所以与方形晶片相当的圆形晶片的直径为 $D=\frac{2d}{\sqrt{\pi}}$。

关于近场和远场的简略结论：由式(3-21)和式(3-25a)可以明显看出，超声振动频率 $f$ 愈高，即波长 $\lambda$ 愈小，晶片半径 $a$ 愈大，则近场长度 $L$ 愈大，同时扩散角 $\theta$ 愈小。这表示超声的成束性好，方向性显著。

当被检查组织或脏器位于近场范围内时，由于近场内超声束平行度最高，反射界面与晶片垂直性最好，因此反射声强较高，失真度小，但在近场的近晶片端，由于发射干扰等原因，可能存在盲区。探查对象是否位于近场范围内，可根据上述计算方法大致进行判断。远场因有声束的扩散，超声束不平行，反射声强较弱，失真度高，故在医学诊断上要求超声束扩散角 $\theta$ 应在 $\pm 3.5°$ 以下，否则超声束截面积太大，使超声影像的横向分辨力降低。

## 二、声束的聚焦

超声诊断中，探头辐射的声束宽度是限制超声影像横向分辨力的主要原因。为了减小声束宽度，常采用的方法之一是使用声聚焦探头。在超声治疗中，聚焦声束在聚焦区域有最大的强度，以集中治疗肿瘤等组织，而不损伤正常组织。

**1. 超声聚焦原理**　从声学观点出发来讨论圆形单晶片聚焦声场。在声程 $x$ 大于圆形单晶片半径 $a$ 及焦距 $F$ 大于圆形单晶片半径 $a$ 的情况下（即 $x>a$, $F>a$），聚焦声束（focusing beam）轴上声压幅值可以近似地表示为

$$p = 2p_0 \sin\left[\frac{\pi}{2} B \frac{F}{x}\left(1 - \frac{x}{F}\right)\right] \div \left(1 - \frac{x}{F}\right) \tag{3-26}$$

其中 $B$ 为一常数，其值为

$$B = \frac{a^2}{\lambda F}$$

由 $L = \dfrac{a^2}{\lambda}$，有

$$B = \frac{L}{F}$$

$F$ 是焦距，$L$ 为近场长度。

式(3-26)中，当 $x \to F$ 时，可求得

$$p = p_0 \pi B \tag{3-27}$$

该式表示在焦点处声压增加到 $\pi B$ 倍。由 $B = \dfrac{L}{F}$ 看出，聚焦距离愈短，声压上升幅度越高，聚焦效果愈好。但焦距 $F$ 不能比近场长度 $L$ 小得太多（一般 $F$ 在 $L$ 附近），否则焦点后面声束迅速扩散，无法用来探测信息。

对于没有球差的理想球面透镜，可以近似地利用声场理论求得焦点直径 $d$ 的大小与声波波长 $\lambda$ 和焦距 $F$ 的关系，即

$$d = 1.2 \frac{\lambda F}{a} \tag{3-28}$$

式中 $a$ 为圆形单晶片的半径。

实际应用时，希望焦点直径 $d$ 小，而焦距 $F$ 应大些，但式(3-28)指出这是矛盾的。因此，为了获得既细又长的聚焦声束，必须对晶片半径 $a$、波长 $\lambda$ 和焦距 $F$ 作综合考虑，这 3 个物理量的大小不仅影响焦点直径，而且影响焦点处的强度。焦点处超声强度不能超过其安全值。一般认为，超声功率小于 $200\text{W} \cdot \text{m}^{-2}$ 时，对机体无损伤。

**2. 声聚焦方法**　目前常用的声聚焦方法有如下几种：

（1）声透镜聚焦：超声束可以像光束一样，用透镜使之聚焦。由于在透镜材料（固体）中声速大于透镜外液体或人体组织中的声速，因此用凹透镜实现聚焦。

（2）曲面换能器：把压电晶片本身制成凹面形，由它辐射出聚焦式超声波。这种探头称为聚焦晶片型探头或自聚焦发射器。其聚焦原理与声透镜聚焦类似。

（3）电子聚焦：多晶片电子聚焦换能器把晶片排列成线型阵列，激励脉冲电压在电子开关控制下按一定的延迟时序激励压电晶片，如图3-5所示。两边延迟时间最短并对称，然后逐渐变长，中央延迟时间最长。因此位于两边的压电晶片最早振动，然后依次振动，位于中央的晶片最迟振动，形成圆形波阵面，其圆心就是聚焦点。另外，改变各晶片之间激励脉冲相对延迟时间，能改变声束的方向。如果对各晶片依次加上线性递变延迟激励脉冲，使超声束方向偏转某一个角度，不断改变这个角度，就可以得到扇形扫描的超声束，即所谓相控扇形扫描。为了提高横向分辨力，通常采用聚焦与声束方向控制相结合的相控阵聚焦方法，利用不同的超声换能器可以实现线性扫描成像、扇形扫描成像以及各种复合扫描成像。电子聚焦换能器是目前 B 型超声诊断仪中广泛采用的一种换能器。

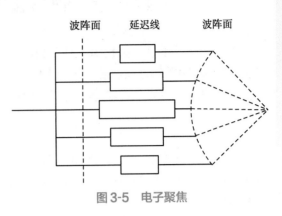

图 3-5　电子聚焦

在超声成像中，一般在探头短轴方向采用声透镜聚焦，而在长轴方向采用电子聚焦（图 3-6）。为了实现电子聚焦，通常采用延迟线对一次发射激励所需的各路脉冲进行不同的延时，如果所采用的是固定延迟线，则每次发射声波的焦点是固定的，而在聚焦区域之外的远场，由于声束的扩散，灵敏度和分辨力仍然得不到改善，因此期望在整个探测深度声束都有良好的会聚，动态电子聚焦便是基于这种考虑提出的。

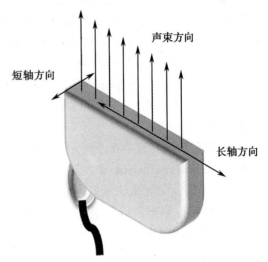

图 3-6　超声探头的长轴及短轴方向定义

动态聚焦的焦点不是固定的，而是通过改变发射激励脉冲的相位延时量，使在声束方向上实现多点聚焦发射，每次固定一个焦点发射，$n$ 次发射则有 $n$ 个焦点。如图 3-7 所示，在全深度探查范围采用多点动态聚焦，选取了近场（$N$）、中场（$M$）、远场 1（$F_1$）和远场 2（$F_2$）四段动态聚焦，则在整个探测深度都可获得分辨力高的优质影像。此外，延迟线的延时量选择应根据动态聚焦的需要来设定，从而使影像的空间分辨力较单点聚焦所获影像更佳。

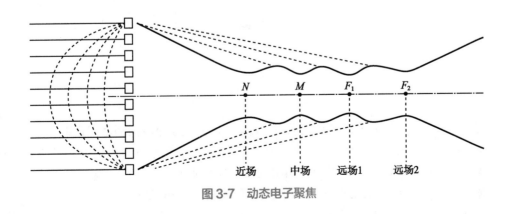

图 3-7　动态电子聚焦

## 第三节　超声波在介质中的传播特性

声学中介质是以声阻抗率来划分的,声波介质界面就是声阻抗率不同的介质分界面。在声学介质中,两物质的物理性质不同,或由不同的原子、分子组成,如果其声阻抗率相同,则认为它们是声学的同种均匀介质,其间不存在界面。本节研究的声波均为平面波。

### 一、反射与透射

超声波在介质中传播时,一般遵循几何声学的原则:①以直线传播;②遇到界面时会发生反射和透射。界面反射的超声波也称为回波,携带了体内脏器轮廓、包膜、大小型管道管壁及其他大界面信息。

超声波在界面发生反射或透射的条件是:①界面的线度远大于声波波长及声束的直径;②介质的声阻抗在界面处发生突变,或者说"不连续"。

反射、透射发生时,界面两边声强、声压、速度等物理量会发生变化。在超声界面上声压和法向速度连续。所谓声压连续系指在界面两侧的声压相等;法向速度连续是指质点的振动速度在垂直界面的分量相等。这两个连续条件是研究声波传播特性的基本依据(图 3-8)。

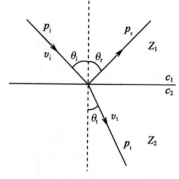

图 3-8　声压的反射与透射

**1. 反射系数**　超声在不同介质中反射能量的大小可由反射系数(reflection coefficient)来衡量。声压反射系数 $r_p$ 由反射声压 $p_r$ 和入射声压 $p_i$ 之比来表示。声波为纵波,其质点振动速度与声传播方向相同,根据声压连续和法向速度连续,规定方向是向下为正。$p_t$ 表示透射声压,有

$$p_i + p_r = p_t$$
$$v_i \cos\theta_i - v_r \cos\theta_r = v_t \cos\theta_t$$

由质点振动速度、声压与特性阻抗的关系

$$v_i = \frac{p_i}{Z_1}; v_r = \frac{p_r}{Z_1}; v_t = \frac{p_t}{Z_2}$$

与上两式联立可导出

$$p_i\left(\frac{\cos\theta_i}{Z_1} - \frac{\cos\theta_t}{Z_2}\right) = p_r\left(\frac{\cos\theta_r}{Z_1} + \frac{\cos\theta_r}{Z_2}\right)$$

所以

$$r_p = \left(\frac{p_r}{p_i}\right) = \frac{Z_2\cos\theta_i - Z_1\cos\theta_t}{Z_2\cos\theta_r + Z_1\cos\theta_t} \tag{3-29a}$$

当平面波垂直入射($\theta_i = 0°$)时,有

$$r_p = \frac{Z_2 - Z_1}{Z_2 + Z_1} \tag{3-29b}$$

讨论:

(1)当 $Z_2 \gg Z_1$ 时(如声波从空气进入水中),$r_p \approx 1$,声波几乎全反射而不能透射。

当 $Z_1 \gg Z_2$ 时,$r_p \approx -1$,这相当于发生全反射,且反射波与入射波的位相突变 $\pi$,即半波损失。

(2)如果 $Z_1 = Z_2$,$r_p = 0$,这时声波全部透射到第二种介质中。

(3)如果 $Z_1 > Z_2$,则反射系数 $r_p < 0$,反射波与入射波处于反相状态。

声强反射系数定义为反射声强与入射声强之比，即

$$r_I = \frac{I_r}{I_i} = \frac{p_r^2 / Z_1}{p_i^2 / Z_1} = (\frac{p_r}{p_i})^2 = r_p^2$$

界面上声强反射系数也可用分贝（dB）表示

$$A_I = 10 \lg \frac{I_i}{I_r} = 10 \lg (\frac{1}{r_p})^2 = -20 \lg r_p \tag{3-30}$$

表 3-2 给出部分生物介质不同界面超声垂直入射时的声压反射系数。例如，从表 3-2 中查出声波由水入射到脑组织的声压反射系数是 0.007，因此算出声强反射系数用分贝表示为

$$A_I = -20 \lg 0.007 = 43 \text{dB}$$

表 3-2　在生物介质不同界面超声垂直入射时的声压反射系数

| 名称 | 荧光树脂 | 颅骨 | 血液 | 肝 | 脑 | 皮肤 | 肌肉 | 脂肪 | 水 |
|---|---|---|---|---|---|---|---|---|---|
| 水 | 0.350 | 0.570 | 0.007 | 0.035 | 0.007 | 0.029 | 0.020 | 0.047 | 0.000 |
| 脂肪 | 0.390 | 0.610 | 0.047 | 0.049 | 0.054 | 0.076 | 0.067 | | |
| 肌肉 | 0.330 | 0.560 | 0.020 | 0.015 | 0.013 | 0.009 | | | |
| 皮肤 | 0.320 | 0.560 | 0.029 | 0.006 | 0.022 | | | | |
| 脑 | 0.340 | 0.570 | 0.000 | 0.028 | | | | | |
| 肝 | 0.320 | 0.550 | 0.028 | | | | | | |
| 血液 | 0.350 | 0.570 | | | | | | | |
| 颅骨 | 0.290 | | | | | | | | |

**2. 全反射**　超声波的折射定律与光波的折射定律相同，可用式（3-31）表示

$$\frac{\sin \theta_i}{\sin \theta_t} = \frac{c_1}{c_2} \tag{3-31}$$

当 $c_1 < c_2$ 时，入射角逐渐增大，折射角也随之增大，设入射角达到 $b$ 值时，折射角增大至 90°；则入射角大于 $b$ 值，超声就在介质分界面上全反射，$b$ 角称为全反射的临界角，由折射定律推出

$$\frac{\sin b}{\sin 90°} = \frac{c_1}{c_2}$$

所以

$$b = \sin^{-1}(\frac{c_1}{c_2}) \tag{3-32}$$

在超声诊断中全反射现象有可能出现。如用水作为探头与皮肤间的夹层，临界角为 76°30′；如用液体石蜡作夹层，则临界角为 67°10′。实际应用中探头的探测角度一般不超过 ±24°，这样既可以保证信号强度损失不大，也能避免产生全反射造成回声信号缺失，全反射现象对超声诊断无意义，应尽量避免。

**3. 透射系数**　超声在不同介质中透射能量的大小可由透射系数（transmission coefficient）来衡量。声压透射系数 $t_p$ 由透射声压 $p_t$ 和入射声压 $p_i$ 之比来表示。

$$t_p = \frac{p_t}{p_i}$$

由界面上声压连续和法向速度连续条件知

$$\frac{p_i}{Z_1} \cos \theta_i - \frac{p_r}{Z_1} \cos \theta_r = \frac{p_t}{Z_2} \cos \theta_t$$

如图 3-8 所示，且有 $p_r = p_t - p_i$，代入上式

$$\frac{p_i}{Z_1}(\cos \theta_i + \cos \theta_r) = p_t(\frac{\cos \theta_r}{Z_1} + \frac{\cos \theta_t}{Z_2})$$

由此可得

$$t_p = \frac{Z_2(\cos\theta_i + \cos\theta_r)}{Z_1\cos\theta_t + Z_2\cos\theta_r}$$

从反射定律知：$\theta_i = \theta_r$，所以

$$t_p = \frac{2Z_2\cos\theta_i}{Z_1\cos\theta_t + Z_2\cos\theta_r} \tag{3-33a}$$

当平面波垂直入射（$\theta_i = 0°$）时

$$t_p = \frac{2Z_2}{Z_2 + Z_1} \tag{3-33b}$$

讨论：

(1) 当 $Z_1 \gg Z_2$ 时，$t_p \to 0$，表示声波无透射，而反射强烈；

(2) 当 $Z_1 \approx Z_2$ 时，$t_p \approx 1$，表示超声全部透射；

(3) 如果 $Z_2 \gg Z_1$，则 $t_p \approx 2$，这实际上也是反射强烈，是一种驻波现象。

声强透射系数由透射声强和入射声强之比来表示

$$t_I = \frac{I_t}{I_i} = \frac{P_t^2 / Z_2}{P_i^2 / Z_1} = \frac{Z_1}{Z_2}(t_p)^2$$

因此

$$t_I = \frac{4Z_2 Z_1 \cos^2\theta_i}{(Z_1\cos\theta_t + Z_2\cos\theta_r)^2} \tag{3-34a}$$

当平面波垂直入射（$\theta_i = 0°$）时

$$t_I = \frac{4Z_2 Z_1}{(Z_1 + Z_2)^2} \tag{3-34b}$$

超声在界面上的反射和透射只有在垂直入射时声强才能守恒。

## 二、衍射与散射

如果物体很小（如红细胞），超声波波长与此物体的尺寸可以比拟甚至还要大时，就会发生衍射和散射现象。这时要用波动理论解释。

**1. 衍射** 当超声波传播过程中，遇到界面或障碍物的线度与超声波长相近时，可以绕过障碍物的边缘传播，这一现象叫衍射（diffraction）。由于衍射与障碍物的线度有关，超声波遇到障碍物时会发生两种现象：

(1) 声影：由于障碍物线度较大，超声波不能完全绕过障碍物，也不能透射过障碍物，则在障碍物之后超声波不能达到的空间称之为声影（acoustic shadow）。声影在影像上表现为暗区，是超声探测不到的盲区。

(2) 与波长相仿的病灶探测不到：此时超声波会完全绕过病灶，不形成明显反射回波，所以在影像上不会出现病灶的外轮廓图形，但可存在反向散射，由此可以判定病灶的性质，如脂肪肝。

**2. 散射** 超声波传播过程中，遇到界面或障碍物的线度小于且接近超声波的波长时，超声波将发生散射（scattering）现象。如果介质中存在许多悬浮粒子（如气体中的尘埃、烟雾，液体和固体中的杂质、气泡等），当超声传到这些障碍物时，这些粒子又将成为新的波源而向四周发射超声，有一部分声能就要偏离原来的传播方向。散射无方向性。

众多微小颗粒会使超声的传播方向发生连续改变。当这些颗粒线度 $d$ 远小于超声波长时便成为子波源，称作散射中心，向空间各方向发射散射波。可以把其对入射波的总干扰看成是入射波与障碍物表面上分布的一组子波相干涉的结果。由障碍物引起的干涉空间称之为散射波场。

一般用散射截面 $\sigma$ 定量描述散射程度：

$$\sigma = \frac{W}{I_i} (\text{m}^2)$$ (3-35)

其中 $W$ 为总散射功率，$I_i$ 为入射声强。从上面讨论可以得出：

（1）当散射物体线度 $d \gg \lambda$ 时，散射不明显，主要是反射、折射，不能透射时会有声影出现。

（2）如果 $d \ll \lambda$，散射明显，散射场强度均匀分布，散射声强与入射波频率的 4 次方成反比。

（3）如果 $d \approx \lambda$，散射场强度分布复杂，与散射物的声阻抗率、几何尺寸相关，表现为一定的角分布。散射声强与入射波频率 4 次方成正比，与距离平方成反比。

超声探头可以在任何角度接收到散射波，造成超声影像的背景影像，这是对超声诊断不利的方面。另一方面，人体组织的细微结构造成的超声散射，又是形成脏器内部影像的另一声学基础。

### 三、声波在介质中的衰减规律

**1. 衰减的概念**　声波在介质中传播时，随着传播距离的增加，其声强逐渐减弱的现象称为声波的衰减。导致声波衰减的主要原因有以下几种：

（1）扩散衰减：扩散衰减是声波在空间传输中由能量分布的改变造成的衰减，如反射、透射、波阵面表面的扩大造成单位截面积通过的声能减少。设距离点声源半径为 $r_0$ 的球面 $S_0$ 上的声强为 $I_0$，当传到 $r$ 处其强度为 $I$，如果不考虑介质的吸收，单位时间内通过的波阵面的能量是相等的，即 $S_0 I_0 = SI$，又 $S = 4\pi r^2$，$S_0 = 4\pi r_0^2$，因此

$$I = I_0 \frac{r_0^2}{r^2}$$ (3-36)

这个关系式称为平方反比定律。由此可见超声波的扩散衰减与波阵面的形状有关，而与传播的介质特性无关。

（2）散射衰减：散射过程可以看成是声波与众多散射中心的多次相互作用，把声波能量散射到其他方向，而使原来传播方向上的声波能量减弱。实际的介质中可能有外来杂质，如空气中的灰尘和液体中的悬浮粒子，都会成为散射中心。即使单纯的介质，热起伏也会导致局部密度变化。而生物组织更是一个不均匀介质，当声波传播遇到这些散射中心并发生相互作用时，就会出现声波被散射的现象。

（3）吸收衰减：吸收衰减是由于介质的黏滞、热传导和复杂的弛豫过程而引起的超声吸收，它把有序的声波转变成热能和内能。

1）黏滞吸收：如果流体介质具有黏滞性，则介质中相邻质点的运动速度不同，它们之间产生相对运动时会产生内摩擦（也称黏滞力），从而介质对声波产生吸收，损耗声波的能量，即黏滞吸收。黏滞性是声波衰减的一个主要原因。

2）热传导吸收：引起声波吸收的另一原因是热传导吸收。声波过程是绝热的，当介质中有声波通过时，介质中发生了压缩和膨胀，压缩区体积变小，温度升高；膨胀区体积变大，温度降低。对理想介质，温度的变化完全能跟得上体积的变化，过程是可逆的。但在非理想介质中存在热传导时，相邻的压缩区和膨胀区之间的温度梯度，将导致一部分热量从温度高的部分流向温度较低的介质中，发生了热传导，这个过程是不可逆的，而在不可逆过程中就会发生上述机械能转化为热能的现象，即热传导吸收。

3）弛豫吸收：当介质中有声波通过时，介质中便发生了压缩和膨胀的过程，介质的物理参数及其相应的平衡状态也将随着声波过程而发生变化，而任何状态的变化都伴有能量的重新分配，并向着一个具有新的平衡能量分配的状态过渡。然而建立一个新的平衡分配不是瞬时的，而是需要一个有限的时间，这样的过程称为弛豫过程，建立新的平衡状态所需的时间称为弛豫时间，

在弛豫过程中产生了有规则声振动转变为无规则热运动的附加能量耗散，即引起了声波的附加吸收，也称弛豫吸收或反常吸收。弛豫机制比较复杂，有些情况必须根据具体的分子结构予以具体分析。

吸收与声波频率关系甚大，介质对声波的吸收有影响，这种影响将在超声影像上有所表现。

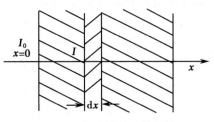

图 3-9　超声波的吸收特性

**2．介质吸收衰减规律**　为研究单纯吸收衰减规律，避开扩散与散射衰减的影响，让平行窄束声波通过无限大均匀介质。一般讨论声强吸收规律或声压吸收规律。

如图 3-9，设超声沿 $x$ 轴正向传入均匀介质。在 $x = 0$ 处强度幅值为 $I_0$，在薄层 $\mathrm{d}x$ 内，强度的减少量为 $-\mathrm{d}I$，根据实验规律

$$-\mathrm{d}I = \alpha_I I \mathrm{d}x$$

式中 $\alpha_I$ 为声强吸收系数。积分得

$$I = I_0 \mathrm{e}^{-\alpha_I x}$$

声强值的吸收规律为

$$I = I_0 \mathrm{e}^{-\alpha_I x} \sin\left[\omega\left(t - \frac{x}{c}\right)\right] \tag{3-37a}$$

同理，声压幅值的吸收规律为

$$p_\mathrm{m} = p_0 \mathrm{e}^{-\alpha_p x}$$

声压的吸收规律为

$$p = p_0 \mathrm{e}^{-\alpha_p x} \sin\left[\omega\left(t - \frac{x}{c}\right)\right] \tag{3-37b}$$

式中 $p_0$ 是起始声压，$p$ 为传播了 $x$ 距离后的声压，$\alpha_p$ 为声压吸收系数。从式（3-37a）出发，利用声强和声压的关系，将其用声压表示有

$$p = p_0 \mathrm{e}^{-\frac{\alpha_I}{2}x} \tag{3-37c}$$

与式（3-37b）比较，得出声强吸收系数与声压吸收系数之间的关系为

$$\alpha_I = 2\alpha_p \tag{3-38}$$

**3．生物组织的主要声学参数**

（1）衰减系数：衰减系数 $\alpha$ 是由吸收衰减系数和散射衰减系数两部分组成，生物组织的衰减系数和组织的厚度、超声的频率有关，人体软组织对超声的平均衰减系数约 $0.81\mathrm{dB}(\mathrm{cm}\cdot\mathrm{MHz})^{-1}$，其含义是超声频率每增加 1MHz，超声传播距离每增加 1cm，则组织对超声的衰减增加 0.81dB。在不同情况下，各种因素所占的比重是不一样的，需根据经验进行具体分析。

（2）半值层：所谓半值层就是组织内部传播的超声波，其强度衰减到初始值一半时所传播的距离。用 $H$ 表示，单位为厘米（cm）。

（3）混响：混响是声源停止发射后，在声场中某点上仍有声波引起振动延续的现象，延续振动的时长为混响时间。产生混响的原因主要有 3 种：①界面间的多次反射；②声波引起的固有振动（此振动经一定时间会产生阻尼衰减）；③介质本身的不均匀性所引起的散射。

## 四、声波的波型转换和声学谐波

**1．声波类型的转换**　声波在介质中传播时，由于传播条件的改变，会产生波型转换（conversion of wave form）。如纵波在液体中传播并以一定角度入射浸在液体中的固体表面上，产生反射波和折射波。反射波仍在液体中，故仍是纵波；透入固体的折射波因改变原来的传播方向，故不再与振动方向平行，而是成一定角度。将振动分解为振动分量与传播方向垂直和平行的

两类波,即横波和纵波。随介质性质不同,折射角度不同,横波和纵波的振幅也不同。

超声波的波型转换有其临床意义。如超声波通过脑软组织(阻抗特性与水相似)打在颅骨上就会转换成一部分横波,产生伪像。因此,尽管目前颅外二维超声诊断技术较为成熟,但仅应用于颅骨较薄的新生儿至 2 岁以下儿童和颅骨缺损的成年人。超声在人体其他部位传播时也有波型的转换,通过骨骼时除有纵波外,还有横波传播,但如果声束与界面垂直就不会产生折射,也就不会产生横波。

**2. 声学谐波基础**　前面的讨论都是建立在线性声学的理论基础上的。在线性声学中,声速与声波的强度无关,单一频率 $f_0$ 的声波入射到静止的介质上,回波频率和入射波一样仍然为 $f_0$。但是,线性理论是一种近似。从理论上说,线性理论主要采用了两方面的近似。

一方面是忽略了非线性项($p^2$、$v^2$、$pv$)。一般情况下声波的声压 $p$ 和振动速度 $v$ 与其他宏观的物理量(如大气压、声速等)相比是非常小的,而非线性项就更小。因此在线性声学理论中,所有这些非线性项都被忽略。另一方面,线性理论假定介质中声压和密度变化成正比。声压越高,密度越大。当声压比较小的时候,两者接近成正比,即

$$p = A\frac{\Delta\rho}{\rho_0} \tag{3-39}$$

式中 $\rho_0$ 是介质原来的密度,$\Delta\rho$ 是密度的变化量,$A$ 是比例系数。这时声压和密度的变化关系符合线性关系。

当超声波强度比较小,介质比较符合线性关系,则线性声学的误差就比较小。当介质不太符合线性关系,或声波强度很大,或要精细分析一些现象时,就必须运用非线性声学理论。

(1)波形的畸变:线性声学范围里,声波的幅度随着传播距离衰减,但它的频率保持不变,因此它的波形也不变。但是在非线性声学的理论中,式(3-6)已不再成立,代替它的是

$$v = v_m \sin\left[\omega\left(t - \frac{x}{c + \beta v}\right)\right] \tag{3-40}$$

式中 $v$ 表示声波质点振动速度,$\beta$ 为介质的非线性系数。与式(3-6)相比较发现,式(3-40)的声波传播速度为 $c + \beta v$,即声波的传播速度不再是一个常数,而与声波质点振动速度有关,即与波形有关。由于 $\beta > 0$,因此波峰的速度比较大,波谷的速度比较小。

由于波形上各点的移动速度不同,因此波形在传播过程中会发生畸变。图 3-10(a)表示原来标准的简谐波,图上的箭头表示波形上各点的传播速度。经过一段距离传播后畸变为图 3-10(b)的波形。这种畸变不断积累,传播了一定距离后形成带有陡峭的锯齿状波形,如图 3-10(c)所示,这时声压和质点的振动速度出现间断,成为具有破坏作用的冲击波。频率越高,振幅越大,非线性畸变越大。图 3-10 只给出一个周期的波形,实际波形是由许多这样的周期连接起来的。对于超声诊断范围内的声波,发生非线性畸变不大,更不会形成冲击波。

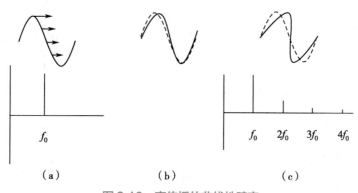

图 3-10　声传播的非线性畸变
注:(a)简谐波;(b)畸变不断积累;(c)锯齿状波形。

（2）组织谐波：单频的简谐波发生非线性畸变，其周期保持不变，按照数学中傅里叶变换的理论，这相当于产生了频率为原始信号频率整数倍的谐波。理论分析表明，满足式（3-41）的波可以表示成一系列谐波的叠加：

$$v = v_m \sum_{n=1}^{\infty} \frac{2J(nx/x_0)}{nx/x_0} \sin\left[n\omega(t - \frac{x}{c})\right] \tag{3-41}$$

式中 $J$ 为贝塞尔函数。在超声诊断的范围内，传播距离 $x$ 比冲击波形成的距离 $x_0$ 小得多，式（3-41）可以简化为

$$v = v_m \sum_{n=1}^{\infty} \frac{1}{n!} \left(\frac{nx}{2x_0}\right)^{n-1} \sin\left[n\omega(t - \frac{x}{c})\right] \tag{3-42}$$

式（3-41）和式（3-42）中 $n=1$ 项为基频波或基波，该项频率是原始信号频率 $f_0$，即基频如图 3-10（a）。基频波在进入人体时（$x=0$ 处）最大，随 $x$ 增大而变小。$n=2$ 的项称为二次谐波或谐波，该项的频率是基频的 2 倍。因为它是原始信号在组织中传播时由非线性效应产生的，所以也称为组织谐波。它的幅度在 $x=0$ 处为零，随传播距离 $x$ 增大而增大。$n>2$ 的项代表高次谐波，它们的频率是基频的更高倍数，幅度非常小，如图 3-10（c）。可见由于非线性效应，原始信号的能量不断转化为谐波的能量，因此原始信号不断变小，谐波不断变大。如果考虑衰减，原始信号会减小得更快，谐波经过一段距离的增大后达到最大值，此后声衰减的作用超过了非线性效应的贡献，谐波也开始变小。由于谐波的频率高，因此它比基频波衰减得更快。图 3-11 表示基频波和谐波随传播距离变化的规律。在整个过程中谐波始终比基频波小很多。对生物软组织，声波在其中传播时产生二次谐波。如果用 2MHz 的信号入射，产生 4MHz 的二次谐波，谐波最大强度处的幅度大约仍然比基频波小 20dB。

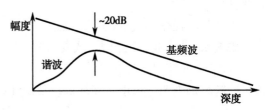

图 3-11　软组织中基频波和谐波强度随深度的变化

（3）气泡产生的谐波：足够强的超声波入射到液体中传播时可能产生小气泡。声波在液体或软组织等介质中传播时，介质中的声压不断起伏变化。当声压为负时，局部压力减小，液体汽化，产生气泡。这一现象称为空化效应。根据入射超声波的强度大小，空化效应分为稳态和瞬态两种。

当入射超声波声强比较小、频率比较高时，气泡作周期性呼吸式的振动或脉动，称为稳态空化。稳态空化并不剧烈，一般不产生破坏作用。

当声强超过某一阈值，气泡的振动十分激烈。当声压为负时气泡迅速膨胀。然后声压变正时气泡猛烈收缩以至崩溃，破裂成许多小气泡。这种现象称为瞬态空化。

根据理论公式得到气泡随时间变化的示意图。图 3-12 是气泡内声压随时间的变化规律，图 3-13 是气泡半径随时间的变化规律。图中实线是稳态空化的曲线，气泡的半径随声压的起伏增减，作近似为周期的运动且比较稳定。虚线表示瞬态空化的情况。开始气泡半径随声压趋向负值而不断增大；当声压变为正值时，气泡继续膨胀，达到最大半径（图 3-13 中曲线上圆圈处）后收缩。在正值声压作用下收缩速度越来越快，直至气泡闭合。

从图 3-13 看到稳态空化气泡的振动是复杂振动。这意味着气泡振动的频谱不仅含有入射超声波的基频、倍频（$2f_0, 3f_0, 4f_0, \cdots$），还有次频（$\frac{1}{2}f_0, \frac{1}{3}f_0, \frac{1}{4}f_0, \cdots$）成分。所以气泡的振动也是

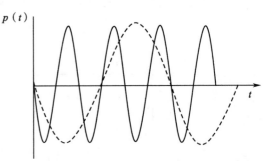

图 3-12　气泡内声压随时间变化规律

非线性的，因此也包含各种谐波成分。同时，气泡具有自己的谐振频率，它和气泡的半径成反比。气泡的这些振动都会激发相应频率的声波，返回探头被接收。和组织的非线性产生的谐波相比，气泡产生的谐波强得多，或者说含有气泡的介质具有很强的非线性。

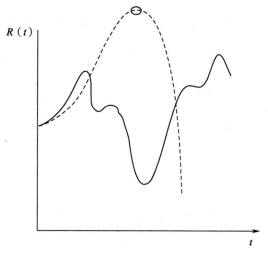

图 3-13　气泡半径随时间变化规律

**3. 反射增强**　声波即使在均匀介质中传播，由于衰减，不同深度上反射信号都会有很大的差异。为了克服这一困难，对不同深度反射回波信号需进行补偿增益，即较深部位的回波信号放大倍数较大，较浅部位的回波信号放大倍数较小，使同种均匀介质在不同深度回波信号强度基本相同。声波在如图 3-14 的介质中传播，声波在液体介质中衰减较小，而在软组织中与液体相比声波衰减较大（图 3-14a），而每一束声波放大处理相同（图 3-14b）。使软组织反射信号均匀一致，则液体介质中传播的声波回波信号强度比入射声波信号强度还大（图 3-14c），形成反射增强（图 3-14d）。

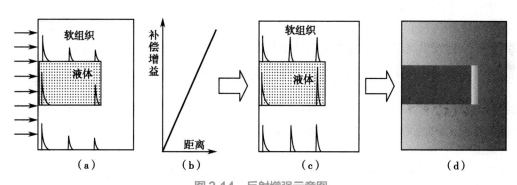

图 3-14　反射增强示意图

注：(a)补偿前；(b)补偿增益；(c)补偿后；(d)反射增强。

## 五、声束通过介质薄层的特征

超声检测中常遇到声束通过介质薄层的情况，如图 3-15 所示。当一束平面超声波垂直通过厚度为 $d$ 的介质薄层时，不考虑介质对声波的能量吸收，仅考虑声波在各层间由于入射波和反射波的叠加造成各层间声压的重新分布，得出的声强透射系数为

$$t_I = \frac{I_t}{I_i} = \frac{4Z_1Z_3}{(Z_1+Z_3)^2\cos^2(\frac{2\pi}{\lambda_2}d)+(Z_2+\frac{Z_1Z_3}{Z_2})^2\sin^2(\frac{2\pi}{\lambda_2}d)}$$

$$(3\text{-}43)$$

下面根据该公式讨论几种情况下声束通过介质薄层的传播特征：

1. 当 $Z_2$ 比 $Z_1$ 和 $Z_3$ 小得多时，比如 $Z_2$ 为软组织之间的空气薄层，即 $Z_1 \cdot Z_3 \gg Z_2$，$\frac{Z_1Z_3}{Z_2}$ 是很大的量，透射系数变得很小，甚至趋近于零，则声束不能透射。

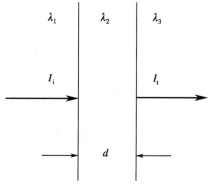

图 3-15　声束通过介质薄层

2. 当薄层厚度 $d = \dfrac{\lambda_2}{2}$, $d = \lambda_2$, $d = \dfrac{3\lambda_2}{2}$, $\cdots$, $d = \dfrac{n\lambda_2}{4}$（$n$ 为不等于 0 的偶数），或 $d \ll \lambda_2$ 时

$$t_I = \frac{4Z_1 Z_3}{(Z_1 + Z_3)^2} \tag{3-44}$$

相当于声束垂直通过 $Z_1$、$Z_3$ 的情况，即相当于介质薄层消失了。

3. 当 $Z_2 = \sqrt{Z_1 Z_3}$，且 $d$ 为 $\dfrac{\lambda_2}{4}$ 的奇数倍时

$$t_I = \frac{4Z_1 Z_3}{(Z_2 + \dfrac{Z_1 Z_3}{Z_2})^2} = \frac{4Z_2^2}{(Z_2 + \dfrac{Z_2^2}{Z_2})^2} = 1 \tag{3-45}$$

这相当于两个介质界面都不存在了。

上述 3 种情况发生时，都会造成测量的误差。

4. **耦合剂** 超声探测中，探头表面与人体体表之间存在一个声阻抗率差很大的界面，甚至被空气所填充，超声波难以进入人体组织，必须用有利声能通过的物质代替空气，这种物质就是耦合剂（coupling gel）。耦合剂常采用液体或半液体状的材料，比如液体石蜡等物质。由于声束截面积相对于被检查治疗体的截面积小得多，耦合剂厚度也极小，所以超声通过的情况相当于声束垂直通过介质薄层。

显然，探头发出的超声如何最大限度地透过这个介质薄层进入被检体，其主要衡量参数就是探头、耦合剂、被检体的特性阻抗大小以及相互之间的匹配。

通过对介质薄层第 3 种情况的分析，让耦合剂的厚度等于 $\dfrac{\lambda_2}{4}$ 的奇数倍，且特性阻抗的平方等于两侧介质特性阻抗的乘积，就可以使探头发出的超声全部进入人体。这是研制耦合剂材料性能的重要依据。同时耦合剂必须保持胶冻状态，不易从皮肤表面滑失，不污染，不腐蚀，不刺激，可高温消毒。

目前临床使用的液体石蜡，其最大透射率是入射强度的 3/4 左右。研究表明，超声从较高特性阻抗的探头射向较低特性阻抗的皮肤时，耦合剂的选择应使其自身特性阻抗大小介于探头与皮肤特性阻抗的中间某一值，这样才能增加超声的初始透射率。

# 第四节 多普勒效应

多普勒效应（Doppler effect）是 1842 年由奥地利物理学家、数学家和天文学家多普勒（J. C. Doppler，1803—1853）首次报道的一种物理学效应。

## 一、声波的多普勒效应

当声源或接收体或两者同时相对介质运动时，接收体接收到的声波频率发生变化的现象，称作声波的多普勒效应。

**1. 波源和接收体的相对运动发生在两者的连线上** 若波源的发射频率为 $f_0$，波长为 $\lambda$，波速为 $c$，波的周期为 $T$。波源相对于介质的运动速度为 $u$，接收体相对于介质的运动速度为 $v$，波速 $c$ 是波在介质中的传播速度，它与波源和接收体相对于介质的运动速度无关。可以证明，接收体所接收到的频率的一般表达式为

$$f' = \frac{c \pm v}{c \mp u} f_0 \tag{3-46}$$

式中,分子中的加号和分母中的减号适用于接收体和声源相向运动的情况,而分子中的减号和分母中的加号则适用于二者背离运动的情况。

**2. 波源与接收体相对运动方向成一定的角度**　若波源和接收体的运动不在两者的连线上,则只需考虑波源和接收体在连线方向上的分速度。设波源相对于介质的运动方向与波源和接收体连线的夹角为 $\theta$,接收体相对于介质的运动方向与波源和接收体连线的夹角为 $\beta$,$u$ 在连线上的分量为 $u\cos\theta$,$v$ 在连线上的分量为 $v\cos\beta$,将 $u\cos\theta$ 代替 $u$,$v\cos\beta$ 代替 $v$,代入式(3-46)得到接收波的频率为

$$f' = \frac{c \pm v\cos\beta}{c \mp u\cos\theta}f_0 \tag{3-47}$$

式(3-47)中加、减号的规定如前。通常,将由多普勒效应引起的接收频率的变化 $f_d = f' - f_0$,称为多普勒频移(Doppler frequency shift)。

## 二、多普勒频移的数学表示

**1. 多普勒频移公式**　如图 3-16 所示:声源和接收器固定,在稳态介质中,入射声波频率、声速、波长分别是 $f_0$、$c$ 和 $\lambda_i$,$(\pi - \varphi_i)$ 是入射波与运动目标速度矢量夹角。反射波与速度矢量夹角为 $\varphi_r$。根据多普勒效应原理,这里超声波传播的过程中将出现 2 次多普勒频移现象。当超声波入射到达血管内的血液颗粒时,作为接收体的血液颗粒是运动的,其流

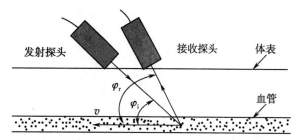

图 3-16　多普勒频移测量原理

动速度为 $v$,这就出现了第一次多普勒频移现象;当被血液颗粒散射的超声波返回到接收器时,作为散射体的血液颗粒又相当于运动的波源,于是就出现了第二次多普勒频移现象。

在第一次多普勒频移现象中,由于声源与血液颗粒存在相对运动,血液颗粒接收的频率为

$$f' = \frac{c + v\cos\varphi_i}{c}f_0$$

出现第二次多普勒频移时,接收血液颗粒反射或散射回波的频率,相当于波源运动,接收体静止,相应接收回波的频率为

$$f = \frac{c}{c - v\cos\varphi_r}f' = \frac{c}{c - v\cos\varphi_r} \cdot \frac{c + v\cos\varphi_i}{c}f_0$$

$$f = \frac{c + v\cos\varphi_i}{c - v\cos\varphi_r}f_0 = \frac{(c + v\cos\varphi_i)(c - v\cos\varphi_r)}{c^2 - v^2\cos^2\varphi_r}f_0 \tag{3-48}$$

利用 $c^2 \gg v^2$ 化简并整理

$$f = (1 + \frac{v}{c}\cos\varphi_i + \frac{v}{c}\cos\varphi_r)f_0$$

在 $v \neq 0$,$\varphi_i$、$\varphi_r \neq 90°$ 时,$f$ 与 $f_0$ 的差频存在,即多普勒频移 $f_d = f - f_0$ 为

$$f_d = \frac{v}{c}(\cos\varphi_i + \cos\varphi_r)f_0 \tag{3-49a}$$

式(3-49a)表明,当 $f_0$、$c$、$\varphi_i$、$\varphi_r$ 一定时,$f_d$ 仅与血液颗粒的流动速度 $v$ 有关;反之,只要测得 $f_d$ 就可以求得相应的血液流动速度 $v$。若 $\varphi_i = \varphi_r = \varphi$,则

$$f_d = \frac{2v\cos\varphi}{c}f_0 \tag{3-49b}$$

**2. 矢量公式及物理意义**　由式(3-49a)可知,多普勒频移与超声波入射角和反射角的大小密切相关,因此引入矢量表示更为直观。

将式（3-48）换成

$$f(1 - \frac{v}{c}\cos\varphi_r) = f_0(1 + \frac{v}{c}\cos\varphi_i)$$

写成矢量式为

$$f(1 - \frac{\vec{v} \cdot \vec{k}_r}{\omega_r}) = f_0(1 - \frac{\vec{v} \cdot \vec{k}_i}{\omega_i})$$

$\vec{v}$ 是速度矢量，引入波矢量 $\vec{k}$，其大小为 $k = \frac{2\pi}{\lambda}$，方向沿波的传播方向；$\omega = 2\pi f$；$c = \frac{\omega}{k}$。从公式两边提出角频率项有

$$\omega_d = \omega_r - \omega_i = \vec{v} \cdot (\vec{k}_r - \vec{k}_i) \tag{3-50}$$

这是多普勒频移的矢量表示式。它不仅是超声多普勒技术理论的最基本数学模型，也可直接用来分析超声仪器对速度矢量的检测灵敏度。图 3-17 表示了波矢量 $\vec{k}_r - \vec{k}_i$ 和血液颗粒的流动速度矢量 $\vec{v}$ 之间各角度变化对检测灵敏度的影响。

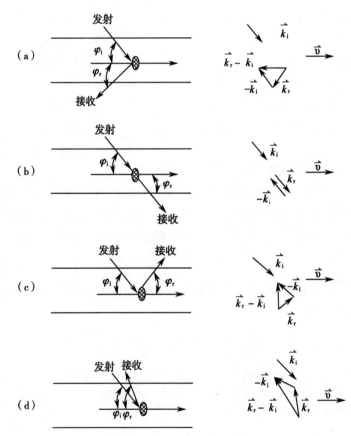

图 3-17　声束与流速的矢量关系图

在图 3-17（a）中，$\vec{k}_r - \vec{k}_i$ 的方向与轴向血液颗粒的流动速度 $\vec{v}$ 成 180°，所以频移 $\omega_d$ 为负值，由于矢量合成 $\vec{k}_r - \vec{k}_i$ 的方向与 $\vec{v}$ 平行，所以对轴向流速的灵敏度很高，而垂直于血管轴的垂向流速检测不灵敏，或者说是无法确定的。

这种情况的检测缺点是：发射和接收换能器处于血管两侧，无法避免在另一侧出现有碍声波传播的骨骼、气腔等情况。

图 3-17（b）中，矢量 $\vec{k}_r - \vec{k}_i = 0$，因此，$\omega_d = 0$。即这种测量方式对任何方向的流速都是不灵敏的，所以这种方式不能在实际中使用。

图 3-17（c）的 $\vec{k}_r - \vec{k}_i$ 垂直于 $\vec{v}$，因此，与 $\vec{v}$ 点积为零，$\omega_d = 0$。尽管对垂向流速有较高的灵敏度，

但对轴向流速不灵敏,这种情况也不适用。

只有图3-17(d)所示的测定方式才是最实用的。在这种方式中,灵敏度矢量 $\vec{k}_r - \vec{k}_i$ 为倾斜的,因此它既能测定轴向流速,也能测定垂向流速。而且它的发射器、接收器处于血管同一侧且比较接近,一般常把发射和接收装置固定在一个换能器中。

### 三、频移信号的采集

**1. 血流方向的判定**　当血流方向朝向超声发射探头及接收探头时,此方向为 $\bar{v}$ 的正方向;相反,当血流方向背离发射探头和接收探头时,此方向为 $\bar{v}$ 的负方向,将 $\bar{v}$ 的正值(或负值)代入式(3-49b),得出的多普勒频移信号 $f_d$ 为正值(或负值)。多普勒超声法测定血流速度时,就是根据 $f_d$ 的正负值来判别血流方向的。

**2. 最大频移信号的取得**　由于多普勒频移值与超声束和血流方向之间的夹角余弦成正比,当声束与血流方向平行时,多普勒频移为最大正值,随两者夹角的增大, $f_d$ 逐渐减小。所以在进行超声多普勒检查时,为了获得最大的频移信号,应使超声束和血流方向尽可能平行。但这样一来又增加了衰减损耗,因此实际应用中常取 $\varphi_i = \varphi_r = 45°$。

**3. 测量高速血流**　多普勒频移 $f_d$ 的大小与探头发射频率 $f_0$ 成正比,与声速 $c$ 成反比。对于一定值的 $f_d$ 来说, $f_0$ 越小,所测量的流速 $v$ 越大。因此,为了测量高速血流,应尽可能地选用低频探头。

**4. K值(探头定标系数)**　血流速度 $v$ 由式(3-49b)可求出:

$$v = \frac{f_d c}{2 f_0 \cos\varphi} \tag{3-51}$$

在实际检查时,探头频率 $f_0$ 已经选定则不再改变,声速 $c$ 在人体中亦为定值。因此, $f_0$ 和 $c$ 可视为常数,用K表示,式(3-51)变为

$$v = K \frac{f_d}{\cos\varphi} \tag{3-52}$$

若声束平行于血流方向,式(3-52)可简化为

$$v = K f_d \tag{3-53}$$

式(3-53)说明,流速的大小取决于多普勒频移的数值。当探头频率 $f_0$ 确定后即可计算K值,在多普勒超声学中,K值称为探头定标系数,如探头频率为2MHz时,K=0.39m·s$^{-1}$;探头频率为4MHz时,K=0.20m·s$^{-1}$;探头频率为8MHz时,K=0.10m·s$^{-1}$。在新型仪器中,多普勒频移值自动转换为血流速度(假设 $\cos\varphi = 1$ )。

思考题

1. 提高超声频率对超声检查的利弊各是什么?
2. 怎样减小探头与皮肤表面入射超声的衰减?
3. 圆片型(活塞式)超声发生器产生的超声场在近场及远场声压分布各有何特点?
4. 多普勒频移公式的矢量表示意义是什么?
5. 如何取得最大频移信号?

（吴小玲　时梅林）

# 第四章 超声成像

20世纪初,法国物理学家朗之万(P. Langevin,1872—1946)首次研制成了石英晶体超声发生器;40年代人们开始进行超声医学应用的研究,1942年奥地利医生杜斯克(K. Dussik,1908—1968)尝试用超声(透射法)研究脑肿瘤;1952年美国医生维尔德(J. Wild,1914—2009)应用脉冲反射式(A型)超声诊断仪分析软组织结构,同年美国医生霍利(D. Howry,1920—1969)开始研究超声显像(B型超声);1954年瑞典医生埃德勒(I. Edler,1911—2001)率先应用超声光点扫描法(M型超声)诊断心脏疾病;1957年日本物理博士里村茂夫(1919—1960)将声学多普勒效应用于超声诊断。在过去的半个多世纪中,医学超声成像技术发展迅速,从早期的A型和M型一维超声成像、B型二维超声成像,发展到动态三维成像;由黑白灰阶超声成像发展到彩色血流成像;超声造影、谐波成像、组织多普勒成像、超声弹性成像等技术也已应用于临床。医学超声成像技术的发展和应用,以其非电离辐射的独到之处、对软组织鉴别力较高的优势、仪器使用方便、价格便宜等特点,成为医学成像中颇具生命力而不可替代的现代影像诊断技术。

本章将介绍超声成像的物理机制和常用类型超声诊断仪的基本原理。

## 第一节 超声回波所携带的信息

### 一、反射和散射回波

入射超声在声特性阻抗不同的界面上会产生反射声波(也称超声回波),当这些界面两侧介质的声学性质差异不是很大时,大部分超声可以穿过界面继续向前传播,在遇到第2个界面时又产生反射回波,并仍有很大部分超声穿过第2个界面继续前进,反射回波被超声换能器接收后,可通过显示器显示出来,如图4-1所示,超声反射回波的产生机制与显示比较直观。

人体组织和脏器具有不同的声速与声特性阻抗,入射的超声在声特性阻抗不同的组织界面上会产生反射声波;当遇到声特性阻抗不同的较大界面时,一部分超声就会以大角度(相对原传播方向大于90°角)改变原传播方向发生折射,反射波和折射波的振幅和能量也会发生改变。人体组织具有复杂的结构和成分。当超声在人体中传播时,其中的非均匀部分会成为二次或高次再辐射波源,

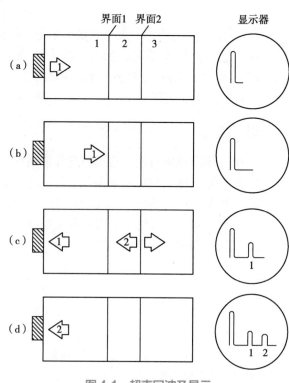

图4-1 超声回波及显示

这种再辐射波与原入射波以及其他再辐射波相互作用,从而形成超声干涉、衍射等物理现象,使其波前形状、频率、传播方向、相位和振幅均发生变化,具体变化的情况与介质的非均匀特征有关。超声与介质相互作用时,波前方向、幅度、相位及频率因介质非均匀性而发生变化的现象统称为超声的散射,将入射波和散射波相干形成的超声场称为散射波场。因此,超声反射波和散射波携带的目标信息主要包括:反射波强度(能量或振幅)、反射波时间、频移(频率变化)、相移(相位变化)、频谱变化(包含的频率)等。

在人体中,根据生物组织的不同生理功能,可将其分为上皮组织、肌肉组织、神经组织和结缔组织4种基本类型。这些生物组织之间声学特性(声特性阻抗、声衰减系数等)不同,因此超声通过的时候要产生反射波和散射波。

上皮组织覆盖在体表,一般很薄,对超声检测意义不大。

肌肉组织一般为集合成束状的软组织,其声特性阻抗和声衰减系数等将大于水或其他松散结构的生物软组织,且和肌肉束轴向与波走向之间的夹角大小有关。比如,实验观测到超声沿纤维束平行方向的衰减是垂直方向衰减的2倍,因此沿肌肉束不同方向的反射和散射波强度也有差别。

神经细胞的特点是分散在体内各处,在脑和脊髓中较为集中,所以超声的传播仅在脑和脊髓中会受到神经组织的影响。

结缔组织可分为几种类型,其中两种即骨组织和血液对超声的影响很大。骨组织的密度接近软组织密度的1.7倍,超声在骨组织中的速度及骨的声特性阻抗都远大于超声在软组织中的速度及软组织的声特性阻抗,使得超声在骨组织和软组织界面处产生很强的反射波,同时也导致超声很难穿透骨组织。血液则体现了另一种特性:对于超声,血细胞的作用如同散射粒子,它们的流动速度可以通过多普勒效应进行检测。由于血细胞的尺寸远小于超声波长,所造成的散射归属瑞利散射类型。尽管每个血细胞的散射极为微弱,但由于血液中的血细胞密度约为 $5 \times 10^6 mm^{-3}$,因此总的散射功率是可以测量得到的,使用多普勒技术测量血流状态主要是通过超声在这些血细胞上的散射波来获取信息。

超声成像的信息主要由换能器所接收的反射回波和散射回波(医学超声影像学中习惯称为回声)所携带。一个典型的超声回波应包含大界面反射回波和小粒子散射回波两种成分,其中反射回波的幅值通常大于散射回波的幅值。由于反射回波和散射回波产生的机制不同,所以这两部分回波中所携带的有关生物组织的信息含量和表现形式均不相同。反射回波主要携带的是超声成像的位置信息,而散射回波则主要携带被测介质的结构信息。

医学超声影像诊断技术可分为两大类,即基于回波扫描的超声诊断技术和基于多普勒效应的超声诊断技术。基于回波扫描的超声诊断技术其基本原理主要是检测超声在不同组织中产生的反射和散射回波强度(与深度信息)形成的影像或信号来鉴别和诊断疾病,这种技术可用于解剖学范畴的检测及组织器官的功能状况,了解器官的组织形态学方面和心脏运动的状况与变化。基于多普勒效应的超声诊断技术其基本原理主要是通过检测运动目标散射回波或反射回波的频率偏移现象来获取人体内部的运动信息,这种技术主要是用于了解组织器官的功能状况和血流动力学方面的生理病理状况,如观测血流状态、心脏的运动状况和血管是否栓塞等。

## 二、超声成像的三个物理假定

**1.三个物理假定**　超声成像的基本原理以三个物理假定为前提:①声束在介质中直线传播,以此可估计成像的方位;②在各种介质中声速均匀一致,以此估计成像的距离;③在各种介质中超声的吸收衰减系数均匀一致,以此确定增益补偿等技术参数。

**2.脉冲回波测距**　在人体组织和脏器不同的界面上,由于声特性阻抗不同,产生回波的位置

可根据脉冲发出并达到界面以及返回所经历的往返路程与声速的关系确定。声源至界面的距离为

$$l = \frac{ct}{2} \qquad (4-1)$$

式中 $c$ 为介质中的声速，$t$ 为从发出超声到接收界面反射回波的时间间隔，即回波时间。依据不同界面的回波时间 $t$，可以求出各界面与换能器之间的距离 $l$，这就是脉冲回波测距的理论基础。

超声有连续波，也有脉冲波。由于脉冲检测技术除了能对回波界面定位外，还因为能消除很强的发射信号对反射信号的影响，具有较高的灵敏度，所以目前在临床上应用的超声诊断仪大多采用脉冲波。

**3. 时间增益补偿**　超声成像的过程是超声与介质的声特性有机结合的过程。超声探测时，随着探测深度的不同，超声与介质作用的声程不同，因此声振幅的衰减也不同，介质的声特性阻抗越小，声振幅衰减的幅度越大，这一点与介质对 X 射线的衰减特性正好相反。超声在不同介质中衰减的幅度与界面深度的关系都是成正比的，这就使得在不同深度位置却具有相同界面性质的回波信号强度有很大的差异，需通过时间增益补偿（time gain compensation，TGC）来消除。

时间增益补偿的物理原理是依据第三条基本假设建立的。其原则是按衰减的幅度补偿，使接收器增益随扫描时间而增加。因此，从较深部位的界面反射的回波信号的放大倍数较大，而距离换能器较近的反射信号，也就是时间上较早到达换能器的回波信号的放大倍数较小。如图 4-2 所示，(a)、(b) 分别表示超声信号强度随传播距离的衰减曲线和不同界面的回波振幅；(c)、(d) 分别表示补偿增益曲线和补偿后各界面的回波波形。

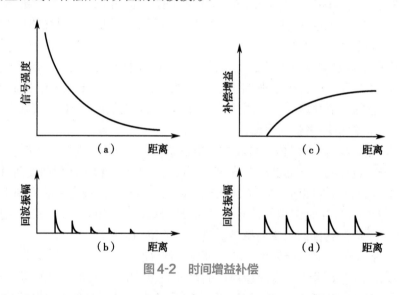

图 4-2　时间增益补偿

## 第二节　A 型超声成像与 M 型超声成像

### 一、A 型超声成像

A 型超声成像因其对回波显示采用幅度调制（amplitude modulation）而得名，即在显示器上，以脉冲波表示回波，脉冲的幅度（坐标纵轴）代表回波的强度，脉冲的位置或脉冲之间的距离（坐标横轴）正比于反射界面的位置或界面之间的距离，如图 4-1 和图 4-3 中的 A 型所示。因此，通过探头（换能器）定点发射超声获得回波所在的位置，可测得人体脏器的厚度、病灶在人体组织中的深度以及病灶大小。根据回波的其他一些特征，如回波的脉冲幅度和回波的密度等，还可在一定程度上对病灶进行定性分析。

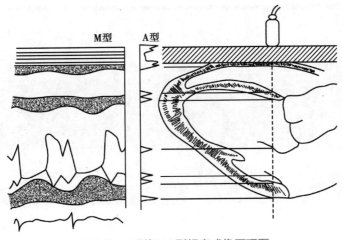

图4-3　A型与M型超声成像原理图

由于A型超声成像是一维的回波图像，只能反映声线方向局部组织的回波信息，不能获得临床诊断需要的二维形态影像，而且存在检查运动脏器时脉冲波不稳定的问题。因此随着各种新的超声成像技术的不断出现，除眼科等特殊检查需要外，目前临床已很少使用A型超声成像仪，但因其是超声回波成像的最基本成像模式，所以在介绍超声成像时加以简要介绍。

## 二、M型超声成像

对于运动脏器，各界面反射回波的位置及信号大小都是随时间变化的，若仍用幅度调制的A型超声成像方式显示，脉冲波形会随时间改变而得不到确定图示。

M型超声成像是在A型超声成像基础上发展起来的，其改用辉度调制（brightness modulation）的方式显示超声回波，即深度方向所有界面的回波，以光点的形式在显示器垂直扫描线上显示出来（显示器纵轴表示脏器深度），光点亮度的强弱代表回波信号幅度的大小，多个界面的回波形成一系列垂直亮点，随着脏器的运动，垂直扫描线上的各点将发生位置上的变动，定时地采样这些回波并使之按时间先后顺序在显示器屏幕上显示出来（显示器横轴表示时间），可构成一幅各反射界面位置及回波强度随时间变化的活动曲线图。图4-3中的M型为一幅心脏搏动时，心脏内各反射界面位置与回波强度随时间变化的活动曲线示意图。可以看出，由于脏器的运动变化，活动曲线的间隔亦随之发生变化，如果脏器中某一界面是静止的，活动曲线将变为水平直线。

由于这种方式显示的图像是由运动回波信号对显示器扫描线实行辉度调制，并按时间顺序展开而获得一维空间多点运动时序（motion-time）图，故被称之为M型超声成像。

M型超声成像对人体中运动脏器的功能检查具有优势，主要用来检查心脏，可进行多种心功能参数的测量，如心脏瓣膜的运动速度、加速度等，常被称为M型超声心动图（曲线）。图4-4是M型超声心动图（二尖瓣波群），图中可见舒张期早期左心室快速充盈，瓣叶迅速开放形成的E峰；舒张期晚期左心房收缩，瓣叶二次开放所致的A峰。M型超声成像不能获得真正的二维解剖影像，且不适用于对静态脏器的诊查。

传统M型超声成像是对采样线（声束线）上运动器官（心血管系统）不同深度界面回波信号进行辉度调制，并随时间从左向右展开，其图像质量主要取决于组织声学特点及探头发射频率。M型超声常与二维超声心动图（详见本章第三节B型超声成像）配合使用，因其受声束线扫查方向的限制，仅适用于以探头为顶点的90°扇面内，要求受检部位的运动方向与声束线方向平行。在由于各种原因引起心脏移位的情况下，难以满足采样线与受检测部位相互垂直的要求时，测量就可能出现误差，使其应用受到限制。

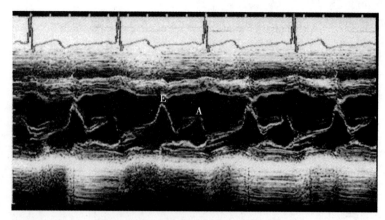

图 4-4　M 型超声成像(二尖瓣波群)

随着电子技术、影像处理技术的发展,出现了解剖 M 型超声成像(anatomic M-mode, AMM),又称解剖型超声心动图。解剖 M 型超声成像是对序列采集的多帧数字化二维影像(二维超声心动图)进行影像后处理,利用计算机软件逐帧将任意方向的采样线与每条声束线交叉点的灰度值及位置信息提取出来并加以显示,可得到采样线上各点的灰度、位置随时间的变化,实现了二维时序影像中任意方向上的灰度、位置随时间变化的重现,克服传统二维超声心动图采样线仅限于扇角定点的缺点,为超声的测量和诊断带来了方便。

# 第三节　B 型超声成像

B 型超声成像是目前超声影像诊断应用最广泛的超声成像方式。它得到的是脏器或病变的断面影像,并可以进行实时的动态观察,还能与其他形式的超声设备复合成更先进的超声诊断系统。

## 一、辉度调制式断面影像的形成

B 型超声成像与 M 型超声成像一样,采用辉度调制方式显示深度方向所有界面反射回波,不同深度的回波对应影像上一个个光点,光点亮度的强弱代表回波信号幅度的大小,并按一定的方式快速移动探头发射出的声束,逐次获得不同位置的深度方向所有界面的回波,当扫描完成,便可得到一帧超声束所在平面的二维超声断面影像,如图 4-5 所示。B 型超声成像因其成像方式采用辉度调制而得名,也称二维超声成像。

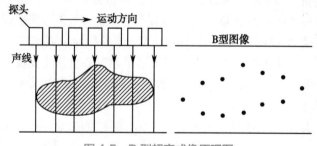

图 4-5　B 型超声成像原理图

如图 4-6(a)所示,探头发射的声束在水平方向上快速移动,得到的是一帧由声束扫描方向决定的垂直平面二维超声断面影像,称为线形扫描断面影像;如图 4-6(b)所示,通过改变声束的角度(机械的或电子的方法),使声束指向方位快速变化,每隔一定小角度,被探测方向不同深度所有界面的反射回波都以亮点的形式显示在对应的扫描线上,形成一帧由探头摆动(或晶片转动)方向决定的垂直扇面二维超声影像,称为扇形扫描断面影像。

快速连续不断地扫描,可以实现实时动态显示,观察运动脏器二维形态的动态情况,满足实时动态显示运动脏器(心脏)二维形态的 B 型超声影像也称二维超声心动图,如图 4-7 所示。

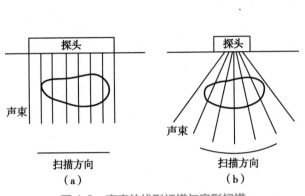

图 4-6　声束的线形扫描与扇形扫描
注:(a)线形扫描;(b)扇形扫描。

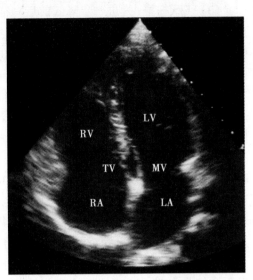

图 4-7　二维超声心动图(舒张期)

B 型超声成像和 M 型超声成像的主要差别在于声束扫描的产生与显示器上对应的断面影像的形成。M 型超声成像的帧扫描加的是一个与时间呈线性关系的慢变化,它的变化速率只要能使心脏等器官的动态状况显示清楚即可;而 B 型超声成像的帧扫描则一定要与超声束的实际位置严格对应,否则显示的断面影像就会失真,无法根据断面影像来确定组织的相应位置。

## 二、B 型超声成像中的电子扫描

声束掠过某剖面的过程称为扫描。起初 B 型超声成像采用手动和机械扫描,即探头或声束的移动是手动和机械控制运动。这两种扫描方式的共同缺点是扫描速度慢,探头的移动又受人体表面的限制,所以在线阵式、面阵式探头开发出来后采用了电子扫描,大大提高了扫描速度,使 B 型超声成像实现了实时成像。这里介绍两种典型的电子扫描方式。

**1. 电子线性扫描**　电子线性扫描(electronic linear scan)是以电子开关或全数字化系统控制由若干个晶片并联起来组成的探头阵元组顺序发射来实现的。阵元密度:一维为 512,1.5 维为 $128 \times 8$,二维为 $60 \times 60$ 或 $80 \times 80$。每次发射和接收超声时,将若干个阵元编为一组,由一组阵元产生一束扫描声束并接收信号,然后由下一组阵元发射下一束并接收。扫描声束发射按阵元组顺序,相当于一条声束在线性平移。每次接收到的回波信号经过处理后加在显示器 $z$ 轴上,调制其亮度。由 $y$ 轴表示回波深度,$x$ 轴对应声束扫描的位置,由此合成一帧矩形超声断面影像。

(1)常规扫描:在常规扫描中,相邻声束之间错开一个阵元,即第一个声束由 $1 \sim 9$ 阵元发出的超声叠加而成,第二个声束由 $2 \sim 10$ 阵元构成,第三个声束为 $3 \sim 11$ 阵元构成,以此类推。如果是 128 阵元线阵换能器,最后一次脉冲激励为 $120 \sim 128$ 阵元构成。因声束位于阵元组的中心线上,故扫描声束位置依次为 5、6、7、…、124。若参与一条扫描声束合成的阵元数为偶数,扫描声束位置位于中部两相邻阵元的中间。如果线阵由 $M$ 个阵元构成,参与合成一条扫描声束的阵元数,即阵元组中的阵元数为 $N$,则一帧线性扫描影像由 $(M-N+1)$ 条扫描线组成。

(2)隔行扫描:为防止前一次回波对后一次扫描的干扰,常将前后两次扫描声束位置错开,依次每个阵元组相差 2 个阵元,即第一声束是 1～9,第二声束是 3～11,第 60 次扫查所用阵元为 119～127,第 61 次为 2～10,第 62 次为 4～12,最后一次为 120～128。扫描声束位置依次 5、7、…、123;6、8、…、124。即先扫描奇数线,再扫描偶数线,每帧影像仍由 $(M-N+1)$ 条扫描线构成。

(3)飞跃扫描:为进一步降低前后扫描声束间的干扰,常用飞跃扫描方式。仍以 128 阵元换能器及其系统为例,每次扫描参与合成波束的阵元数为 9。第一声束为 1～9,第二声束为 61～69,第三声束为 2～10,第四声束为 62～70。依此类推,第 $(M-N)$ 次为 60～68,第 $(M-N+1)$ 次为 120～128。扫描声束位置依次为 5、65、6、66、…、64,124 号阵元,即中心位置。

(4)半间距扫描:B 型超声影像的横向分辨力除由声束宽度决定外,还决定于扫描线之间的距离。在常规、隔行及飞跃扫描中,扫描线的间距等于阵元中心间距 $d$。受换能器结构与性能的限制,$d$ 不可能太小,为了增加一帧影像的扫描线数,常采用半个和 1/4 线间距扫描。在半个 $d$ 扫描中,第一条合成声束用 1～10 阵元发射,1～9 阵元接收;第二条用 1～10 阵元发射,2～10 阵元接收;而在第三条用 2～11 阵元发射,2～10 接收;第四条 2～11 阵元发射,3～11 接收;……;依此类推。设换能器阵元总数为 $M$,每次发射所用阵元数为 $N$ 时,得到一帧影像中半间距的声线总数为 $2(M-N+1)$,与前述扫描方式比,每帧影像的扫描线数增加 1 倍。这种扫描方式抑制前、后两声束回波的干扰更为重要,因此,常将半间距扫描与飞跃扫描结合使用。

**2. 相控阵扇形扫描**  电子扇形扫描也常称相控阵扫描。它采用尺寸较小的多阵元换能器发射和接收声束,使声束很容易通过胸部肋骨间小窗口透入体内作扇形扫描,以达到探测整个心脏的目的。相控阵超声断面成像是借鉴雷达天线相控扫描原理构成的,它利用线(或面)阵式换能器阵元发射时有一定的相位延迟,使合成声束的轴线与线阵平面中心线有一夹角,随夹角的变化可实现扇形扫描。在扫描中各阵元之间如果同时被激励,各子波的包迹组成平面波垂直于换能器表面;若相邻各阵元被激励时依次有一个时间差,所发射声束将偏离原垂直方向,如图 4-8 所示,依次激励的各阵元组之间有一个顺序变化的位相差,合成声束也会有一个角度的变化,如果声束与阵列的法线成 $\theta$ 角,对不同阵元组,延迟时间变化时,$\theta$ 角也变化。如果颠倒阵元激励顺序,合成声束将偏转到阵列法线另一侧。

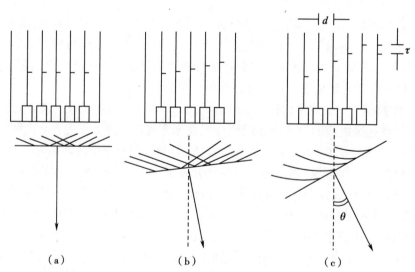

(a)　　　　　　　　(b)　　　　　　　　(c)

$d$:晶片中心距离;　$\theta$:合成声束偏转角度;　$\tau$:延迟时间

**图 4-8　相控阵扇形扫描原理图**

相控阵超声诊断仪常通过延迟时间的切换,使扫描声束在 $\theta=\pm45°$ 的范围内扫描。有些扫描角度变化甚至更大。

设相邻阵元间的发射延迟时间为 $\tau$，阵元中心间距 $d$，则偏转角 $\theta$ 与 $\tau$ 之间关系为

$$\tau = \frac{1}{c} \cdot d \cdot \sin\theta \tag{4-2}$$

式(4-2)中，$c$ 为人体中的声速，改变 $\tau$ 值即可使声速偏转角 $\theta$ 的变化。

相控阵探头发出的超声束遇到目标产生回波信号到达晶片的时间是有差异的，因此需准确地按时差对各晶片接收回波进行时差补偿，然后将其叠加在一起，才能获得目标空间位置的正确信息，这就是"相控"接收原理，如图 4-9 所示。

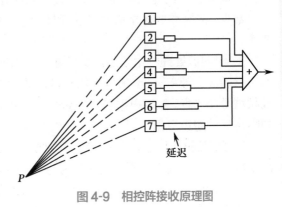

图 4-9　相控阵接收原理图

### 三、B 型超声成像中的影像处理

在超声成像中，动态范围是指在保证回波信号既不被噪声淹没也不饱和的前提下，允许仪器接收放大回波信号幅度的变化范围。一般仪器在 40～60dB，有些仪器的动态范围可调。动态范围越大，所显示影像的层次越丰富，影像越清晰。在早期的 B 型超声成像中，由于动态范围太小，所获得的影像只能看清脏器轮廓的线条，不能很好地显示细节。动态范围也受显示器特性的限制，通常不可能做得很大。实际上回波的动态范围与显示器所具有的动态范围并不相同，回波的动态范围大(约 100dB)，显示器的动态范围小(不超过 30dB)，因此，为防止有用信息的丢失，须对回波动态范围进行压缩，并将动态范围内的分贝(dB)数分成等级显示出来，这种灰阶处理即窗技术。经处理后的信号将压缩那些无用的灰阶信息，而保留并扩展具有诊断意义的微小灰阶差别，使 B 型超声成像的影像质量得到改善。在 B 型超声成像的影像中，明亮层次或灰度层次越多，反映介质的声特性阻抗信息或者说携带回波幅度的信息也越多。实际上光点的亮度所含信息是足够多的，但人眼的分辨力却有限，通常在 16～30 级，现在显示器已发展到 256 个灰阶。

现代 B 型超声诊断仪都带有数字扫描变换器(digital scan converter，DSC)。数字扫描变换器的主要功能是将回波的模拟信号转换为数字信号，进行影像后处理。

**1. 像素亮度后处理**　按照预先设定的数据改变已存贮像素的数值，对灰阶进行扩展或压缩。根据影像的基本要求，至少要有 5 位(32 级灰阶)，最好能有 6 位(64 灰阶)；灰阶数过少会使影像出现假轮廓现象。另外，还能对选定的回波强度加强或抑制其亮度，即进行窗技术处理。

**2. 空间后处理**　主要有读出电子放大、影像翻转、不同扫描方式影像的变换等。后处理不会破坏原存的影像。读出电子放大是对影像信号进行相加和平均，采用简单的线性内插法从整帧存贮影像中选出局部区域加以放大，放大倍数最高可达 4 倍。尽管影像被放大便于观察，但它并没有提高原存影像的分辨力。

影像翻转分 3 种情况：①影像水平翻转，即把存贮矩阵中原来从左到右的读出顺序改为从右到左显示，所得影像与原影像左右对称；②影像垂直翻转，是把存贮矩阵中原来的读出顺序改为从最后一行读到第一行显示，所得影像与原影像上下倒置；③影像极性翻转，即把原来黑色背景上显示白色的回波影像转换成白色背景上显示黑色的回波影像。

在 B 型超声成像技术中，声束的扫描形式如图 4-6 所示，分线形和扇形两种。常规线形扫描与扇形扫描对同一物体的 B 型超声影像是不同的，前者是直角坐标，后者是极坐标，用数字扫描变换器(DSC)可以实现影像的坐标变换，将扇形扫描所得回波数据在极坐标中的位置 $(r, \theta)$ 转变为存储、显示所需的直角坐标位置 $(x, y)$。在非顺序写入及其顺序读出方式中，将回波数据存入像素地址逻辑单元所指明的帧存储器地址内。即在数据写入帧存储器的过程中，实现了极坐标到直角坐标的变换。也有的 DSC 系统采用顺序写入及非顺序读取的方式，依扫描声束

矢径方向采样点的先后顺序将回波数据顺序存入帧存储器内,之后按像素地址单元提供的地址读出数据,按标准电视显示方式进行显示。这样在数据读出的过程中实现极坐标到直角坐标的变换。

**3. 时间后处理**　主要是用数字滤波器对影像作噪声抑制,平滑和边缘加强处理。通常噪声都具有较高的频率分量,所以采用频域滤波的方法,即把离散的数字影像用快速傅里叶变换转换成频域数字影像,然后根据噪声的频率特性把这部分频率分量除去,再用傅里叶逆变换,得到抑制噪声后的超声影像。

**4. 影像冻结**　为了使扫描所得影像易于观察和拍照,令影像在显示屏幕上静止不动,称为影像冻结。若控制系统不让新的信号进入存储器,让其中原有信号循环输出,只要不断显示已存入的一帧影像,就能达到冻结显示作用。如果存储器写入和读出同时进行,显示器上则能显示出实时动态影像。

## 四、B 型超声影像及质量评价

评价超声成像系统影像质量的优劣程度,常以一些参数指标来衡量。超声影像质量主要取决于两方面的因素:空间分辨力和清晰均匀性。在评价 B 型超声影像质量时,了解 B 型超声影像形成的有关因素和掌握 B 型超声影像(医学超声影像学中习惯称声像图)的特征是十分必要的。

**1. B 型超声影像的特征**　超声通过有声特性阻抗差别的介质交界面时,产生反射波。人体各组织声特性阻抗均有所不同,故反射回波亦不同。脏器与脏器之间,脏器内的结缔组织与其他组织之间,正常组织与病理组织之间,各种不同病理组织之间,声特性阻抗都有不同程度的差异,从而构成多种反射界面,形成亮暗不等、疏密不均、大小不一的许多反射光点。由此可获得脏器组织断面大体形态及内部结构的解剖影像和病变组织形态、部位等影像。

根据影像中的不同灰阶,可以把回波信号分为强回声、中等回声、低回声和无回声 4 种。

按回声信号在显示器上所形成的光点分布和聚集状态,回声形态可划分为光团、光斑、光环、光点、光带等。

按其影像中光点的分布情况分为均匀性或非均匀性、密集或稀疏等不同类型。

**2. 空间分辨力**　空间分辨力即能够清晰分辨互相靠近的两个相邻点间的最小距离,它是评价影像质量好坏的主要指标。空间分辨力可分为轴向分辨力、横向分辨力、侧向分辨力。

(1) 轴向分辨力:轴向分辨力是指在超声传播方向上区分两个目标的最小距离,与超声的频率成正比,还受超声脉冲宽度的影响。超声探头不能在同一时间内同时发射和接收超声,只有当探头发射完脉冲以后,处于静止期间,才能进行接收工作。假设脉冲宽度为 $\tau$,两目标可探测最小距离是 $d$,声速用 $c$ 表示,若使两目标的回波刚好不重合,必须满足

$$d = \frac{1}{2}c\tau \tag{4-3}$$

式(4-3)表明,脉冲宽度愈小即脉冲持续时间愈短,则轴向可分辨距离 $d$ 愈小,这意味着轴向分辨力愈高,可以分辨出超声传播过程中更多更微小的细节差异。

基于脉冲回波扫描的超声探头不能同时发射和接收超声波,在脉冲宽度 $\tau$ 期间发射超声波的波列长度为 $L = \tau c$,在脉冲间歇期接收相距为 $d$ 的两个界面 A、B 的反射回波,如图 4-10(a)所示;超声脉冲在两个界面 A、B 的反射回波分别为回波 A 和回波 B,如果回波 A 和回波 B 之间的距离(两个回波波列峰 - 峰值之间的距离)大于 $\tau c$ 时,如图 4-10(b)所示,A、B 两个界面能清楚分辨;若两个回波间的距离等于 $\tau c$ 时,如图 4-10(c)所示,A、B 两个界面刚好能分辨;当两个回波之间的距离小于 $\tau c$ 时,两个波列相互重叠,如图 4-10(d)所示,A、B 两个界面不能分辨。

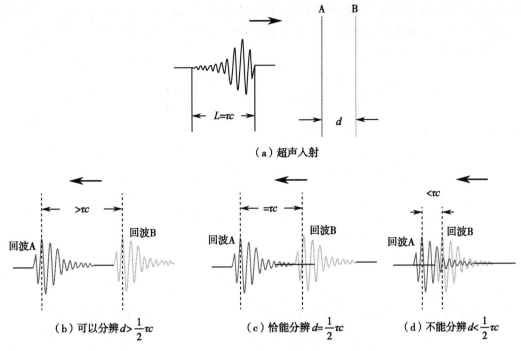

（a）超声入射

（b）可以分辨 $d>\dfrac{1}{2}\tau c$　　　（c）恰能分辨 $d=\dfrac{1}{2}\tau c$　　　（d）不能分辨 $d<\dfrac{1}{2}\tau c$

图4-10　轴向分辨示意图

此外，式（4-3）中的 $d$ 还可以反映超声探测的最小深度，实际的最小探测深度要比式（4-3）的理论计算值大数倍。如果病灶处于最小分辨深度以内，则反射信号在脉冲尚未完毕就已返回探头，因而无法接收而漏掉，所以最小探测深度以内的距离称为"盲区"。要缩短盲区，只有缩短脉冲宽度，但那样又可能使发射的超声能量减少，影响灵敏度。通常是在适当缩短脉冲宽度的同时依靠提高脉冲频率来补偿。所以脉冲宽度大小一般与超声频率有关，例如国产某型号超声诊断仪，在频率为 1.25MHz 时，脉冲宽度约为 5μs；当频率为 2.5MHz 时，脉冲宽度约 3.5μs。

（2）横向分辨力：横向分辨力是指在与超声束垂直的平面上，能分辨开相邻两点间的最小距离，也就是分辨开这两点的能力。显然，当超声束的直径小于两点间距离时就能把这两点都显示出来。当直径大于两点间距离时，则这两点形成一个反射波，因而不能被分辨。

在近场处的超声束与探头晶片的直径大致相同。远场中的超声束则因扩散角而扩散，超声束直径随距离增加而增大。因此，横向分辨力将随距离加大而不断下降。若两个相邻点之间最小距离用 $\Delta y$ 表示，理论证明，对于圆形晶片产生的超声束

$$\Delta y = 1.2\frac{\lambda x}{a} \tag{4-4}$$

式（4-4）中的 $x$ 是两点到探头表面的距离，$a$ 是晶片的半径。该式表明，$\Delta y$ 随距离 $x$ 增加而增大，而 $\Delta y$ 增大意味着横向分辨力下降。

若采用聚焦型探头，则

$$\Delta y = 1.2\frac{\lambda f}{a} \tag{4-5}$$

式（4-5）中的 $f$ 是声透镜的焦距。显然，减小焦距可以提高横向分辨力。

（3）侧向分辨力：对于单晶或环型换能器而言，因其声场呈圆柱形，故侧向分辨力与横向分辨力是相等的；对于线阵、面阵及相控阵换能器，其声束的截面呈矩形，就有侧向分辨力与横向分辨力的区别。一般将换能器短轴方向的分辨力称为横向分辨力（厚度分辨力）；换能器长轴方向的分辨力称为侧向分辨力，如图4-11所示。二者的方向均与声束轴垂直，并互相垂直。因此，所谓侧向分辨力即指超声成像系统在既与声束轴垂直，又与换能器短轴垂直的方向上分辨2个

相邻目标的最小距离。长轴方向是声束扫描的方向,通常采用各种电子聚焦技术使声束变窄,以改善侧向分辨力。短轴方向则一般用声透镜聚焦来改善横向分辨力;对于面阵探头的横向分辨力,也可用电子聚焦方式改善。

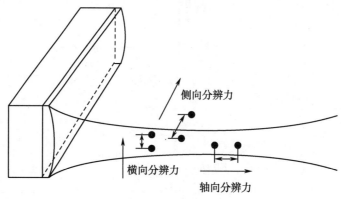

**图4-11 空间分辨力示意图**

**3. 对比度分辨力** 对比度分辨力是对超声影像中相邻两个结构能够加以区分程度的量度。超声影像的影像对比度是画面上相邻两个结构亮度之比,主要取决于反射特性和纹理。反射特性主要由生物组织的声特性阻抗的特性决定,两种组织的声特性阻抗差别越大,其反射强度越大,对比度也越好。

**4. 时间分辨力** 单位时间成像的帧数,即帧频,表示时间分辨力。帧频越高,获取影像的时间越短,即成像速度越快,其时间分辨力越高。对检测运动的器官和组织,实时观察其生理变化时,要求较高的时间分辨力。但时间分辨力是有极限的,它符合关系式

$$N \cdot R \cdot F \leqslant \frac{c}{2} \tag{4-6}$$

式中 $N$ 为一帧的扫描线数;$R$ 为探测深度;$F$ 为帧频,即每秒钟成像的帧数;$c$ 为声速。

从式(4-6)可见,$c$ 代表软组织的平均声速时,$F$ 的提高受到 $R$ 和 $N$ 的限制。提高 $F$,势必要减少每帧的扫描线数或减少探测深度。但探测深度由检测目标的深度决定;而 $N$ 的减少降低了扫描线密度,使影像质量变差。在临床应用时,应根据受检器官的深度和活动度,合理选择 $R$、$F$ 和 $N$。采用多声束技术后,可突破式(4-6)的极限,如四声束技术在保持一定的 $R$ 和 $N$ 时,可提高帧频4倍;或在保持一定的 $R$ 和 $F$ 时,可提高扫描线密度4倍。

**5. 清晰均匀性** 清晰均匀性包括对比清晰度和影像均匀性。

对比清晰度是指超声仪可显示出的相似振幅但不同灰阶细微差别的回波能力,或者说在低对比度条件下鉴别软组织类型和分清细微结构的能力。

影像均匀性是指在整个显示画面的均匀程度。

对于扇形扫描来说,由于近场声束较密,远场声束较疏,甚至出现波纹状图案。为了消除这些现象,需进行影像插值补充数据处理,即在远场水平扫描线上增加像素,送入后处理器的行内插值电路进行行内插处理,以填补未被采样的像素,消除像素矩阵中的空格,改善影像的均匀性。

另外,一帧影像内的扫描声线数也影响着影像质量,声线愈多,影像愈清晰细腻,分辨细节的程度愈高。实时成像系统的声线数一般不可能太密,每发射一个声脉冲形成一条声线,线形扫描中,每横移 1mm 至少要有一条声线;扇形扫描中,每 1° 内至少要有一条声线。声线数的多少还受帧频和穿透深度的制约。B 型超声诊断仪的影像处理可以在影像显示时利用内插值电路插入扫描线数(而不是发射声线数),以弥补声线数的不足来改善影像的对比清晰度。

**6. 伪像**

(1)伪像形成的原因:与光线在介质中传播情况不同,声波在组织中传播所产生的声衰减及

声速的变化、反射与折射、声束的扩散等现象都非常显著。我们在前面已经提及，超声成像技术的基础是建立在 3 个物理假定基础上的。然而，3 个假定条件在实际的组织中很难满足，这就造成了影像与实际组织的情况不一致，形成伪像。伪像是由于成像系统原理与技术的局限，生物体自身的复杂性，以及诊断上的主观偏差等客观条件和人为因素造成的影像畸变或假象，使检测到的数据与真实情况存在差异。超声影像失真造成的伪像可分两种情形：①形状与位置失真造成的伪像；②亮度失真造成的伪像。

1）形状与位置的失真：由于声速不同造成反（散）射体位置失真是最基本的情况。由于界面两边声速不同引起声束折射，使实际位置处于某点的反（散）射体所成的像，却显示到了另一点，即折射失真。如果界面两边的声阻抗差异较大，也会出现反射引起的失真。这种因折射和反射造成的伪像有时还不止一个[对一个反（散）射体来说]，比如，在肿瘤等圆形物体的后方，不同角度的折射使生成的像点可能是 1 个，也可能是 2 个、3 个或更多。如图 4-12 所示，由于这种原因，处在一个声速与周围组织不同的圆柱体后方的物体，其影像的形状也必然发生畸变。而且由于声线在圆柱体内发生了折射，路径发生了变化，声速又不相同，都使得声束到达圆柱体后壁的时间发生变化，因此，圆柱体本身的形状也会改变。

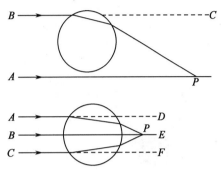

图 4-12 圆柱体后成像示意图

影响影像形状与位置变化的主要原因是声速的改变。但是，因反射和折射出现的虚像有时会使观察者分不清影像的真实轮廓，因而也就相当于改变了形状。

2）亮度的失真：在不考虑周围介质反射引起的干扰时，影像中某点的亮度可由该点的回波强弱来决定。但是回波的强弱只有在满足第 3 条成像的基本假设，即在组织中的衰减吸收是均匀的，不均匀性已被时间增益补偿（TGC）调节补偿，影像的亮度大小只代表该处背向散射或反射的强弱时，才会保证影像的真实，否则就会引起影像亮度的失真。

引起亮度失真原因有两类：①声束传播的路径上存在着介质的不均匀性，如声衰减的变化、声速的变化、界面的存在等，因而就改变了回波的强弱，从而改变了亮度；②由于界面反射或折射产生的伪像，其回波与原区域的回波相叠加，引起亮度的增强，造成影像失真。

无论是亮度失真还是位置与形状失真，在临床检测中表现的伪像是多种多样的。比如：应当与周围组织完全一样的区域，亮度却有了增强或减弱；不应有异物组织的地方，出现了异物组织散射的亮点；肿瘤的前方出现了像月晕似的光带；圆形的囊肿却改变了形状等。就成像技术研究所致力的目标来说，应当消除伪像，还其真面目。但另一方面，伪像产生的种种现象也可以成为医生判断疾病、分析组织特点的重要依据。因为这些现象的形成都有其声学意义，可以通过声学分析了解形成伪像的条件，从而了解造成伪像的区域及其周围环境的相互作用的声学特性。

（2）伪像分类

1）混响伪像：超声垂直照射到平整的界面而形成声束在探头与界面之间来回反射，出现等距离的多条回波，其回声强度渐次减少，称为多次反射。由多次反射或散射而使回声延续出现的现象称为混响伪像，腹壁回波常出现混响，使膀胱、肾、表浅囊肿等表浅部位出现假回波。

识别方法：①偏转探头，避免声束垂直于腹壁，可减少这种伪像；②加压探测，使等距离多次反射间的距离变小，压力减小后距离又加大，由此可鉴别混响。拍照时，可增大近程抑制，以减少混响伪像。

2）切片厚度伪像：也称部分容积效应伪像，因声束宽度较大（即超声切面影像的切片厚度较大）引起。这种伪像出现在胆囊内可形成胆泥样的影像，称为假胆泥。假胆泥鉴别的方法是让患者改变体位，假胆泥不会向重力方向移动。

3) 旁瓣伪像：旁瓣和主瓣同时检测物体，两者回声重复造成。因旁瓣传播途径较主瓣长，能量又小，故对同一界面可产生在主瓣回声影像的两侧，具有浅的拱形长线。比如结石能产生"狗耳"伪像，膀胱后壁因子宫前突会貌似"披纱"。

4) 声影：在扫描成像中，由于前方有强反射或声衰减很大的物质存在，以致在其后方出现声线不能达到的区域称为声影区。在该区内检测不到回声。紧随强回声的后方出现纵向条状无回声区，称为声影，如图 4-13 (a) 所示，表现为后方形成"声影"。利用声影可识别结石、钙化灶和骨骼的存在，如图 4-14 所示。

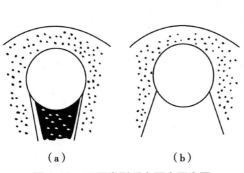

图 4-13　不同类型后方回声示意图
注：(a) 声影；(b) 后方回声增强。

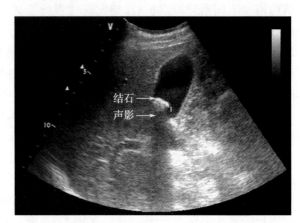

结石
声影

图 4-14　胆结石的二维超声影像

5) 后方回声增强：在单次扫描成像中，当前方的病灶或器官的声衰减甚小时，其后方回声强于同深度的周围组织，称为后方回声增强。出现这种伪像有一个前提，即在其后方必须有足够的散射体存在。囊肿和胆囊等液性结构易出现后方回声增强，后壁回声明亮，而且呈内收状，即蝌蚪尾征。利用后方回声增强可以鉴别液性与实质性组织。如图 4-13 (b) 所示，表现为后方回声"增强"。

6) 侧壁回声失落：大界面回声具明显角度依赖现象，当超声入射角较大时，反射声转向他侧不复回探头，则产生回声失落，此界面不可能被显示，这种现象称为侧壁回声失落。囊肿或肿瘤其外周包以光滑的纤维薄包膜，超声常可清晰显示其细薄的前、后壁，但侧壁不能显示。

7) 侧后折射声影：在单次扫描中，超声从低声速介质进入高声速介质，在入射角超过临界角时产生全反射，以致其后方出现声影。多见于球形结构的两侧后方或器官的两侧边缘，呈细狭纵向条状无回波区，应与小结石声影区别。结石声影紧随强光点的后方，侧后折射声影出现在球形结构或器官的两侧，又称侧边声影。

8) 多途径反射伪像：声束非垂直入射到组织内某界面，并反射偏离到另一界面（不在声束传播方向上），然后再反射直至被接收时，显示的位置与目标实际位置相差甚远。这种伪像可通过变换探测角度消除。

9) 镜像伪像：源于超声在声特性阻抗差异较大的平整大界面的反射，如在横膈回声的两侧出现对称的两个肿块回声，其中浅表一个来自肿块的直接回声，是实像；另一个较深的肿块回声，是由横膈把超声反射到肿块后，肿块回声沿原路经过横膈再次反射回探头，才由探头接收到，是虚像（伪像）。虚像在时间上落后于实像。落后值恰巧等于肿块到横膈间的超声传播时间，因此影像中出现横膈两侧对称的两个肿块回声。

10) 折射伪像：声束遇到两种声速不同的组织构成的倾斜界面时会产生折射，透射的声束发生改变，因而产生折射伪像，也称棱镜效应伪像。

11) 声速失真：通过低声速结构的回声接收到得晚，而通过高声速结构的回声接收到得早，结果使深部的影像失真。平整的表面变得不平整,甚至使小结构不能显示。

除此之外,伪像还可以来自设备硬件的损坏,信号采集、处理,扫描参数选择,仪器调节不当以及视野大小、位置选择和人体摆位不当等。显然,这类伪像的克服或减弱标志着设备运行质量的提高,以及医生对被检者摆位及运动状态的合理指导,从而有效控制影像质量。

# 第四节　频谱多普勒

A 型、M 型和 B 型超声成像是基于探测回波信号强弱的成像技术,检测有关各组织界面的反射或后向散射波的时间间隔和强度信息,显示各组织界面的一维或二维的结构图像;多普勒超声血流测定技术提取的是血细胞散射回探头的多普勒频移信号,显示的是有关血流的性质、方向、流速等信息。显示方式可分为频谱多普勒技术(一维)和彩色多普勒血流显像(二维)。

频谱多普勒是利用超声的多普勒效应,通过一定的技术对信号进行处理,提取血流的多普勒频移信号,最后以频谱或音频形式表示出血流信息的测量技术。该技术主要通过频谱的变化表达血流的改变,对血流的部位并不直观。但在对血流速度的定量测定上,频谱多普勒是必备的工具。频谱多普勒包括连续波多普勒、脉冲波多普勒和高脉冲重复频率多普勒,提供的是一维方向的血流信息,类似于 M 型超声成像技术。

## 一、连续波多普勒

连续波多普勒(continuous wave Doppler,CWD)是最早出现的一种多普勒技术。早期连续波多普勒使用双晶片探头,一个晶片持续发射超声,另一个晶片连续接收回波。后来使用相控阵技术的超声诊断仪将探头晶片分为两组,一组发射,另一组接收。发射和接收两部分即双探头,发射探头连续发射频率和振幅恒定不变的超声波,接收探头连续接收散射回波,接收频率与发射频率之差即为多普勒频移,由式(3-51)可知,流速的大小决定了多普勒频移值。实际上,受模数转换器工作速度的制约,大部分仪器最大可探测血流速度为 $10m \cdot s^{-1}$,完全可以满足临床需要。

连续波多普勒可记录多普勒超声束发射与接收重叠区内的回波信号,当超声束与血流方向达到平行时,超声束内所包含的血细胞数量最多,出现特定音频信号和频谱形态;当超声束与血流方向之间出现夹角时,超声束内的血细胞数量锐减,使音频信号和频谱形态出现明显的变化。因此,连续波多普勒对于指导探查超声束的方向,尤其对探查异常方向的高速射流具有明显的优势,对定量分析心血管系统中的狭窄、反流和分流性病变有重要价值。

连续波多普勒的主要缺点是缺乏距离分辨的能力,无法确定超声束内回波信号的深度来源,故不能进行定位诊断。由于异常增高的血流来源于病变部位,可借助二维 B 型超声影像鉴别该部位所在位置,弥补连续波多普勒不能定位的缺陷。

## 二、脉冲波多普勒

脉冲波多普勒(pulsed wave Doppler,PWD)的超声换能器作为发射源,在脉冲宽度期间发射一组超声后,即作为接收器在间歇期接收反射或散射回波。沿超声探查方向上不同深度处血管的血流速度及血液在血管中各点流速不同,式(3-51)仅能反映频移量与血流速度之间的关系,而不能确定接收到的频移信号的具体位置。因此,血流空间分布的测量时,需要选择性获得某一深度上的血流速度,即只接收在某一距离上的回波信号。

**1.距离选通与采样容积**　调节发射超声脉冲和接收回波之间的延迟时间 $T_d$,即可检测血管对应深度的信息。这种选择性接收回波信号,反映出位于特定深度的多普勒信号的方法称为脉冲波多普勒距离选通(range gating)或距离分辨。其基本原理如图 4-15 所示,在 $t_0$ 时刻,发射超声脉冲信号,射向人体内探测目标。在接收的信号中,来自浅部的回波信号比来自深部的回波信号更早地到达换能器,调节采样脉冲延迟时间 $T_\mathrm{d}$,并由接收门控电路选出深度 $R = \frac{1}{2}cT_\mathrm{d}$,轴向分辨单元厚度为 $\Delta R = \frac{1}{2}c\tau$($\tau$ 为采样时间间隔)的探测部位回波信号,送后续电路处理,可提取该纵向分辨单元厚度内的血流信号,而将其他深度的信号全部抑制,达到距离选通测量血流的目的。

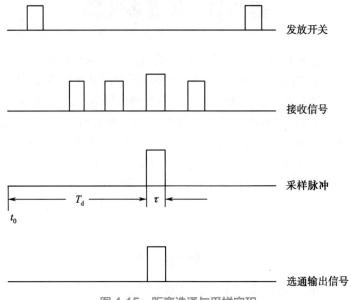

图 4-15　距离选通与采样容积

通过距离选通技术选择性地接收需要分析的血流区域信号的过程称为采样。显然,$T_\mathrm{d}$ 决定了回波信号的深度,调节 $T_\mathrm{d}$,可测量不同深度的血流信号,而 $\tau \cdot c \cdot S$($S$ 为声束截面积)是所选取的采样区域,称为采样容积(sample volume)。由此可见,采样容积是一个三维的体积,其宽度和厚度等于探查区域超声束截面的宽度和厚度,此超声束截面的采样长度取决于电子开关开启的持续时间 $\tau$,脉冲波多普勒检测的对象就是采样容积内运动的目标。通常,采样容积长度的调节范围为 1~10mm。

**2. 脉冲重复频率对血流测量的限制**　脉冲重复频率(PRF)也被称为采样频率,相当于某点多次采样,或影像的多次刷新。医用成像超声的 PRF 通常为几千赫,而超声频率一般为几兆赫。

来自深部的回波信号应该在下一次发射脉冲之前到达换能器。因此,沿超声束路径上最大探测深度 $R_\mathrm{max}$ 为

$$R_\mathrm{max} = \frac{c}{2PRF} \tag{4-7}$$

这里不发生距离模糊的条件是

$$PRF \leqslant \frac{c}{2R_\mathrm{max}}$$

为了不发生频率重叠,根据采样定理

$$PRF \geqslant 2f_\mathrm{dmax} \tag{4-8}$$

式中 $f_\mathrm{dmax}$ 是最大流速 $v_\mathrm{max}$ 产生的最大多普勒频移。由第三章第四节介绍的多普勒频移公式

$$f_\mathrm{d} = \frac{2v\cos\varphi}{c}f_0$$

代入式(4-8)中可得

$$v_\mathrm{max} \leqslant \frac{PRF}{4} \cdot \frac{c}{f_0\cos\varphi} \tag{4-9}$$

即为最大可测速度。结合式（4-7）有

$$v_{\max} \cdot R_{\max} \leqslant \frac{c^2}{8f_0 \cos\varphi} \tag{4-10}$$

由此表明，最大可测流速和最大可测深度相互制约，这将导致测量深部高速血流的困难。在式（4-10）中，给出了探头频率 $f_0$ 不变时，脉冲波多普勒的采样深度和测量速度的乘积是一个常数。因此增大采样深度就会降低流速的可测值；相反，减少采样深度就能增大流速可测值。因为当采样深度增加时，脉冲波从探头至声靶，再从声靶返回探头的时间就会增加，脉冲重复频率只能降低，从而降低了多普勒频移的可测值；反之，当采样深度减小时，脉冲波在探头和声靶之间往返的时间就会缩短，脉冲重复频率可增加，从而增大了多普勒频移的可测值。

脉冲波多普勒技术的距离选通功能，可在不同探测深度以及每个深度的不同长度上进行定位调节，参照二维 B 型超声影像可精确定位所要探查的区域，是一个十分重要的优点。

脉冲波多普勒技术的主要缺点是最大可测血流速度受到脉冲重复频率的限制，不能测量深部血管的高速血流。脉冲波多普勒的探头在发出一组超声脉冲之后，要经过一个时间延迟（即间歇期）后再发出下一组超声脉冲。根据式（4-8）采样定理，脉冲重复频率必须大于多普勒频移 $f_d$ 的 2 倍，才能准确地显示频移的方向和大小，否则所检出的频率会出现大小和方向的伪像，形成频谱倒错。

高脉冲重复频率多普勒（high pulse repetition frequency Doppler，HPRFD）是介于脉冲波多普勒和连续波多普勒之间的一种技术，这种技术用较高的频率间断地发射和接收超声脉冲，以频谱显示血流信息。高脉冲重复频率多普勒的主要优点是能测量高速血流，但这一优点不及连续波多普勒；其主要缺点是无距离选通能力，因而不能定位。

## 三、频谱分析与显示

多普勒接收换能器所接收到的信号是多种反射（散射）波的组合信号，有运动目标的多普勒频移信号，有静止或极缓慢运动的目标所产生的反射信号等，所以需要从复杂的组合信号中提取出反映血流速度的多普勒频移信号。由于血流的速度远小于声速，多普勒频移信号的频率不及超声频率的 1%，可通过多普勒频移解调、低通滤波器从复杂的组合信号中提取多普勒频移信号。因血流速度远大于心室壁、瓣膜、血管壁的运动速度，所以还要用高通滤波器将真正反映血流速度的频移信号从纯多普勒频移信号中提取出来。高通滤波器去除的是心室壁、瓣膜、血管壁的频移信息，也被称为壁滤波器。

用于检测血流的多普勒频移信号，实质上是血细胞的后向散射信号被探头所接收形成的。不论血管中的血细胞是层流还是湍流，在任意时刻形成的多普勒频移信号都是具有多种频率和振幅的复杂信号，这些信号还必须经过适当的频谱分析和显示，才能从中获取血流速度的大小和方向、血管深度及内径尺寸、血流速度的二维分布等信息。

**1. 频谱分析** 由多普勒效应可知，多普勒频移信号的大小在一定方向上可直接代表血细胞速度的大小，频移信号的正负可以表示血细胞速度的方向。所以从频率信息中就可以获得速度信息。但由于血管中的血细胞速度并不是单一的，血流沿着径向存在一个流速剖面，因此回波信号中包含各种频率分量。需要对血流信号作多普勒频谱分析，把其中所含各种频率分量提取出来。$f_0$ 是探头发射超声的原频率，也是从相对静止目标上反射的频率，即没有多普勒频移时的频率。当 $f>f_0$ 时，多普勒频移为正，反映血细胞迎向探头运动，表示正向流动；当 $f<f_0$ 时，多普勒频移为负，反映血细胞背离探头运动，表示反向流动。$f$ 值越靠近 $f_0$，形成此散射频率的血细胞运动速度越小；反之，多普勒频移越大的血细胞运动速度越大。

超声多普勒的声束都是具有一定几何尺寸的立体，其内众多的红细胞流速和由此产生的多普勒频移值都不尽一致，所以任意时刻的多普勒超声束内回波信号都具有多个频率。同时，具有相同流速的红细胞数量和由此产生的振幅信号也都不尽一致，故在多普勒超声束内的回波信号也具有多个振幅。此外，由于血流脉动的影响，信号的频率和振幅将随时间变化。因此，多普勒接收器所接收的必然是由多种频率和振幅所组成的随时间而变化的复杂信号。显然，为了获得多普勒信号的全部信息，必须实时分析每一信号的频率、振幅及其随时间而变化的过程。

当前，频率分析技术主要采用实时频谱分析，利用数学的方法对多普勒信号的频率、振幅及其随时间而变化的过程进行实时分析的技术。1809 年，法国数学家傅里叶（J. B. J. Fourier，1768—1830）首先证明，任何一个复杂波形均可分解为一系列基本、简单的正弦曲线。频谱分析即把组成复杂振动的各个简谐振动的频率和振幅找出来，列成频谱加以分析。

在多普勒超声中，实时频谱分析的方法主要是采用快速傅里叶变换。该变换是利用计算机技术对一个复杂信号进行实时频谱分析，经过分析后就能鉴别信号中的各种频移和这些频移信号的有关流向，将复杂的混合信号分解为单个的频率元素，即将时域信号变换为频域信号，最后形成实时显示的血流频谱。

**2. 频谱显示**　多普勒信号经过频谱分析后，可通过音频或图像输出。

（1）音频输出：多普勒超声的发射频率和接收频率均在兆赫兹（MHz）以上，超出人耳听阈范围；但是多普勒频移的数值范围通常在 1～20kHz，恰在人耳的听阈范围。因此在多普勒超声仪中，这些信号被放大后输入扬声器（或耳机），将频移信号转换成声讯号供监听。音频信号在一定程度上可以反映血流的性质：理论上，正常血流以层流形式流动，采样容积中所有红细胞的流速和方向虽有不同，但基本一致，故输出频谱的频带很窄，与之相应的声讯号呈现音乐样、比较单纯的音调；当某种原因（包括生理的、病理的或外界机械因素）使血管的腔径发生较大改变而导致血流呈现湍流，此时采样容积内红细胞的速度和方向差异很大，输出频谱的频带变宽，与之相应的声讯号呈粗糙的搔抓样噪声。通常，音调高低反映频率的高低，而声音响度反映频移振幅的大小。故高速血流产生高调、尖锐的声音，低速血流产生低调、沉闷的声音。值得注意的是，瓣膜、管壁和室壁的低速运动也会形成多普勒频移信号，该频移信号具有振幅高、频率低的特点，听上去表现为响度大但音调低，临床中应加以区分和鉴别。

鉴于多普勒超声技术的图像输出受许多技术因素的影响，有一定程度的失真，而音频信号则较少受到影响，故借助于音频信号，可正确地判断血流的性质并指导探查声束的方向。音频信号是一种与图形显示和记录相辅助的方式，便于进行即时分析判断。

（2）图像输出：多普勒频移信号的图像输出，包括振幅 - 时间谱、速度（频移）- 时间谱和功率谱 3 种方式。

1）振幅 - 时间谱：横坐标为时间，纵坐标为信号振幅，以振幅的对数值显示。振幅 - 时间谱显示的主要用途是进行单一多普勒超声检查时，帮助确定采样容积的位置，协助判断异常血流的起源。

2）速度（频移）- 时间谱：经计算机处理后的血流频移信号以灰阶频谱的方式显示。速度（频移）- 时间谱可以提供的信息包括以下几方面：①纵坐标为速度（频移）幅度，反映血流速度的大小，单位为 m·s$^{-1}$ 或 cm·s$^{-1}$。②横坐标为频移时间，反映血流持续的时间，单位为秒（s）。③横坐标还选作"中间水平线"，代表零频移即基线以区分频移方向，基线以上的频移信号为正值，表示血流方向迎向探头；基线以下的频移信号为负值，表示血流方向背离探头。④频谱辉度代表信号幅度，反映采样容积或探查超声束内具有相同流速的红细胞相对数量的多少。速度相同的红细胞数量越多，后散射的信号强度越大，频谱辉度的亮度越高；相反，速度相同的红细胞数量越少，后散射的信号强度就越低，频谱辉度的亮度越低，如图 4-16 所示。⑤频谱在垂直距离上的宽度为频谱离散度，代表某一瞬间采样容积或探查声束内红细胞速度分布范围的大小。若速度分布范围大，则频谱增宽；反之速度分布范围小，频谱变窄。在层流状态时，平坦形速度分布的速度梯度小，故频谱较窄；抛物线形速度分布的速度梯度大，频谱较宽；在湍流状态时，速度梯度更大，频谱则更宽。当频谱增宽至整个频谱高度时，称为频谱充填。

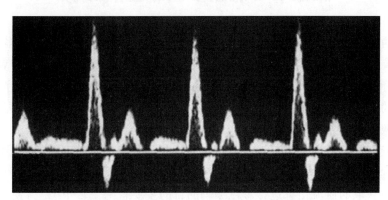

图4-16 肱动脉血流频谱(速度-时间谱)

速度(频移)-时间谱实际上是多普勒信号的三维显示，频谱的 $x$ 轴(横坐标)代表时间，$y$ 轴(纵坐标)代表速度(频移)，$z$ 轴(灰阶)代表振幅，因此表达了多普勒信号的振幅、频率和时间三者之间的相互关系，准确直观地显示了多普勒信号的全部信息，是反映采样部位血流动力学变化较为理想的方法。

3) 功率谱：横坐标代表频率，纵坐标代表回波强度，频率代表红细胞的流速，而回波强度反映了具有该流速的红细胞数目。因此，功率谱可视为采样容积或探查超声束内红细胞数量与流速之间的关系曲线。

## 四、伪 像

**1. 混叠伪像** 脉冲波多普勒测量血流速度(频移)受 PRF 的限制，脉冲重复频率的 1/2 (PRF/2)称为尼奎斯特频率(Nyquist frequency)，多普勒频移超过尼奎斯特频率，会产生血流方向倒错，即混叠伪像。在脉冲波多普勒的频谱显示中，如果 $f_d<PRF/2$，多普勒频移信号的方向和大小均可得以准确显示；如果多普勒频移值超过这一数值，即 $PRF/2<f_d<PRF$，则频移信号在充满频谱的 $+PRF/2$ 后，又折叠到 $-PRF/2$ 的部分，表现为正负双相的单次折叠，即脉冲波多普勒所检出的频率改变出现大小和方向的伪像，称为单纯性频率失真。在单纯性频率失真时，由于频谱信号未充满整个频谱显示范围($\pm PRF/2$)，因此从频谱中仍可判定频移方向，将正负方向的频移绝对值相加，仍可得出真实的频移值；如果 $f_d>PRF$，则频移信号在充满频谱的 $+PRF/2$ 和 $-PRF/2$ 的范围之后，再次折叠到 $+PRF/2$ 的部分，表现为正负方向的多次折叠，称为复合性频率失真，此时从频谱中不能判断频移信号的方向和大小，无法确定真实的多普勒频移。所以，要接收到多普勒频移信号，脉冲重复频率必须大于多普勒频移 $f_d$ 的 2 倍。

**2. 角度依赖伪像** 频谱多普勒具有角度依赖性，当声束与血流方向呈90°角时，有血流的部位无血流信号显示，测不出频谱。通过调整探头角度，改变角度可以减少或消除"有血流部位无频谱显示"的伪像。

**3. 频谱增宽** 采样容积过大或靠近血管壁、仪器增益过大，均可人为使频谱增宽，适当调整设置可以消除。

**4. 对称性频谱伪像** 指由于声束较宽或旁瓣效应，使频谱多普勒基线上方如出现正向血流频谱，则下方出现对称性"倒影"。改变探头角度或降低多普勒增益可以消除这种伪像。

**5. 血管移动伪像** 由于呼吸影响导致受测血管的位置发生改变，使采样容积的位置也发生改变，因而显示的频谱方向、形态和频移大小发生变化。可通过叮嘱被检者屏气来消除。

# 第五节　彩色多普勒血流成像

彩色多普勒血流成像（color Doppler flow imaging, CDFI）仪是采用脉冲波多普勒（PWD）和 B 型超声混合成像的系统装置。B 型超声获取显示解剖结构的二维灰阶影像，PWD 获取有关血流的信息后进行彩色编码，对位叠加在断面影像上，形成一帧既有解剖结构实时切面超声影像，又有动态变化的彩色血流多普勒声像的"彩超"。彩色多普勒血流成像的基本原理是：以显示解剖结构的二维灰阶影像为背景，相位检测与相控阵扫描结合获得一个断面众多采样容积上的回波信号，解调后获得多普勒频移信号，送入运动目标指示器滤去运动迟缓的壁层低频信号，再用自相关技术处理，获得速度大小、方向及方差信息，然后进行彩色编码，转变为红色、蓝色、绿色的色彩显示。对获取的血流信息进行彩色编码的目的主要有两个，一个是方便区分组织断面和血流，另一个是方便判定血流的运动方向、速度和血流状态。

多普勒彩色血流影像是叠加在 B 型超声影像上的，所以二维多普勒血流采样必须与 B 型超声影像的信息重合。为此要用同一个高速相控阵扫描探头来实现两种显像。当探头发出声束在二维平面上扫描时，回波信号被分为两路，一路用于形成黑白的 B 型影像，另一路用于从声束线的多个不同深度（采样点）提取多普勒频移信息，进行彩色多普勒血流成像。

## 一、单道相位检测

如图 4-17 所示，$v_P$ 是血细胞 P 的速度，$d_P$ 是换能器到血细胞 P 的距离，当 $c$ 为声波在介质中的传播速度，换能器在 $t_1$ 时刻发出超声脉冲后至接收到血细胞 P 回波的时间差为

$$t_{P_1} - t_1 = \frac{2d_P}{c} \tag{4-11}$$

在发射超声脉冲周期内发射声波为

$$S_T = A\sin\omega_0(t - t_1)$$

则来自血细胞 P 的回波信号为

$$S_E = B\sin\omega_0\left[(t - t_1 - (t_{P_1} - t_1)\right]$$

利用式（4-11）在第一脉冲周期内

$$S_{E_1} = B\sin\omega_0\left(t - t_1 - \frac{2d_{P_1}}{c}\right)$$

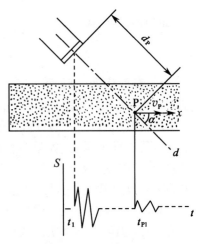

图 4-17　单道相位检测

对下一个脉冲发射周期，即 $T = t_2 - t_1$

$$S_{E_2} = B\sin\omega_0\left(t - t_2 - \frac{2d_{P_2}}{c}\right)$$

式中 $d_{P_2}$ 是第 2 个脉冲周期时，换能器和血细胞 P 间的距离。由于血细胞 P 是运动的，所以 $d_{P_1}$ 不等于 $d_{P_2}$，其相位的改变为

$$\Delta\varphi = \varphi_1 - \varphi_2 = \omega_0\left(t - t_1 - \frac{2d_{P_1}}{c}\right) - \omega_0\left(t - t_2 - \frac{2d_{P_2}}{c}\right)$$

因为 $t_2 - t_1 = T$ 所以

$$\Delta\varphi = \frac{2\omega_0}{c}(d_{P_2} - d_{P_1})$$

在一个周期内，血细胞 P 沿 $x$ 轴运动的位移 $\Delta x$ 与运动速度 $v_P$ 可简写成如下关系

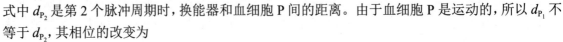

$$\Delta x = Tv_P$$

由于

$$d_{P_2} - d_{P_1} = \Delta x \cdot \cos\alpha$$

因此

$$\Delta\varphi = \frac{2\omega_0}{c}T \cdot v_P \cos\alpha \tag{4-12}$$

求出相位差 $\Delta\varphi$ 即可测得血细胞 P 的速度。由于血管内 $v_P$ 的分布，使得 $\Delta\varphi$ 按 $v_P$ 的分布变化，即一个发射接收周期内，相位差随时间（或随发射接收超声传播速度）按 $v_P$ 分布而变化。

从物理原理上讲，多道相位检测是对多个单道相位检测的叠加。

## 二、运动目标指示器原理

如图 4-18 所示，超声探头发射一次超声，从心脏壁层及红细胞分别反射回波，探头接收到这两个回波信号后，再一次发射超声，由于红细胞运动速度很快，而心脏壁层移动缓慢，因而红细胞的回波位置与第一次不同。将两次接收到的回波波形相减，便形成第 3 种波形。由于心脏壁层位置几乎没有动，从壁层反射的回波波形很相似，相减后消失；红细胞在快速运动，其回波的位置不相同，相减之后，反映其运动情况的信息可以保留下来。因此，运动目标指示器（moving target indication，MTI）实际上是个滤波器，可以将混合的频移信号中的血流信号分离出来，滤去心室壁、瓣膜、血管壁的频移信号。

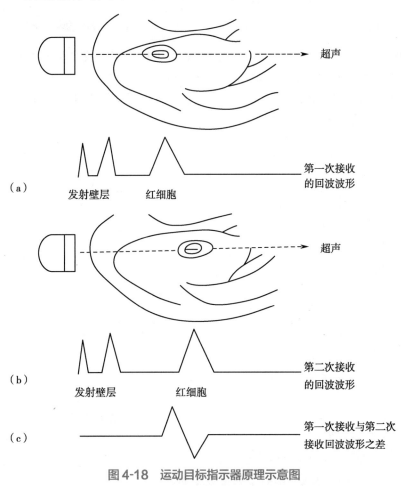

图 4-18 运动目标指示器原理示意图

## 三、自相关技术

彩色多普勒血流成像需要处理的信息量远远大于多普勒频谱图。由于彩色多普勒血流成像每帧影像有 32～128 条扫描线，而每条扫描线应有 250～500 个采样点，因此每帧影像要处理的像素有 10 000 个以上。在实时显示时，要在 30ms 内处理如此多采样点的频谱分析十分困难，即使采用快速傅里叶变换也难以满足要求。因此必须采用一种快速频谱分析的方法来代替快速傅里叶变换，这就是自相关技术。

自相关技术是检测两个信号间相位差的一种方法。由式（4-12）及其推导过程可知，即使探头和反射血细胞之间的距离未知，只要能检测到接连发射的两个相邻脉冲回波之间的相位差，就可以求得探测位置的血流速度。而相位差的正负则指示了血流方向。在自相关检测中，多普勒频移信号 $z(t)$ 可被分解成一对正交信号 $x(t)$、$y(t)$，即

$$z(t) = x(t) + jy(t) \tag{4-13}$$

为简明起见，以下将正交信号分别用 $\cos\omega_d t$ 和 $\sin\omega_d t$ 表示。自相关检测把这对正交信号分成两路，一路直接送入混合乘法器，另一路通过一个延迟电路后再送入混合乘法器，使延迟电路的延迟时间刚好等于超声波的发射脉冲间隔 $T$。设经过延迟电路的多普勒信号的相位为 $\varphi_1 = \omega_d t_1$，从延迟电路旁路直接送入混合乘法器的信号相位为 $\varphi_2 = \omega_d t_2$。考虑到 $t_2 - t_1 = T$，所以相位差等于 $\omega_d T$。

在混合乘法器中，对 $\cos\varphi_1$、$\cos\varphi_2$、$\sin\varphi_1$、$\sin\varphi_2$ 四个信号完成如下计算

$$\cos\varphi_1 \cdot \cos\varphi_2 + \sin\varphi_1 \cdot \sin\varphi_2 = \cos(\varphi_1 - \varphi_2)$$

$$\sin\varphi_1 \cdot \cos\varphi_2 - \sin\varphi_2 \cdot \cos\varphi_1 = \sin(\varphi_1 - \varphi_2)$$

于是输出一对正交信号 $\cos\omega_d T$ 和 $\sin\omega_d T$。先求得这一对信号的商 $\tan\Delta\varphi = \dfrac{\sin\Delta\varphi}{\cos\Delta\varphi}$，利用反正切函数，即可求得相位差 $\Delta\varphi$。再由 $\Delta\varphi = \omega_d T$ 代入式（4-12），即可求得速度值 $v$。

在混合自相关检测器中，总是把输出的正交信号中反射回波脉冲的余弦部分与另一路中它前面的反射回波脉冲的正弦部分组合在一起完成分析过程，如图 4-19 中的 $e_n$ 和 $e_{n+1}$、$e_{n-1}$ 和 $e_n$、…，所以这种信号处理技术称为自相关技术。

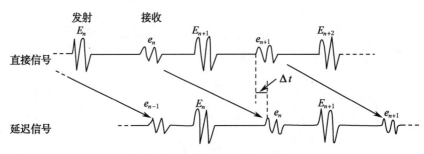

**图 4-19　自相关信号处理示意图**

彩色多普勒血流成像是检测二维影像上各点血流情况，其成像的扫查方式既不同于一般的 B 型超声成像，也不同于脉冲波多普勒，是两者的结合。在每一个扫查角度上发射 $N$ 次脉冲（$4 \leqslant N \leqslant 16$），然后换一个角度再发射 $N$ 次脉冲，直到把一个扇形断面扫查完成。探头在每一扫查角度上必须发射脉冲达 $N$ 次，其目的是满足自相关计算要求。

对于每一个角度的扫查线，同时存在两个采样过程，一个是时间采样，另一个是空间采样。时间采样是指每一次脉冲发射后，接收系统对解调后的多普勒频移信号所进行的连续采样过程。时间采样所获得的信息包含距离分辨信息，它相当于脉冲波多普勒技术中的距离选通，采用一个数据处理通道进行时分多路复用，节省了大量数据通道。

## 四、信号输出的显示方式

彩色多普勒血流成像采用了彩色编码的方式，将通过自相关技术处理的多普勒频移信号经

频率 - 色彩编码器转换成彩色，实时地叠加在B型超声的黑白影像上。彩色多普勒血流成像仪采用国际照明委员会规定的彩色图，它有红、绿、蓝三种基本颜色，其他颜色都是由这三种基本颜色混合而成的。据三原色原理，可用红色表示迎向探头的正向血流，用蓝色表示背离探头的反向血流，并用红色和蓝色的亮度分别表示正向流速和反向流速的大小。此外，用绿色及其亮度表示血流出现湍流或发生紊乱的程度，如图 4-20 所示。传统的彩色多普勒血流成像有速度和方差 2 种输出方式。

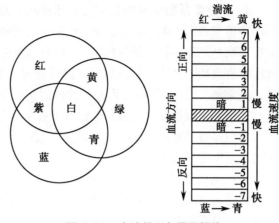

图 4-20 血流的彩色显示规律

**1. 速度方式** 速度方式用于显示血流速度的大小和方向。血流速度在二维超声中表现为与扫描声线平行和垂直两个分量。在平行方向上的血流速度分量迎向探头流动，用红色表示，背离探头的血流速度分量用蓝色表示，与扫描线垂直的血流速度分量无色彩显示。血流速度大小以颜色的亮度来显示，流速越快，色彩越亮；流速越慢则色彩越暗；无流动则不显色。无论红色或是蓝色血流，色彩最亮之处则是多普勒尼奎斯特频率，在仪器中以限速范围来表示。超过尼奎斯特频率即超过限速范围，则用相反颜色表示，也就是色彩反转，比如在红色血流中夹带蓝色就是这种情况。

**2. 方差方式** 在血液流动过程中，当速度超过所规定的显示范围或血流方向发生紊乱时，彩色血流影像中会出现绿色斑点。这是利用了方差显示的结果。

在彩色血流成像中，方差大小表示血流紊乱或湍流的程度，即混乱度，用绿色色调表示。湍流的速度方差值越大，绿色的亮度就越大；速度方差值越小，绿色亮度越小。根据三原色原理，红、蓝、绿混合可产生二次色。即红色加绿色可产生黄色，蓝色加绿色可产生藏青色等。彩色多普勒血流成像利用三原色和二次色表示血流速度的方向和湍流。如果迎向探头方向运动的红色血流出现湍流，则表现为红色为主，红黄相间的血流影像。如果湍流速度很快，会出现色彩逆转，画面显示为以红色为主、五彩镶嵌状的血流影像。背离探头方向的蓝色血流在流速、方向改变后，也会出现以蓝色为主的五彩镶嵌状血流影像。

彩色血流成像的帧频数在心脏超声诊断中也是很重要的参量。在心脏超声诊断中，超声诊断装置通常以 30 帧 /s 的速度帧频提供所需的影像。如果帧频数远小于 30 帧 /s，则影像就会失真，这时超声彩色血流显示的画面就会呈现间断的闪动状，失去血流连贯流动的实时特点。帧频数也可视作是对某种运动频率的采样与显示，必须达到一定的采样频率才能将运动真实表现。有两种方法可确保高帧频数影像显示。

（1）缩小扫描角度：缩小扫描角度可以使帧频数增加。比如把常用的扫描角度 90° 缩小 1/3（30°），帧频数可提高到原来的 3 倍。如果原装置为 8 帧 /s，缩小扫描角度后可提高到 24 帧 /s，使彩色血流实时状态更为逼真。

（2）缩小扫描距离：对于心脏和大血管较为浅表的血流显示，可用缩短扫描距离的方法提高帧频数，但一般不能少于 18cm。当然，确保高帧频数影像显示的根本办法是提高彩超运算装置的性能。文末彩图 4-21 为肝脏血流显像。

## 五、彩色多普勒血流成像的特点

彩色多普勒与二维超声心动图及频谱多普勒相比具有独到的优点，但这种技术也有明显的不足。它与后两种技术是互补的关系，而不能替代。为了更好地了解各种技术的优势，在此对彩色多普勒与 B 型超声和频谱多普勒作一简要比较。

**1. 彩色多普勒与B型超声** 人体血液中的血细胞对超声的散射作用虽然比较强，但由于散射超声能量很弱，故血细胞是一个低强度回波源，在B型超声灰阶成像中这种信号以黑色显示。但在有些血流速度比较低的情况下，B型超声影像上确实也可观察到血管内血液的流动，如门静脉的血液流动。产生此影像的原因目前有很大争论，但普遍认为，单独血细胞是不会显像的。尤其是正常情况下，人体心脏和大血管内的血流速度比较高，因而血流在心室和心房影像上都不显示。随着超声仪器动态范围的改进和接收弱信号能力的增强，血流的灰阶显示被改进。

彩色多普勒血流仪则通过对散射回波的多普勒信息作相位检测并经自相关处理、彩色编码，把血流速度信息以彩色显示，再组合叠加到B型超声灰阶影像上。彩色多普勒血流成像的出现，使超声心动图发展到了一个新的阶段。由于这种技术可无损伤地显示心血管内的血流，不仅可加快过去B型超声对心脏疾病检查的速度，而且可以直接采集到心内血流速度轮廓的信息，对临床是十分重要的。

**2. 彩色多普勒与频谱多普勒** 频谱多普勒并不显示血流影像，它们只是显示采样容积内和一条声束线上血流变化的频谱。因而，对血流的探测不直观，是通过频谱的变化加以分析，了解血流运动和变化的情况。

彩色多普勒血流成像与脉冲波多普勒频谱均以多普勒原理和脉冲回波技术为基础，但它们的信号处理和显示技术并不相同。彩色多普勒血流成像对血流的显示是直观的，对于辨别血液流动中的湍流，了解流速在心血管内的分布等较脉冲波多普勒更快、更好。但对血流定量测定来说，脉冲波多普勒和连续波多普勒是必备的工具。

## 六、彩色多普勒血流成像的局限

彩色多普勒血流影像是在二维影像的每条线上采用脉冲波多普勒进行多道选通，收集大量血流信息，再经过处理将其以彩色表示的血流速度叠加在二维影像上，是一种二维多普勒技术。其优点是可以显示血流的部位、形状和分布。但由于彩色多普勒血流影像的本质是一种脉冲波多普勒技术，所以也具有脉冲波多普勒的局限性，比如固有频谱增宽导致峰值流速测量的高估；由于流速剖面的复杂和非对称等因素造成的平均速度测量不准确；时间分辨力和空间分辨力的矛盾、测量距离和最大测量速度的矛盾等。彩色多普勒血流成像存在的局限性可以归纳为：

1. 彩色多普勒血流成像与脉冲波多普勒一样，显示血流速度范围受脉冲重复频率的影响。因此，在显示高速血流时出现色彩重叠以及镶嵌状影像。如果有多个部位在同一画面出现上述情况，同时又有湍流出现时，分析判断此时血流的状态就会发生困难。

2. 受每秒帧频数范围的限制。为了获得较大范围的彩色血流显示，每秒帧频数必须减小，这样就使实时程度减低。而如果为了提高每秒帧频数而缩小扫描角度，有时会影响对整体结构血流的判断。

3. 二维影像质量与彩色多普勒血流成像之间互相兼顾，但往往需要彩色血流显示清晰时，二维影像质量却降低。

4. 血流成像受仪器性能影响。同一血流、不同仪器，即使在相同增益下也可有不同显示效果；而同一仪器对同一血流，使用条件也可不同，此时可出现不同效果。

5. 彩色多普勒血流影像采用的是自相关技术，在2ms内即可处理大量的多普勒数据，并迅速计算出血流速度、血流方向和速度方差。因为自相关技术是将采样部位每个瞬间的信号取平均求出平均速度，并不提供该部位流速的瞬时分布，所以彩色多普勒血流影像不能定量分析峰值流速。而且彩色多普勒血流影像的采样频率极限常低于脉冲波多普勒的采样频率极限，容易出现色彩逆转。

6. 从显示方式上来看，彩色多普勒血流影像是流速的二维分布，但从描述空间某点的血流矢量而言，它提供的仍是一维信息。

## 七、伪　　像

**1. 衰减伪像**　由于组织对超声信号的衰减，使较深部位组织内血流信号较少或无显示，产生彩色信号分布不均、浅表血供多、深部血供少或无血供的伪像，通过降低超声频率、调节聚焦等可以减少或消除。

**2. 角度依赖伪像**　多普勒频移信号存在角度依赖性，声束与血流的方向呈90°时，有血流的部位无彩色血流信号显示，易产生血管内无血流或血流不均伪像，通过调整探头角度可以改善。

**3. 彩色混叠**　彩色多普勒血流影像也受尼奎斯特频率的限制，当血流速度超过检测范围会出现彩色混叠，即血流成像的颜色突然逆转为相反方向的颜色，容易误判为血流紊乱。采用移动基线来调节，可以使尼奎斯特频率增大1倍，但只能观察单一方向的血流，也可调高速度标尺范围或改用频率较低的探头来消除。

**4. 彩色外溢**　当多普勒增益过高或PRF设置过低，会使彩色血流信号从血管腔内外溢，而使较细的血管失真显示为粗大的彩色血流，或将两条并行的小血管误认为是一条粗血管。降低增益或提高PRF可以减少或消除彩色外溢伪像。

**5. 闪烁伪像**　由于心脏搏动、呼吸及大血管搏动导致的相邻器官影像产生杂乱的大片状或宽带状闪烁彩色信号，与被测器官的活动关系密切，可误认为其内有血流，如颈动脉搏动剧烈产生的闪烁伪像可以掩盖同侧椎动脉内的血流显示。

# 第六节　三维超声成像

随着超声影像技术的不断发展，三维超声成像技术已在临床应用。与二维超声成像相比，三维超声成像能够提供丰富的立体空间信息。目前几乎所有中档和高档彩超系统都配备三维成像功能。三维影像比二维影像显示更为直观、信息更加丰富、病灶的空间定位和容积测量更准确。

## 一、三维超声成像的基本原理

三维超声成像是从人体某一部位的几个不同位置和角度按一定规律采集二维影像信息（或直接采集容积数据），再将这些二维影像以及各影像之间位置和角度信息（或容积数据）经计算机处理后，重建三维影像，形成该部位脏器三维形态的立体影像。三维超声成像的基本步骤是影像数据采集、影像数据处理、三维影像显示。

**1. 影像数据采集**　高质量三维数据的采集是三维重建影像质量好坏的关键，需要解决采集速度足够快，采集的二维影像定位足够准确和操作方便等问题。三维影像数据的采集方式有自由臂式扫查和非自由臂式扫查两类方式。

（1）自由臂式扫查：根据检查的需要，医生手持探头（或带有空间位置传感器的探头）在被检者体表进行移动，获得一系列按顺序排列的二维影像，然后通过计算机影像处理重建三维影像。这种方法探测脏器的范围较大，能适应体表形状的变化，可避免探头挤压所造成的脏器变形；但需要操作人员均匀、平稳地移动探头，否则重建影像的质量不好，几何失真明显；由于采集速度很慢，不能进行动态成像。这种采集类型有采用手动探头旋转扫查和平移扫查两种方式。

（2）非自由臂式扫查：是采用容积探头，通过机械或电子学方法获取三维影像数据的。

1）机械驱动扫查式：将定位系统、二维成像探头和驱动电机组成一体化探头。工作时，利用步进电机驱动探头平移、摆动（扇形扫查）或旋转扫查获取三维数据，如图4-22所示。

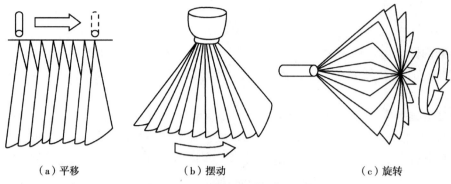

（a）平移　　　　　　（b）摆动　　　　　　（c）旋转

**图4-22　一体化探头扫查示意图**

一体化探头容易手持操作，只需将一体化探头指向所需探测部位，系统就能自动采集三维数据。探头采用机械驱动，驱动参数是事先就定好的，因此三维采集和重建速度比较快，能实现动态三维成像。

2）电子式扫查：采用矩阵型探头，以相控阵原理控制声束线进行扫描（图4-23），直接采集容积数据，是目前临床应用最广泛的扫查方式。由于探头小巧、操作方便平稳，而且成像速度比机械式的更快，可以实时探测，所以特别适用于心脏检查。

**2.影像数据处理**

（1）三维影像数据库：三维影像数据库的形成过程就是将采集的原始影像数字化存储，并对其影像间的空间间隔进行像素插值补充的处理过程。重建系统对相邻的两帧影像中同一空间填充体积像素，被插值补充像素的灰度值常为其相邻两像素的灰度均值。影像采集间隔越小，填充像素点越少，影像灰度失

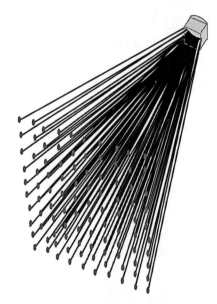

**图4-23　矩阵型探头扫描示意图**

真度越低，不同影像采集方式经处理后可形成不同几何形状的三维影像数据库，从任一角度对数据库进行平面重建成像，均能显示灰阶、层次丰富的二维超声影像。

（2）三维影像重建

1）基于特征的三维影像重建：通过对感兴趣区脏器边界的识别，特征的提取、分析，重建所希望看到的三维结构。

2）基于体素的三维影像重建：将二维平面影像中的每一个像素都转换到一个三维坐标系中的三维重建方法。这种重建保存了全部原始数据。医生可以根据需要选择任意需要观察的二维平面，甚至可对重建的三维影像做进一步处理，例如分割出感兴趣区的部分观察、进行体积测量等。

**3.显示方式**

（1）表面成像：从影像数据库中选取部分数据重建轮廓，显示感兴趣结构的立体形态、表面特征、空间位置关系，可对显示的感兴趣结构的容积或体积进行测量。这种方式类似于"照相"，比较广泛地用于含液性结构或被液体环绕结构的三维成像。利用实质性组织与液体的灰阶有较大的反差，以获取较清晰的三维表面成像，如图4-24所示。

（2）透明成像：用于显示实质性脏器内部结构的

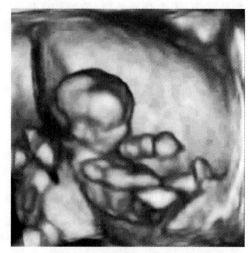

**图4-24　三维超声成像（胎儿）**

三维成像。采用模式主要有：最大回波模式，显示每条回波上的最强回波结构；最小回波模式，显示每条回波上的最弱回波结构；X射线模式，显示每条回波上的灰阶平均值。

最大回波模式主要用于占位性病变的三维成像；最小回波模式主要用于显示血管等无回波管道结构的三维形态，或无回波、低回波占位性病变的三维形态。

## 二、静态、动态和实时三维成像

采用自由臂式扫查方式的声束扫查和三维数据的采集需要一定时间，每扫查一次只能重建一帧静止的影像，这种成像方式称为静态三维成像。

采用非自由臂式扫查方式的声束扫查速度比较快，三维数据采集时间较短，可以实现三维数据的动态显示，这种能连续显示脏器三维影像的方式称为动态三维成像。当三维成像速度达到24帧/s时，称为实时动态三维成像。

# 第七节 其他超声技术

## 一、超声造影成像

以超声脉冲反射技术为基本原理的超声成像，由于人体组织界面的复杂性，及超声仪器在检测技术上存在的局限性，使得临床实际应用中，超声难以分辨差别微小的组织，即病灶回波与正常组织的背景回波接近，使超声无法检出这些病变组织。为此，人们要寻找一种可以使病灶与其周围的正常组织回波有明显区别的方法，即通过人为的方式增强病变组织的回波或减低其周围背景的回波，使二者间有明显的反差，从而把病灶的影像衬托出来，这就是超声造影成像。

当血液中含有少量微气泡时可明显增强散射信号，而且气泡或悬浮颗粒的声特性阻抗与周围血细胞有较大的差别，也能产生较强的回波信号。

声学对比剂从物理形态上可分为含自由气泡的液体、含包膜气泡的液体、含悬浮颗粒的胶状体、含悬浮颗粒的乳剂及水溶剂。以一种全氟戊烷乳剂为例，它具有两相性质：在室温下呈液体状，当温度升至35℃以上时则变为气体。因此将其注入人体后，它可在体内形成微气泡，其直径为2～4μm，一般可持续20min。

声学对比剂的散射截面比同样大小的固体粒子大几个数量级，可以使背向散射的信号大大增强，突出感兴趣区域的影像，改善影像的信噪比。声学对比剂的应用使人们能够通过静脉注射对比剂后，非损伤性地估计心肌血流灌注。注入血管中的对比剂，可清晰地显示小血管中极低速度的血流；由正常组织和病变组织对对比剂反差存在的差异，也可提高肿瘤的检查率。

用于诊断的超声造影有2类，一是血管内造影，即经周围静脉或心导管注射微泡对比剂后，在一定的时段内提高了病变组织的显现力和某些组织边界的显示，例如肝、脾、肾等脏器的肿瘤、心腔、心室壁的显示等；二是非血管造影，即把液体对比剂通过口服、灌肠或其他途径引入人体的管道、体腔，利用液体的无回波区或悬浮于液体中的微小粒子的散射回波作对比造影诊断，如胃肠造影、宫腔造影、尿道造影等。

血管内超声造影因其应用脏器不同，又可分为2类，一是心脏超声造影；二是除心脏以外的全身各脏器、器官的超声造影。

超声造影成像对对比剂的要求是：气泡更稳定，半衰期长；微泡的大小可控制，易排出；对人体无害，不影响人体血流动力学；具有良好的造影作用，经外围静脉注射，通过肺循环使心肌造影。

## 二、谐波成像

M 型超声成像和 B 型超声成像的谐波成像技术是近年来发展很快的超声诊断技术。超声波在人体组织中传播，由于存在非线性效应，导致了波形的变形，即产生了谐波信息。利用人体超声回波信号的二次谐波成分构成人体器官的影像，称为谐波成像。谐波成像主要分两大类：组织谐波成像（tissue harmonic imaging, THI）也称自然组织谐波成像（native tissue harmonic imaging, NTHI）和对比谐波成像（contrast harmonic imaging, CHI）。

1. **组织谐波成像** 当探头发射一个基频超声（基波）在组织中非线性传播时，会不断产生谐波，即多倍于发射频率（基频）的信号（二次谐波、三次谐波、……）。基波和谐波同时经过体内界面和组织结构的反射，一起被探头接收。通过探头和电路的处理，滤除基波信号，用回波中二次谐波信号成像显示组织的结构，这就是组织谐波成像技术。组织谐波成像利用超宽频带的探头，接收组织通过非线性传播所产生的高频信号及组织细胞的谐波信号，对多频段信号进行实时平均处理，增强较深部（二次谐波位置）组织的回波信号，减弱浅层体壁与组织产生的回波，提高信噪比，改善心脏及腹部疾病患者的影像质量。

在超声传播的最初数厘米距离内，基波能量很高，而谐波能量极为微弱。做超声检查时，超声传播的最初数厘米通常为体壁，体壁构成成分复杂，如脂肪组织、纤维组织和软骨组织及其混杂分布，这些因素可以导致声束畸变，产生复杂的散射、反射，使基波成像形成许多伪像、噪声。而用谐波成像则可消除大部分伪像、杂波，明显提高成像质量。当超声传播了一定距离（一般已穿过体壁），抵达通常所需成像距离（如心腔、肝实质）时，谐波能量明显增大，此时用谐波成像可获得满意效果，如图 4-25 所示。

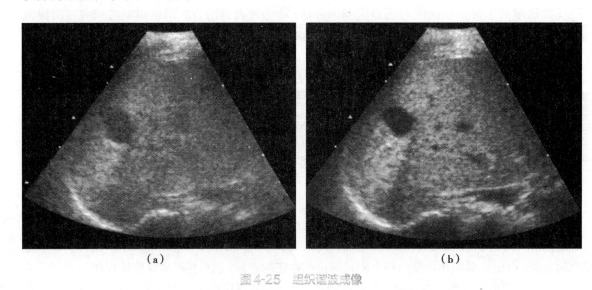

图 4-25 组织谐波成像
注：(a)肝囊肿基波成像；(b)肝囊肿组织谐波成像。

组织谐波成像对超声诊断仪性能参数的要求，具有超宽的动态范围，窄细的发射频率，尖锐的接收滤波器和数字化波形分析处理系统，可接收来源于组织的微弱高频谐波信号，通过降低像素点尺寸提高对比度分辨力和轴向分辨力，尽量减少影像的伪像，更好地显示组织微细特征，克服由体型或病理原因产生的显像困难。

2. **对比谐波成像** 指用超声对比剂的谐波成像。与组织谐波成像的原理一样，利用气泡产生的谐波也可以作谐波成像。因为气泡产生的谐波比软组织非线性产生的谐波要强得多，因此当采用比较小的增益时，软组织产生的谐波可以完全忽略。对比谐波成像利用直径<10μm 的气泡由于空化作用使超声在组织中非线性变化，明显增强的散射信号中具有丰富的二次谐波，可以

有效抑制不含对比剂的组织（背景噪声）的回波。对比谐波成像可在基频范围内消除引起噪声的低频成分，使器官组织的边缘成像更清晰。比如利用直径<10μm 的气泡通过肺循环等系统进入血液后会产生许多小气泡，浓度达到每毫升几亿到几十亿个。由于气体的声阻抗率比血液和软组织的低得多，气泡的数量又很多，因此它们受到超声波照射时产生的散射声波很强。当超声照射到含有声学对比剂的组织时，对比剂中气泡在谐波频率附近作大幅度的振动，此时会呈现较强的超声非线性效应，增加血流和其他组织的反差，加强对细小血流的检测能力。对比谐波成像可有效观察室壁运动，结合心肌灌注，应用多帧触发技术检查心肌灌注质量，对缺血和心肌存活性的检测更为敏感。

对比谐波成像技术是建立在声学对比剂的研究和发展基础上的。血流测量中的二次谐波方法是基于超声波与微气泡作用的基础上的。微气泡在超声波交变声压的作用下会发生收缩与膨胀，并产生机械共振现象，共振频率除了包含基波频率外，还包括二次谐波（基波频率的 2 倍）。如基波（发射频率）为 1.8MHz，则二次谐波的频率为 3.6MHz。特别需要提出的是，对比谐波成像的二次谐波所产生的散射强度并不比基波小太多。可以只提取二次谐波信号并用于成像。由于系统只接收微气泡对比剂产生的二次谐波信号，而不接收组织结构产生的基波反射信号，因此在注射微气泡对比剂之后，可以很敏感地看到组织器官血流灌注的情况。

注入血液中的对比剂，随着血流运动，其谐波分量也会产生多普勒频移。分析谐波的频移分量，就可以估计出血流的速度，也可以在进行彩色编码后形成彩色血流影像，包括谐波功率多普勒图谱。

带有二次谐波技术的仪器发射的是基波，接收的是二次谐波，因此要求系统使用宽频带探头。其次，接收电路也应准备好去处理相应的谐波信号。

从目前的发展趋势看，对比谐波成像在临床上应用前景十分广泛。它可以无创地评估心肌缺血的范围与面积，因此可用于评价介入性治疗和溶栓疗法的效果，及心肌的存活性。声学造影还可能用于估测心内压力、测定区域性血液循环等。

### 三、彩色多普勒能量成像

当传统彩色多普勒血流成像存在增益过高或阈值过低时，噪声容易掩盖血流信号，发生混叠效应。彩色多普勒能量成像（color Doppler energy imaging，CDE imaging）的出现，弥补了传统彩色多普勒血流成像的这些不足。

从物理学角度看，超声探头接收到从血管内红细胞反射回来的多普勒信号，不仅包括频移信号的频差大小与正负，还包括频移信号的强弱（振幅）。因此从多普勒信号中能分解并提取和显示 3 种多普勒信号参数：①平均血流速度；②速度变量；③信号强度。CDE 成像原理与传统彩色多普勒血流成像有所不同，后者仅利用了频移的信号，用自相关频率分析方式提取两种多普勒参数：平均速度和加速度，反映血流速度、方向和速度变量（加速度），但这些信号的显示受探测角度影响较大，测定低速血流的能力受到限制，彩色编码标明血流迎向探头或背离探头的方向，所以又称为彩色多普勒速度图（color Doppler velocity image，CDV image）。

CDE 成像利用反射的多普勒频移信号中信号强度，从多普勒频移信号中提取其功率谱，即红细胞散射的能量总积分进行彩色编码成像。成像时通常以红色代表血流信号，色彩的亮度则表示信号功率的强度，功率的强度取决于单位面积红细胞的数量，即信号振幅的大小。由于多普勒频移信号功率的大小取决于采样容积中具有相近流速血细胞的相对数量的多少，因而不受声束与血流之间夹角的影响。无论是高速或低速血流都有良好的显示，如文末彩图 4-26 所示。这种功率显示有以下特点：①利用功率方式显示血流状态克服了尼奎斯特频率的限制，无混叠现象。②当出现低速血流时，功率方式可清楚地显示血流的空间分布。③相对的角度非依赖性。④利用功率方式测量彩色血流束的直径或横断面积，比速度方式测量更为准确。由于是取血流散射信号的振幅经过平方处理后进行彩色编码显示，被临床习惯称为彩色多普勒能量图，也被称为彩色多普勒功率图。

CDE 影像的不足是不能直接显示血流方向，要获得这些资料就必须转换到频谱图像上观察。此外由于显示范围广，能显示极低速的血流状态，故 CDE 也更容易产生来自组织运动的闪烁伪像。

聚合彩色多普勒(convergent color Doppler，CCD)又称混合彩色多普勒，临床上习惯称为彩色多普勒速度能量图。其在一个单一的扫描方式中既有彩色多普勒速度(CDV)的方向性，又具有彩色多普勒能量图(CDE)的敏感性，因此文献中也称其为方向能量图。多普勒频移信号通常是以一种综合方式获得的，经过分析后提取信息，CDV 提取平均速度的信息，CDE 提取功率信息，CCD 则同时提取多普勒频移信号中的功率和平均速度的信息，两种数据同时被采集，然后进行处理和显示。显示的方式有：方向性能量图，用不同的颜色编码表示血流方向，但以能量方式显示血流；阈值图，阈值指红细胞反射回波的能量范围，在此阈值之下的血流只以能量图方式显示，高于此阈值的血流用彩色多普勒血流成像方式显示；轮廓图，提供真正的能量与速度混合显示方式。血流速度大小及方向的色彩表达与速度方式一致，色彩亮度则表示功率的大小，功率越大，色彩亮度越大；功率越小，亮度越暗。

## 四、组织多普勒成像

组织多普勒成像(tissue Doppler imaging，TDI)是在传统彩色多普勒的基础上，通过改变多普勒滤波系统去除心腔血流产生的频移信号，只提取来自心肌运动的多普勒频移信号进行成像，为临床研究与评价心肌活动功能及诊断心脏疾病提供了无创性检测手段。心室壁运动与血流的多普勒信号有两点不同：室壁运动速度($\leqslant 10 \mathrm{cm \cdot s^{-1}}$)明显低于心腔内血流信号($10 \sim 100 \mathrm{cm \cdot s^{-1}}$)；心室壁运动信号的振幅约 40dB，明显高于血流信号。传统的血流多普勒检测系统通过高通滤波器检测血流反射回来的高频低振幅频移信号，从而实现血流的检测。TDI 采用调节增益和低通滤波器，确定适当的频率通过阈值，滤除血流反射回来的高频低振幅频移信号，只显示心室壁反射回来的低频振幅多普勒频移信号，并将其输入自相关系统和速度计算单元进行彩色编码，通过数据转换器以二维、M 型、频谱或曲线形式将心脏壁运动的信息实时显示。由于心肌运动速度未超过由脉冲重复频率决定的尼奎斯特频率，因而不会出现色彩倒错现象。

通过低通滤波器的多普勒频移信号，经计算机处理后分别以不同模式(成像参数)显示心肌运动信息。TDI 包括脉冲波组织速度成像、组织速度成像、定量组织速度成像、组织追踪成像、应变率成像、组织同步成像、组织加速度成像、组织能量成像等。

### 1. 组织速度成像

(1) 脉冲波组织速度成像：与脉冲波多普勒频谱一样，在脉冲波组织速度成像中，频谱的辉度反映频移信号的振幅，纵轴代表多普勒频移，也可以表示为速度，频谱在某一瞬时的宽度代表了采样区内所有组织运动速度的瞬时空间分布，因此可从频谱图上测量每一采样区内心肌组织运动的瞬时最高速度、瞬时最低速度和瞬时平均速度。横轴代表时间。

(2) 组织速度成像：与彩色多普勒血流成像一样，在彩色组织速度成像中，对组织运动速度编码成不同的颜色，并重叠到二维 B 型超声影像上，形成二维彩色组织速度成像的影像，如文末彩图 4-27 所示。彩色编码范围迎向探头的通常从暗红色到明黄色，分别代表低速度到高速度，而背离探头则以深蓝色代表低速度，明青色代表高速度。组织速度成像(tissue velocity imaging，TVI)中，每个多普勒信号都是从一个深度和一个超声束收集的，这通常需要较长的时间。因此，每一多普勒信号在单位时间内的采样数比脉冲波多普勒少。这样常常限制了对影像中每一部位所有信号频谱的计算能力，故用平均多普勒频率计算每一部位的信息。组织速度成像除了用以上二维的方式显示外，还可以用 M 型的方式显示。

组织速度成像主要用于心肌收缩与舒张功能、心肌灌注、室壁运动、组织活性及负荷超声心动图研究,同时可确认有无心肌缺血及对显像困难患者心脏轮廓的显示。

(3)定量组织速度成像:每一帧二维组织速度影像中均含有心肌运动速度的信息,对每一帧二维组织速度影像中不同心肌节段的速度信息进行采样提取,同时获取多个部位心肌组织运动随心动周期变化的速度-时间曲线或位移-时间曲线,即定量组织速度成像(quantitative tissue velocity imaging,QTVI)(曲线)。定量组织速度成像主要用于心肌节段运动同步性评估。

**2.组织追踪成像** 将心肌组织各节段运动速度进行积分,获取心肌各节段收缩期位移值,显示方式有二维彩色图、组织追踪曲线。在二维彩色图中,根据位移值由小到大分别用红、橙、黄、绿、蓝、靛、紫7种不同颜色进行编码成像。组织追踪成像(tissue tracking imaging,TTI)通常以无位移为红色,位移值>12mm为紫色,以2mm为颜色转换间距。组织追踪成像主要用于实时、直观、快速评价心肌节段性收缩功能。

**3.应变和应变率成像** 应变和应变率成像(strain rate imaging,SRI)是反映心肌两点间运动速度阶差的技术。应变是指物体受力发生变形的能力,心肌的应变反映了收缩期心肌收缩的百分比。应变率是指心肌变形的速率即速度,它实际反映的是心肌弹性变形能力。应变和应变率的显示方式有二维彩色图、彩色M型图像和应变率曲线与应变曲线。在二维彩色图中,通常将正向应变率用蓝绿色到蓝色表示,负向应变率用黄色到红色表示,无应变率用绿色表示,颜色的深浅则表示应变率的大小。应变率成像主要用于评价心肌收缩功能,鉴别正常与缺血或存活心肌,心肌主动收缩或被动移位等。

**4.组织同步成像** 将收缩期各节段心肌组织达到峰值速度的时间进行彩色编码成像,绿色表示正常时相(20~150ms);黄色至橙色表示中度延迟(150~300ms);红色表示重度延迟(300~500ms)。不同的彩色反映了室壁运动延迟的定性和定量信息,组织同步成像(tissue synchronized imaging,TSI)可非常直观地实时显示收缩期各节段心肌运动的同步性和协调性。

**5.组织加速度成像** 在速度影像的基础上将速度变化率进行彩色编码显示心室壁心肌加速度变化、分布和方向。有显示与不显示心肌运动方向两种模式,显示心肌运动方向模式影像中,心肌迎向探头方向运动为红色,背离探头为蓝色,颜色的亮、暗则表示加速度的高、低;不显示心肌运动方向模式,则以蓝、绿、红色分别代表低、中、高加速度。组织加速度成像(tissue acceleration imaging,TAI)能直观、半定量地反映心动周期中各部位心肌运动速度由零增至最大的时间顺序,主要用于评估和检测心电传导异常、异位起搏点、起搏电生理状态、心肌活力等。

**6.组织能量成像** 多普勒频移信号的强度即振幅,振幅的平方则代表能量,组织能量成像(tissue energy imaging,TEI)是将能量-频率曲线下面积进行彩色编码成像。频移信号强度与心肌组织内散射体的数量相关,而与多普勒频移值大小无关,因此,组织能量成像不受心肌运动速度高低和角度的影响。主要用于心肌声学造影检查,静脉注射对比剂后,根据心肌组织频移信号的强弱可了解对比剂在心肌组织内的分布,从而评估心肌组织的血流灌注情况。

## 五、超声组织定征

超声组织定征(ultrasonic tissue characterization,UTC)是通过探讨超声表现与组织的声学特性间相互关系来了解组织特征的方法。其在观察脏器的大小、运动、相邻结构等变化的同时,还可以了解相关的组织细微病理改变,临床应用价值很大。

影响超声声速、衰减、散射、回波强度的因素包括组织结构弹性、水分、胶原含量、血供量等诸多因素。当组织构型不同或有病变时,均可导致组织的超声特性产生一系列变化。超声组织定征即运用这种因果关系,通过定量分析来自人体组织的超声回波中这些变化,做出解释以达到识别各种正常和病理组织,并对其进行鉴别和分析的目的。通过分析了解正常、异常组织的生理、病理状况与组织声学参数和病理结果之间的关系,来分析其形态学基础。

由于超声通过组织的传输和反射特性十分复杂,超声与组织相互作用的机制尚未十分明了,人们只能从不同的方面来进行超声组织定征的探讨。

超声组织定征包括对超声的衰减、散射、吸收及频谱分析等,这里主要介绍临床上应用较多的基于超声背向散射的超声组织定征技术,包括:背向散射积分、声学密度定量、声学定量、彩色室壁动态分析。

超声在介质中传播,遇到两种声特性阻抗不同的介质所形成的界面时,若界面大于超声波长则产生反射,若界面小于超声波长则产生散射。散射的超声具有一定的方向性,迎向探头的散射为背向散射,由于背向散射信号来源于组织的微细结构,更能反映组织的结构特性。

超声探头所接受的背向散射信号与其接收的反射信号相比非常微弱,在用传统成像方法(将获得的组织回波的原始信号,即射频信号检波后,输入视频处理器处理,再输入显示器显示)形成的二维超声影像上,由大界面反射来的回波表现为强回波,由微小界面来的散射回波则表现为弱回波或无回波。

**1. 背向散射积分**　为了有效提取和分析微弱的背向散射信号,通过时间门控电路,在射频信号(组织回波的原始信号)被处理前,提取相关区域(采样容积内)的射频信号,并将其功率谱与从理想平面反射器的回波信号功率谱相比,取其有效频率范围进行积分,以曲线或二维影像显示,背向散射积分(integrated back scatter, IBS)可反映超声投照方向上组织的声学不均匀程度,提供组织结构、状态方面的信息。

**2. 声学密度定量**　声学密度定量(acoustic densitometry, AD)与背向散射积分相似,通过时间门控电路,在射频信号(组织回波的原始信号)被处理前,提取相关区域(采样容积内)的射频信号,通过分析采样容积内射频信号的强度与密度情况,从中获得组织结构、状态方面的信息。

**3. 声学定量**　此处介绍的声学定量(acoustic quantification, AQ)是狭义的声学定量,特指超声心动图的声学定量,也称心内膜边缘自动检测。应用自动边界检测技术,自动识别背向散射回波信号,由于心肌组织与血液的背向散射特性各不相同,将未滤波的回波信号分成两部分,当计算机检测到沿扫描线上某点的超声信号由血液变成组织(或反之),该点被标记为血液与组织的临界点,将所有的临界点连接,便是血液/组织的界面。计算机可实时勾画出心内膜轮廓,自动计算心功能参数(心脏面积-时间曲线、容积-时间曲线及其变化率等),对心脏功能做出评价。

**4. 彩色室壁动态分析**　彩色动力学(color kinesis, CK)技术是声学定量技术的进一步发展,自动识别和实时跟踪心内膜的组织/血液界面,并根据同步记录的心电信号,以不同颜色实时显示心动周期内不同时相的心内膜位移。通常以橙色表示收缩期的开始,至收缩末期逐帧显示的颜色为红→黄→绿→蓝,反向运动的区域通常用红色显示,收缩期不同时相逐帧显示的色彩均叠加并显示至收缩末期最后一帧影像中。这样,影像更直观,根据色带宽度测出的心内膜更准确,有利于了解组织特性。

## 六、超声弹性成像

生物组织的弹性或硬度改变与组织异常的病理状态紧密相关,当组织内有硬块或肿物时,其弹性或硬度会发生明显变化。传统的触诊、叩诊即是通过触摸的方式,感知组织的弹性或硬度来诊断疾病。但是这种方法易受医生主观经验的影响,且只能检查体表组织,无法检查深层组织,对较小的组织病变容易忽略。

超声弹性成像(ultrasound elastography, UE)是以生物组织的弹性参数为成像因子的超声成像技术,其基本原理是对组织施加一个外部或内部(包括自身的)的机械激励,由于组织内部存在弹性差异,对此会产生不同的响应(外界激励产生的组织形变是其力学特性的函数),例如位移、应变、速度的分布产生一定改变,利用超声成像方法,结合数字信号处理或数字影像处理技术,获得相应弹性参数数值与影像,可定性、定量地反映组织的弹性信息。超声弹性成像根据激励的方式不同,可分为静态(压缩)弹性成像和动态弹性成像两大类。

**1. 静态弹性成像** 利用探头或者一个探头-挤压板装置,沿着探头的纵向(轴向)压缩组织,使组织产生一个微小应变。由于不同组织的弹性不同,受外力作用后的应变也不同,收集被测体某时间段内的各信号片段,利用互相关算法对压迫前、后反射的回波信号进行分析,估计组织内部不同位置的位移,计算出组织的变形程度,再以灰阶或彩色编码成像,获得反映不同组织的弹性(硬度)大小的应变(应变率)影像。静态(压缩)弹性成像也称组织弹性成像,已实现了实时成像,可提供以软组织的弹性为基础的病变诊断信息。组织弹性成像反映的不是被测组织的硬度绝对值,而是与周围组织相比较的硬度相对值。

心肌弹性成像是利用心脏的收缩-舒张作为激励,估计组织沿探头径向的位移,从而得到心肌的应变、应变率和速度等参数的空间分布以及随时间的变化。

血管弹性成像是应用气囊、血压变化或者外部挤压来微创或无创地激励血管,估计血管运动及位移,得到血管的应变分布,表征血管弹性。

**2. 动态弹性成像** 人体组织中的剪切波波速在很大程度上取决于组织的黏弹特性。通过外界的激励,在组织内产生横向传播的剪切波,检测、计算出组织内因剪切波传播形成的微小位移或剪切波的传播速度等参数,换算出被测组织的剪切模量,便可得到组织的弹性(硬度)信息,剪切模量值越大,剪切波速度越快,组织的硬度越大。

(1)声辐射力脉冲成像:声辐射力脉冲成像(acoustic radiation force impulse imaging,ARFI)利用调制的聚焦超声波束作为激励,组织受力后产生纵向压缩和横向振动,产生声剪切波,通过采用与多普勒血流检测同样的射频脉冲重复频率,检测超声聚焦区域的组织纵向位移,由于聚焦区外超声辐射力迅速衰减,剪切波只局限于组织内部区域,因此可以获得感兴趣区域的低频剪切波波速,进而获得该区域的组织弹性信息。

(2)瞬时弹性成像:瞬时弹性成像(transient elastography,TE)通过对被测组织施加低频振动(20~1 000Hz),使组织内部产生瞬时剪切波,超声换能器以高脉冲重复频率发射/接收超声波信号,记录不同时刻组织的超声回波信号,采用互相关算法来估计组织位移,得到剪切波在组织内部的传播速度,利用剪切波传播特性与生物组织弹性特征之间的内在联系,定量重构被测组织的弹性模量。

(3)剪切波弹性成像:剪切波弹性成像(shear wave elastrography,SWE)是在探头发射安全的声辐射脉冲激励过程中,通过控制换能器阵列的聚焦位置,使焦点以高于剪切波波速的速度移动,则会在组织中形成剪切波的冲击波。可利用 20 000 帧/s 的超快速成像系统捕获、追踪剪切波,得到实时的局部弹性影像。由于采集的数据是局部的非聚焦区剪切波的运动,边界对它的影响很小,因而可以提供定量的弹性影像。

## 七、斑点追踪成像

由于几何尺度小于入射超声波长的细微结构会对入射的超声产生散射、反射及彼此间的相互干扰,使超声探头所接收的细微结构背向散射回波信号的振幅呈无规则起伏,在超声影像上形成亮暗不定的斑点,一帧超声影像会出现无数无规则分布的亮暗斑点,这些斑纹被称为超声影像的"回波斑点"。

斑点追踪成像(speckle tracking imaging,STI)的基本原理:在高帧频二维或三维超声影像的基础上,追踪识别心肌内细微结构背向散射回波斑点的空间运动。随心动周期,从任一方向自动逐帧追踪感兴趣区域内随室壁心肌同步运动的斑点回波在每一帧影像中的位置,并在同一坐标系内标测不同帧影像之间同一斑点回波的运动轨迹,与前一帧影像中的位置比较,计算整个感兴趣区内各节段心肌的变形,能定性、定量地显示心肌运动速度、应变(三维超声影像为面积应变)、应变率、位移及心脏的旋转角度与旋转角度率等力学参数随时间的变化。斑点追踪超声心动图成像无角度及帧频依赖性，能更准确地反映心肌的实时运动与功能。

速度向量成像（velocity vector imaging，VVI）利用斑点追踪技术，识别任一区域感兴趣心肌或感兴趣点（斑点）从前一帧到下一帧的空间位移，通过对比连续两帧二维超声影像中描记的心肌的位置变化，得到心肌的运动信息。斑点的运动用带箭头的直线来表示，直线的长度代表运动速度的大小，箭头的指向代表运动的方向。速度向量成像技术能无角度依赖地检测出动态二维超声影像上心肌运动的方向和速度，并得出其运动随心动周期变化的曲线。通过对向量大小及方向的分析，可获得大量反映心肌生物力学特征的数据，从而可定性观察及精确定量分析心肌组织径向、周向的运动状态。

## 八、全景超声成像

在实时超声成像的扫描时，往往遇到较大的病灶在一帧影像画面上显示不了全貌，或仅能显示病灶而无法显示病灶与周围组织的毗邻关系。为解决这个问题，使用双帧显示，通过人眼的判别和人脑的记忆来拼接出一个有限的拓宽影像。全景超声成像（panoramic ultrasound imaging，PUI）则是在实时超声扫描时利用计算机的分析、判断、记忆来无限地拼接任意的影像画面。这个影像拼接过程要采用一种专门用于估测探头运动的影像登记技术。

实时超声扫查时，探头缓慢地朝一侧移动，影像从一帧到下一帧有很大的重叠区，两帧之间既有所不同又非常相似。客观地比较两帧影像的细微差异，借助于矢量变化的计算来精确估测探头从一帧到另一帧的移动，然后逐帧登记并显示这些影像，便可得到一帧包含整个扫描区域的全景超声影像。这个全景超声成像过程需要一个程序性超声影像处理器——计算能力高达每秒40亿次的计算机高速运算处理来完成。

全景超声成像作为一种新的超声成像技术，目前还存在一些不足，如操作相对复杂、影像重建时间比较长、影像配准和拼接还有待进一步精确。但是随着临床和工程学技术的不断发展，这些问题必将能逐步得到解决。

全景超声成像技术显示的超宽幅影像，为较大的器官和肿块的显示与测量提供了方便，对于复杂病变整体的研究更具意义。全景超声成像技术还可以显著地节省临床检查时间，一方面提高了超声诊断的效率，另一方面从超声安全角度来说，它减少了被检查者所接受到的超声波照射时间。全景超声成像技术能够在许多方面弥补常规实时超声检查的不足，它具有广阔的临床应用前景。拓宽视野超声成像与常规实时灰阶和彩色多普勒超声相结合，使现代超声技术更趋完善。

**思考题**

1. B型超声成像如何利用脉冲回波显示二维断面影像？
2. B型超声成像的空间分辨力中，制约轴向分辨力、横向分辨力和侧向分辨力的因素有哪些？如何改进能提高空间分辨力？
3. 频谱多普勒的连续波多普勒与脉冲波多普勒分析血流信息各有什么优势？
4. 彩色多普勒血流成像中，可以获得哪些关于血管及血流的信息？
5. 组织多普勒成像能够获取哪些信息？其发明思路有何特点？

（曹会英　杨庆华　童家明）

# 第五章　核磁共振物理

1945 年 12 月，美国物理学家珀塞尔（E. M. Purcell，1912—1997）与合作者在石蜡样品中观察到质子的核磁共振信号；出生于瑞士的美国物理学家布洛赫（F. Bloch，1905—1983）与合作者于 1946 年 1 月在水样品中观察到质子的核磁共振信号。他们用的方法稍有不同，几乎同时独立地发现核磁共振现象。因发展了核磁精密测量方法及与此相关的发现，布洛赫和珀塞尔共同获得 1952 年诺贝尔物理学奖。磁共振成像（magnetic resonance imaging，MRI）是以核磁共振这一物理现象为基础的，之所以省去"核"字，是为了突出这一检查技术不存在对人体有害的电离辐射的优点，使之区别于使用 X 射线的放射检查以及使用放射性核素的核医学检查。世界是物质的，物质是由分子构成的，分子又由原子构成。原子由原子核和核外电子组成，原子核由带正电荷的质子和不带电荷的中子组成。核磁共振（nuclear magnetic resonance，NMR）所要研究的对象就是原子核，而且是具有磁性的原子核。

本章主要介绍原子核的磁性、核磁共振、核磁共振信号测量、核磁共振弛豫、核磁共振波谱的基本原理。

## 第一节　原子核的磁性

在 MRI 中，人体被置于磁体内，而人体内的原子核要产生核磁共振，就必须具有一定的磁性。原子核怎么会具有磁性以及是不是所有的原子核都具有磁性等问题是本节所要介绍的内容。

### 一、原子核的自旋

在宏观世界中，速度不为零的物体具有一定的动量（momentum），而绕某一点或某一轴线做圆周运动的物体具有一定的角动量（angular momentum），其值为转动惯量与转动角速度的乘积。角动量是矢量，用符号 $\vec{L}$ 表示，其方向由右手螺旋定则确定，大拇指指向角动量的方向，其余四指沿转动方向，如图 5-1 所示。

在微观世界中，电子、中子、质子和原子核等微观粒子除了具有一定的大小、电荷、质量等属性外，还有一种固有属性——自旋（spin）。微观粒子的自旋角动量（spin angular momentum）是由其自旋运动产生的。为便于理解，微观粒子的自旋运动可以简单地看成微观粒子的自转，虽然实际情况并非如此。微观粒子除了具有自旋角动量外，还具有轨道角动量（orbital angular momentum）。

原子核由质子和中子组成。质子和中子既具有自旋角动量，也具有轨道角动量。原子核内质子和中子的自旋角动量与轨道角动量之矢量和就构成了原子核的总角动量，习惯上把原子核的总角动量称为原子核的自旋，简称核自旋（nuclear spin）。核自旋可以整体地视为原子核绕自转轴旋转的角动量。

**图 5-1　角动量**

注：（a）作圆轨道运动质点的角动量 $\vec{L}$；（b）绕对称轴作自转运动物体的角动量 $\vec{L}$。

在宏观世界中，物理量的取值通常是连续的，如温度、速度、动量、角动量、位移等；而在微观世界中，物理量的取值是离散的、不连续的，也就是说是量子化的。核自旋也是如此。

根据量子力学计算，核自旋 $\vec{L}_I$ 是量子化的，只能取一系列不连续值

$$L_I = \sqrt{I(I+1)} \cdot \hbar \tag{5-1}$$

式中 $I$ 为原子核的自旋量子数（spin quantum number），取整数或半整数；$\hbar = h/2\pi$，$h$ 为普朗克常数。$\vec{L}_I$ 大小取决于 $I$ 值，不同的原子核 $I$ 值不同。

原子核的自旋量子数 $I$ 的取值由原子核内部的质子数和中子数决定。实验发现，质子数和中子数都为偶数的原子核，其自旋量子数 $I=0$，如 $^{16}O$、$^{12}C$、$^{32}S$ 等；质子数和中子数都为奇数的原子核，其自旋量子数 $I$ 为整数，如 $^{14}_{7}N$ 的 $I=1$；质子数和中子数一个为奇数，一个为偶数的原子核，其自旋量子数 $I$ 为半整数，如 $^{31}_{15}P$ 的 $I=1/2$，$^{63}_{29}Cu$ 的 $I=5/2$，$^{235}_{92}U$ 的 $I=5/2$。核自旋是矢量，核自旋的方向与原子核旋转方向的平面垂直，如图 5-2 所示。

处于静磁场中的自旋量子数 $I \neq 0$ 的原子核，其核自旋 $\vec{L}_I$ 受到磁场力矩的作用，在空间的取向不能连续地改变，而只能取一些特定的方向，这就是核自旋的空间量子化。在直角坐标系中，取 $z$ 轴与外加静磁场方向一致，根据量子力学的原则，核自旋 $\vec{L}_I$ 在 $z$ 轴的投影 $\vec{L}_{Iz}$ 只能取一些不连续的数值，计算公式为

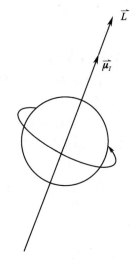

图 5-2 原子核的自旋和磁矩

$$L_{Iz} = m_I \hbar, \quad m_I = I, I-1, I-2, \cdots, -I \tag{5-2}$$

式中 $m_I$ 为核自旋磁量子数（magnetic quantum number），共有 $(2I+1)$ 个可能的取值，对应核自旋在 $z$ 轴的投影 $\vec{L}_{Iz}$ 有 $(2I+1)$ 个可能的取值，对应核自旋在空间有 $(2I+1)$ 个可能的取向，如图 5-3 所示。

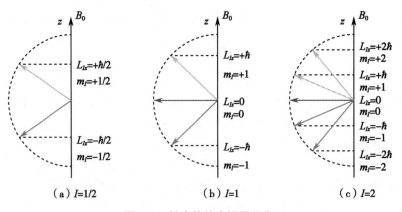

图 5-3 核自旋的空间量子化

## 二、原子核的磁矩

原子核可看成是具有一定质量与体积的均匀带电球体，原子核的自旋运动可看成是该球体的旋转，这也就产生了绕核自旋轴旋转的环形电流。环形电流会在其周围空间产生磁场，所以自旋量子数 $I$ 不为 0 的原子核（简称自旋核）就会具有一定的磁性，自旋核也就可以看成是一个小磁体，即自旋核是磁性核。

为描述自旋核在其周围空间所产生的磁场特性，引入物理量——核磁矩（nuclear magnetic moment）$\vec{\mu}_I$，磁矩可以简单地理解为描述小磁体磁性大小和其所激发磁场方向的物理量。它反

映小磁体两方面的特性,一是在空间产生的磁场;二是其在磁场中受到力矩作用。磁矩的大小为电流圈包围的面积与电流强度的乘积,其方向与电流绕向满足右手螺旋定则,大拇指指向磁矩的方向,其余四指沿电流的方向。

核磁矩 $\bar{\mu}_I$ 与核自旋 $\bar{L}_I$ 都是由原子核的自旋运动引起来的,它们之间存在着一定的比例关系,即

$$\bar{\mu}_I = \gamma \cdot \bar{L}_I \tag{5-3}$$

式中 $\gamma = g_I e / 2m_p$ 为比例系数,称为磁旋比(magnetogyric ratio); $g_I$ 为取决于原子核种类的无量纲数,称为朗德因子或 $g$ 因子; $e$ 为电子电量; $m_p$ 为质子质量。由式(5-1)和式(5-3)可得到核磁矩的表达式

$$\mu_I = g_I \frac{e\hbar}{2m_p} \sqrt{I(I+1)} = g_I \mu_N \sqrt{I(I+1)} \tag{5-4}$$

式中 $\mu_N = e\hbar / 2m_p$ 称为核磁子(nuclear magneton),一般作为核磁矩单位使用。

核磁矩 $\bar{\mu}_I$ 方向与核自旋 $\bar{L}_I$ 方向处在同一直线上,但有的方向相同,有的方向相反,例如,氢核质子的磁矩大小为 $2.793\mu_N$,方向与其核自旋方向相同,如图 5-2 所示;中子是电中性的,但它内部也有电荷,靠近中心为正电荷,靠外为负电荷,正负电荷电量相等但分布不均匀,所以中子仍然具有磁矩,为 $-1.913\mu_N$,负号表示中子磁矩的方向与中子的自旋角动量方向相反。核磁矩来源于核内的核子磁矩,但由于核内各核子之间存在复杂的相互作用,核磁矩不是简单等于核内核子磁矩之和。

与核自旋 $\bar{L}_I$ 一样,核磁矩 $\bar{\mu}_I$ 在静磁场中也存在 $(2I+1)$ 种可能的取向,称为核磁矩的空间量子化,核磁矩 $\bar{\mu}_I$ 在静磁场方向($z$ 轴方向)的投影 $\mu_{Iz}$ 有 $(2I+1)$ 个可能的取值,即

$$\mu_{Iz} = g_I \frac{e}{2m_p} L_{Iz} = m_I g_I \mu_N, \quad m_I = I, I-1, I-2, \cdots, -I \tag{5-5}$$

式中 $m_I$ 为核自旋磁量子数。核磁矩的空间量子化如图 5-4 所示。

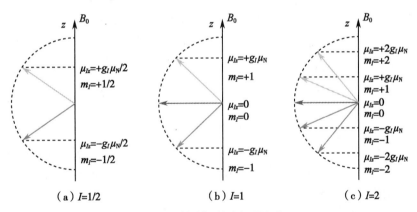

图 5-4　核磁矩的空间量子化

## 三、物质的磁性

自旋核具有磁矩,电子也同样具有磁矩(轨道磁矩和自旋磁矩)。当原子核与电子组成原子时,原子的磁矩就是它们的磁矩之矢量和。对于多电子原子,当电子的总磁矩不为零时,原子的磁矩主要来自电子的总磁矩;当电子的总磁矩为零时,核磁矩就构成了原子的固有磁矩。

物质是由大量分子或原子构成的,从宏观上来看,物质有可能表现为顺磁性(paramagnetic),也可能表现为抗磁性(diamagnetic)。

在一般情况下,电子总磁矩不为零的分子或原子构成的物质,不呈现出宏观磁性,只有当它处于外磁场时,各分子或原子的磁矩就会在外磁场的作用下转向外磁场方向,结果形成了一个与

外磁场方向相同的附加磁场,因此,在宏观上呈现出顺磁性,这类物质称为顺磁性物质。还有一类物质,如铁、钴、镍,它们在外磁场的作用下会产生方向与外磁场相同,但强度远大于外磁场的附加磁场,这类物质称为铁磁性(ferromagnetic)物质。

另一类物质由具有电子闭合壳层结构的分子组成,分子的电子总磁矩为零,在外磁场的作用下,磁场从零增加的过程中,分子会感生出电子环流,由此产生的附加磁场方向与外磁场方向相反,因此,在宏观上呈现出抗磁性,这类物质称为抗磁性物质。假如抗磁性物质中含有磁矩不为零的原子核,那么,它大约为顺磁性物质中电子磁矩的1‰。核磁共振多以抗磁性物质为样品,且多是 $I=1/2$ 的核。

在顺磁性物质中也同样存在抗磁效应,只是抗磁效应比顺磁效应小得多,所以主要表现为顺磁效应。

MRI 对比剂(contrast medium)大多是顺磁性物质或超顺磁性物质,主要是钆、铁、锰的大分子有机化合物,这些物质本身不产生信号,信号来自氢核质子 $^1$H。

与铁磁性物质和顺磁性物质相比,原子核的磁性在强度上要弱好几个数量级,我们在日常生活中感觉不到它的存在,但原子核的磁性可以用核磁共振来精确测量。

## 四、用于磁共振成像的磁性核

自旋核($I \neq 0$)都是磁性核,也只有磁性核才能和静磁场相互作用产生核磁共振。在生物组织中存在多种磁性核,如 $^1$H、$^{14}$N、$^{13}$C、$^{19}$F、$^{23}$Na、$^{31}$P 等,其特性参数见表5-1。

表5-1 一些磁性核的特性参数

| 核素 | 相对含量 | 相对灵敏度 | 自旋量子数 | $g$ 因子 | 磁矩 $/(\mu_N)$ | 磁旋比 $\gamma/$ $(rad \cdot s^{-1} \cdot T^{-1})$ |
|---|---|---|---|---|---|---|
| $^1_1$H | 99.98% | 1 | 1/2 | 5.585 5 | 2.792 7 | $2.675 3 \times 10^8$ |
| $^{13}_6$C | 1.1% | 0.016 | 1/2 | 1.404 6 | 0.702 16 | $0.672 8 \times 10^8$ |
| $^{14}_7$N | 0.36% | 0.001 | 1 | 0.702 3 | 0.403 57 | $0.193 4 \times 10^8$ |
| $^{19}_9$F | 100% | 0.830 | 1/2 | 5.256 | 2.627 3 | $2.517 9 \times 10^8$ |
| $^{13}_{11}$Na | 100% | 0.093 | 3/2 | 1.478 | 2.216 1 | $0.703 1 \times 10^8$ |
| $^{31}_{15}$P | 100% | 0.066 | 1/2 | 2.262 | 1.130 5 | $1.084 0 \times 10^8$ |

在 MRI 中,磁性核所产生的信号强度对影像质量及成像时间起着至关重要的作用。一般来说,磁性核对核磁共振信号强度的影响主要取决于两个因素,一是磁性核在组织中的浓度;二是磁性核的相对灵敏度,即等量的不同磁性核所产生的信号强度之比。由表5-1可见,针对上述两个因素,人体组织磁性核中氢核 $^1$H 的相对含量和相对灵敏度都高,所以目前的临床 MRI 就是氢核 $^1$H 成像,而其他磁性核的 MRI 受多种条件的限制,还无法用于临床。

人体内的多数氢核 $^1$H 包含在水分子之中,也就是参与成像的应是水分子的磁矩。水分子是由 10 个核外电子、2 个氢核、1 个氧核构成。理论上讲,水分子的分子磁矩应是这些粒子的轨道磁矩、自旋磁矩的矢量和,但是 10 个核外电子正好构成 1 个满壳层,满壳层电子的总轨道角动量为零,总的轨道磁矩也就为零;10 个电子也构成 5 个电子对(配对电子),1 对电子的自旋角动量为零,5 对配对电子的总自旋角动量也就为零,总的自旋磁矩为零;氧原子核是偶偶核,自旋量子数为零,核磁矩为零。这样算下来,从磁矩方面考察,水分子就相当是 2 个"裸露"的氢核 $^1$H。实际上在 MRI 中,共振频率的计算就是按氢核 $^1$H 计算的,组织、器官内水的多少也就表示了氢核 $^1$H 的多少。应该指出,如果 MRI 的成像核是脂肪中的氢核 $^1$H,那么,它的共振频率与"裸露"的氢核 $^1$H 是有差别的。

# 第二节 静磁场中的磁性核

在 MRI 中，当人体被置于磁体内时，人体内部的磁性核就会受到静磁场的作用，使得其运动状态发生改变。

## 一、微 观 描 述

**1. 进动** 进动（precession）也称旋进，是指自转物体的自转轴同时又绕着另一轴旋转的现象。在平动中，当外力方向与质点的运动速度方向始终保持垂直时，质点要做圆周运动，即质点的运动速度大小不变，而速度方向连续发生改变。与此类似，旋转的物体若所受力矩方向始终垂直于角动量方向时，旋转物体角动量大小不变而方向连续发生改变的现象，称为纯进动，表现为角动量矢端沿圆周转动。

陀螺在垂直旋转时，其自转轴与重力方向是完全一致的。当陀螺的自转轴与重力方向有一定的倾角时，陀螺并不立即倒下，而是开始摇摆旋转，陀螺的自转轴绕重力方向做圆锥面轨迹的转动。图 5-5 反映了陀螺的进动过程，图 5-5（a）、图 5-5（b）表示陀螺自转轴在两个不同时刻的空间指向状态，很明显，陀螺自转轴的指向发生了变化；图 5-5（c）反映了陀螺角动量矢量方向周而复始的变化过程。

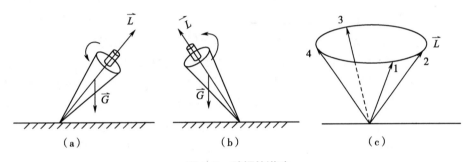

图 5-5 陀螺的进动

与重力场中的陀螺类似，在静磁场 $\vec{B}_0$（$z$ 轴方向）的作用下，当核磁矩 $\vec{\mu}_I$ 和静磁场 $\vec{B}_0$ 存在特定的夹角 $\theta(\neq 0)$，这就相当于陀螺的自转轴与重力有一定的倾角；静磁场 $\vec{B}_0$ 与核磁矩 $\vec{\mu}_I$ 间的相互作用会产生施加在核自旋 $\vec{L}_I$ 上的力矩，此力矩始终垂直核自旋 $\vec{L}_I$，会使得磁性核（自旋核）保持夹角 $\theta$，以静磁场 $\vec{B}_0$ 为轴并以恒定的角速度进动（同时形成核磁矩 $\vec{\mu}_I$ 在以静磁场 $\vec{B}_0$ 为轴的圆锥面上进动，角速度与磁性核进动的角速度相同），如图 5-6 所示。磁性核的这种进动称为拉莫尔进动（Larmor precession），进动的角速度 $\omega_0$ 为

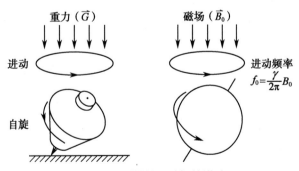

图 5-6 磁性核和陀螺的进动

$$\omega_0 = 2\pi f_0 = \gamma B_0 \tag{5-6}$$

式中 $f_0$ 为磁性核的拉莫尔进动频率、$\gamma$ 为磁旋比、$B_0$ 为静磁场的磁感应强度。对于氢核 $^1$H 来说，$\gamma = 2.67 \times 10^8 \text{rad} \cdot \text{s}^{-1} \cdot \text{T}^{-1}$，因此在 $B_0 = 1\text{T}$ 时，$\omega_0 = 2.67 \times 10^8 \text{rad} \cdot \text{s}^{-1}$，$f_0 = \omega_0/2\pi = 42.58\text{MHz}$，意味着 1s 氢核 $^1$H 的磁矩要绕 $\vec{B}_0$ 进动 $42.58 \times 10^6$ 圈。需要特别说明的是，磁性核的进动只是自转轴方向的

改变,原子核并非整体做圆周运动。

**2. 取向和磁势能** 设磁性核(自旋核)在没有静磁场作用时保持基态,处在能量为 $E_0$ 的能级上。当磁性核处在静磁场 $\vec{B}_0$($z$ 轴方向)中,受静磁场 $\vec{B}_0$ 作用,磁性核的能量将发生变化,在原来基态能量 $E_0$ 的基础上产生附加能量。根据电磁学的理论,磁性核在静磁场 $\vec{B}_0$ 中所产生的附加能量为

$$\Delta E_{\mathrm{m}} = -\vec{\mu}_I \cdot \vec{B}_0 = -\mu_I B_0 \cos\theta \tag{5-7}$$

式中 $\theta$ 为 $\vec{\mu}_I$ 与 $\vec{B}_0$ 间的夹角,$\mu_I \cos\theta$ 为核磁矩在静磁场方向($z$ 轴方向)的投影,将式(5-5)代入式(5-7),得

$$\Delta E_{\mathrm{m}} = -\mu_{Iz} B_0 = -g_I \mu_{\mathrm{N}} m_I B_0 \quad m_I = I, I-1, I-2, \cdots, -I \tag{5-8}$$

式中 $m_I$ 为核自旋磁量子数,共有 $(2I+1)$ 个可能的取值。

由此可知:在人体进入磁场之前,磁性核处于基态 $E_0$ 的能量状态,磁性核的磁矩 $\vec{\mu}_I$ 所选择的方向(即所谓的取向)处于一种杂乱无章的状态,磁矩 $\vec{\mu}_I$ 沿空间各方向呈一种等概率分布。当磁性核处于静磁场中时,受磁场作用,磁性核的能量在 $E_0$ 基础上出现量子化的附加能量,有 $(2I+1)$ 个可能的取值,形成能级劈裂,对应核磁矩的 $(2I+1)$ 种可能的取向,即无外磁场时自旋核 1 个能级,有外磁场时自旋核能级劈裂为 $(2I+1)$ 层,这种现象称为塞曼效应(Zeeman effect),劈裂后的能级称为塞曼能级,不同的 $m_I$ 所产生的附加能量 $\Delta E_{\mathrm{m}}$ 不同。由于 $\Delta m_I = \pm 1$,劈裂后两相邻层能级之间的能量差 $\Delta E$ 为

$$\Delta E = g_I \mu_{\mathrm{N}} B_0 = \gamma B_0 \hbar \tag{5-9}$$

可见,磁性核在静磁场中能级劈裂的间距(裂距)相等,$\Delta E$ 与磁性核的特征 $g_I$ 有关,还与静磁场 $\vec{B}_0$ 有关,而且与 $\vec{B}_0$ 的大小成正比。

通过以上讨论可知,受静磁场作用,磁性核在静磁场 $\vec{B}_0$ 中做拉莫尔进动,核自旋(或核磁矩)空间取向不同的磁性核,进动的附加能量不同,原来的能级劈裂成 $(2I+1)$ 个不同的能级。如图 5-7 所示,设氢核 ${}^1\mathrm{H}$ 基态能量为 $E_0$,氢核 ${}^1\mathrm{H}$ 的自旋量子数 $I=1/2$,其核磁矩在静磁场 $\vec{B}_0$ 中可能的取向就只有 2 种,一种是顺着磁场方向($m_I=1/2$),绕静磁场 $\vec{B}_0$ 做进动,$\Delta E_{\mathrm{m}}=-g_I\mu_{\mathrm{N}}B_0/2$,能量状态较低,为 $E_0-g_I\mu_{\mathrm{N}}B_0/2$;另一种反着磁场方向($m_I=-1/2$),绕静磁场 $\vec{B}_0$ 做进动,$\Delta E_{\mathrm{m}}=g_I\mu_{\mathrm{N}}B_0/2$,能量状态较高,为 $E_0+g_I\mu_{\mathrm{N}}B_0/2$,氢核 ${}^1\mathrm{H}$ 能级劈裂为 2 层,它们之间的能量差为 $\Delta E=g_I\mu_{\mathrm{N}}B_0=\gamma B_0\hbar$。

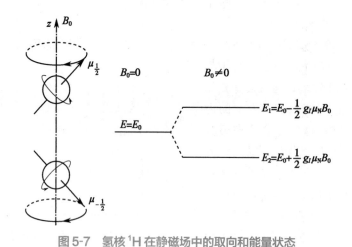

**图 5-7 氢核 ${}^1\mathrm{H}$ 在静磁场中的取向和能量状态**

## 二、宏 观 描 述

在人体组织中,磁性核不是孤立存在的,而是处于大量磁性核的群体中,并且单个磁性核的行为也是无法检测到的,所能检测到的是组织中大量同种磁性核的集体行为,或者说它们所表现

出来的宏观特性。

为了描述磁性核在磁场中的运动所表现出来的宏观特性，引入磁化强度（magnetization），并以其在磁场中的运动表现来表征磁性核的集体行为。磁化强度是矢量，定义为组织中单位体积核磁矩的矢量和，用符号$\vec{M}$表示。即

$$\vec{M} = \sum_{i=1}^{N} \vec{\mu}_{Ii} \tag{5-10}$$

式中 $N$ 为单位体积核磁矩的总数。

从磁化强度$\vec{M}$的定义可以看出，$\vec{M}$具有磁矩的本质，而且正比于组织中单位体积内自旋核的数目或含量，即自旋核密度（spin density）。在医学影像技术学中，磁化强度$\vec{M}$也称为宏观磁化矢量$\vec{M}$。

**1. 静磁场 $\vec{B}_0 = 0$ 时**　当组织不受外界静磁场约束时，因热运动的作用使大量核磁矩的空间取向处于杂乱无章状态，从统计角度看，各核磁矩的取向概率是各向均等的，所以核磁矩互相抵消，不显示宏观磁效应，宏观总磁矩为零，即 $\vec{M}(\vec{B}_0 = 0) = \sum_{i=1}^{N} \vec{\mu}_{Ii} = 0$。

**2. 静磁场 $\vec{B}_0 \neq 0$ 时**　当组织处于静磁场$\vec{B}_0$中时，$\vec{M}(\vec{B}_0 \neq 0) = \sum_{i=1}^{N} \vec{\mu}_{Ii} \neq 0$，对外有磁性显示。在静磁场中，各核磁矩不仅要产生绕$\vec{B}_0$方向的进动，还会有$(2I+1)$种可能的空间取向。对于氢核 $^1$H 来说，就会有两种可能的取向，一种是顺着磁场方向，另一种反着磁场方向，形成如图 5-8 所示的两个圆锥，圆锥面上的矢线代表氢核 $^1$H 磁矩的取向。不论是在上圆锥进动的核磁矩，还是在下圆锥进动的核磁矩，它们在圆锥面上所处的位置都是随机的或说是等概率的，也就是说氢核 $^1$H 磁矩在圆锥面上呈均匀分布。

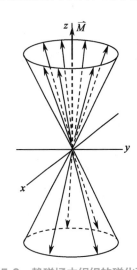

对于做周期运动的物体，可以用位置和速度来表征其运动状态，但用相位（phase）来表征却更方便，因为做周期运动的物体在一个周期内的状态都是不相同的，只要知道了物体的相位（$0 \sim 2\pi$）就知道了其运动状态。因此核磁矩在圆锥面上的均匀分布就意味着处于各种运动状态的核磁矩数量是均等的，即核磁矩在圆锥面上的相位是等概率分布，这就使得核磁矩在 $xy$ 平面上分量的相位也是等概率分布，这种相位的等概率分布使得核磁矩在 $xy$ 平面上分量的矢量和$\vec{M}_{xy}$（横向磁化强度矢量）为零。

**图 5-8　静磁场中组织的磁化强度**

静磁场$\vec{B}_0$中的氢核 $^1$H 有两种可能的取向，取向不同，氢核 $^1$H 所具有的磁势能不同，核磁矩顺着磁场方向的氢核 $^1$H 所具有的能量要低一些，而核磁矩反着磁场方向的氢核 $^1$H 所具有的能量要高一些。在热平衡（thermal equilibrium）状态下，自旋核数服从玻尔兹曼分布（Boltzmann distribution），即

$$N_i = Ne^{-E_i/kT} \tag{5-11}$$

式中 $N_i$ 表示第 $i$ 个能级上的自旋核数，$E_i$ 为该能级的能量，$N$ 为一个自旋核系统的总自旋核数，$T$ 为热力学温度，$k = 1.381 \times 10^{-23} \text{J} \cdot \text{K}^{-1}$，为玻尔兹曼常数（Boltzmann constant）。

对于处于热平衡状态的氢核 $^1$H，设处于高能状态的氢核 $^1$H 的数量为 $N_-$，处于低能状态的氢核 $^1$H 的数量为 $N_+$，高、低能级上的氢核 $^1$H 数之比为

$$N_- / N_+ = e^{-\Delta E/kT} \approx 1 - \Delta E / kT = 1 - \gamma B_0 \hbar / kT \tag{5-12}$$

当温度为 300K，静磁场的磁感应强度 $B_0 = 1$T 时，处于高能级的氢核 $^1$H 数与低能级的氢核 $^1$H 数之比仅为 0.999 993，这说明两个能级上的自旋核数差异非常小，约是百万分之七，但正是这微小的差异使得我们有了观察核磁共振现象的可能。

由式（5-12）可知，增大静磁场的磁感应强度$\vec{B}_0$，高低能级上自旋核数差异增大；提高温度，高低能级上自旋核数差异减小。由于处于高低能级上的自旋核数存在差异，高能级上的自旋核数要比低能级上的少，核磁矩在 $z$ 轴上分量的矢量和$\vec{M}_z$（纵向磁化强度矢量）就不为零，总的合成结果，即合矢量是与$\vec{B}_0$方向一致不等于零的纵向磁化强度矢量$\vec{M}_z$。通常，我们将处于热平衡状态时组织的$\vec{M}_z$写为$\vec{M}_0$，$\vec{M}_0$也被称为净磁化强度矢量，即

$$M_0 = M_+ - M_- > 0 \tag{5-13}$$

式中 $M_+$ 为热平衡状态时顺着静磁场$\vec{B}_0$方向分布的核磁矩在 $z$ 轴上分量的代数和，$M_-$ 为反着静磁场$\vec{B}_0$方向分布的核磁矩在 $z$ 轴上分量的代数和。

$\vec{M}_0$的大小与组织内自旋核的密度 $\rho$、静磁场$\vec{B}_0$的大小以及环境温度有关。组织中自旋核的密度 $\rho$ 越大，则$\vec{M}_0$越大；静磁场$\vec{B}_0$越大，高低能级上自旋核数差异增大，$\vec{M}_0$也就越大；而环境温度增高，高低能级上自旋核数差异减小，$\vec{M}_0$就减小。

目前能用于临床磁共振成像的自旋核只有氢核 $^1$H，所以自旋核密度也即质子密度（proton density）。人体内不同的组织所具有的氢核 $^1$H 的 $\rho$ 是不同的，脂肪组织、脑组织及含大量水分的囊腔器官的氢核 $^1$H 的 $\rho$ 均较高；人体中的肌肉、肝、脾、肾等实体组织中氢核 $^1$H 的 $\rho$ 为中等；而人体内的骨骼、硬脑膜、纤维组织、含气组织（如肺、胃、肠等）氢核 $^1$H 的 $\rho$ 则较低；需要特别说明的是，病灶不同病理阶段含水量不同，即氢核 $^1$H 的 $\rho$ 不同，则$\vec{M}_0$不同，这是 MR 成像及诊断病灶分期根据之一。

# 第三节　核磁共振

## 一、核磁共振的基本原理

共振是自然界普遍存在的一种物理现象，而系统的共振都需要一定的客观条件才能产生。当打击某一音叉时，音叉会以特定的频率振动起来并产生特定的声波，该声波会使得附近另一个具有相同固有频率的音叉也振动起来，这就是所谓的音叉共振。音叉的共振是在外来声波的激励下产生的，核磁共振则是在外来电磁波的激励下产生的。

例如处于静磁场$\vec{B}_0$中的氢核 $^1$H 会有两种取向，取向不同，氢核 $^1$H 所具有的磁势能也就不同，它们之间的能量差为$\Delta E = \gamma B_0 \hbar$。如果外界施加的电磁波的能量（量子 $h\nu$）正好等于不同取向的氢核 $^1$H 之间的能量差 $\Delta E$，则处于低能态的氢核 $^1$H 就会吸收电磁波能量跃迁到高能态（受激吸收），即氢核 $^1$H 发生了所谓的核磁共振。核磁共振（nuclear magnetic resonance，NMR）即为处于静磁场中的自旋核受到合适的电磁波作用，吸收能量而产生的由低能级向邻近高能级的共振跃迁现象。

假定外界施加的电磁波频率为 $\nu$，则不同取向的氢核 $^1$H 间的能级差 $\Delta E$ 可表示成

$$\Delta E = h\nu = \gamma B_0 \hbar \tag{5-14}$$

$$\nu = \frac{1}{2\pi}\gamma B_0 = \frac{\omega_0}{2\pi} \tag{5-15}$$

对比式（5-6）可知，外界施加的电磁波的频率 $\nu$ 正好和氢核 $^1$H 在静磁场$\vec{B}_0$的进动频率 $f_0$ 相同。

要产生核磁共振，除了施加的电磁波的频率必须和自旋核的进动频率相同外，对电磁波的方向也有要求。我们知道，电磁波中既有磁矢量又有电矢量，核磁共振中起作用的只有磁矢量$\vec{B}_1$，而且$\vec{B}_1$必须垂直于$\vec{B}_0$，这就是对施加电磁波方向的要求。

核磁共振中，所施加的电磁波又称射频波（radio frequence wave），简称 RF 波，其含义是指该电磁波的频率处于无线电波（radio）频率范围内，而无线电波是可以发射出去再向各方向传播开来的，故称射频。RF 波又常被称为射频脉冲（RF pulse），因为在核磁共振中，所施加的 RF 波只

持续很短的一段时间（以毫秒计）。

发生核磁共振时，既存在处于低能态的自旋核吸收电磁波能量跃迁到高能态的情况（受激吸收），也同时存在处于高能态的自旋核释放能量回到低能态的情况（受激辐射）。受激吸收和受激辐射统称为受激跃迁，它们发生的概率相等，但在热平衡状态时，处于低能态的自旋核数量（$N_+$）多于处于高能态的自旋核数量（$N_-$），因此组织总的吸收大于总的辐射。

在外加射频波作用下产生的受激跃迁使得组织原有的热平衡状态被打破，组织因吸收了能量而处于激发态，与此同时，还存在一个热弛豫跃迁过程，即处于高、低能态上的自旋核会与周围环境（晶格）作用分别跃迁到低、高能态上。对于热弛豫跃迁，由高能态跃迁到低能态的概率大于由低能态跃迁到高能态的概率。

一般来说，观察核磁共振信号是测量组织受激跃迁时所吸收的外加交变磁场的能量，从每秒受激跃迁造成的由低能级跃迁到高能级的净自旋核数，可求出组织每秒吸收的能量 $\mathrm{d}E/\mathrm{d}t$，共振吸收信号的强度就正比于 $\mathrm{d}E/\mathrm{d}t$。

受激跃迁使得高、低能态上的自旋核数之差趋向于零，而热弛豫跃迁则会使得高、低能态上的自旋核数之差趋向于玻尔兹曼热平衡分布。当高、低能态上的自旋核数之差随时间的变化率为零时（$\mathrm{d}n/\mathrm{d}t=0$，$n=N_+-N_-$），系统达到动态平衡，可以持续观察稳定的核磁共振吸收现象；如果高、低能态上自旋核数相等，即 $N_+=N_-$ 时，组织既不吸收能量也不辐射出能量，此时观察不到连续核磁共振现象，因此 $N_+=N_-$ 时的状态称为饱和态（saturation state）。

## 二、核磁共振的宏观表现

处于静磁场 $\vec{B}_0$ 中的组织，其磁化强度矢量 $\vec{M}$ 和静磁场 $\vec{B}_0$ 是在同一方向的，由于静磁场强度很大，而组织的 $\vec{M}$ 又很微弱，这就使得 $\vec{M}$ 的检测很困难。在射频电磁波的作用下，组织会发生核磁共振，组织的 $\vec{M}$ 会偏离 $\vec{B}_0$ 方向（$z$ 轴方向），这也就使 $\vec{M}$ 的检测成为可能。研究核磁共振的宏观表现就是要了解组织 $\vec{M}$ 的变化规律，从而更好地确定如何检测磁化强度矢量 $\vec{M}$。

**1. RF 波的磁矢量 - 旋转磁场** 假定 RF 波的磁矢量 $\vec{B}_1'$ 施加在 $x$ 轴，其磁感应强度 $B_1'$ 的变化规律为

$$B_1'=2B_1\cos\omega_0 t \tag{5-16}$$

式中 $\omega_0=\gamma B_0$，即 RF 波的频率和自旋核的进动频率相同。由图 5-9 可以看出，交变磁场 $B_1'$ 可由两个磁感应强度的大小为 $B_1$、角速度为 $\omega_0$、旋转方向相反的磁场 $\vec{B}_1^+$ 和 $\vec{B}_1^-$ 叠加而成，因为旋转磁场 $\vec{B}_1^+$ 和 $\vec{B}_1^-$ 在 $x$ 轴上的投影方向相同，大小分别为 $B_1\cos\omega_0 t$ 和 $B_1\cos(-\omega_0 t)$，而它们在 $y$ 轴上的投影大小相同，方向相反，正好相互抵消，所以旋转磁场 $\vec{B}_1^+$ 和 $\vec{B}_1^-$ 在 $x$ 轴上的叠加正好等于 $\vec{B}_1'$。

两个旋转磁场中，$\vec{B}_1^+$ 为逆时针方向，与拉莫尔进动方向相反，该磁场对核磁矩的作用可以忽略；$\vec{B}_1^-$ 为顺时针方向，与拉莫尔进动方向相同，会对核磁矩的运动产生影响。

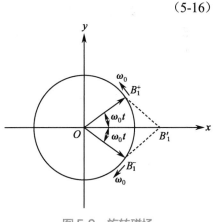

图 5-9 旋转磁场

**2. RF 脉冲对自旋核的激励** 在静磁场 $\vec{B}_0$ 中，处于热平衡状态的组织，其磁化强度矢量 $\vec{M}$ 的大小为 $M_0$，方向与静磁场 $\vec{B}_0$ 相同，静磁场 $\vec{B}_0$ 对 $\vec{M}$ 的作用力矩为零。当施加 RF 波时，其磁矢量 $\vec{B}_1^-$ 与 $\vec{M}$ 相互垂直，于是 $\vec{B}_1^-$ 与 $\vec{M}$ 相互作用产生一力矩，此力矩会使得 $\vec{M}$ 以角速度 $\omega_1=\gamma B_1$ 绕 $\vec{B}_1^-$ 进动，进动的结果使 $\vec{M}$ 偏离了 $\vec{B}_0$ 方向。当 $\vec{M}$ 偏离 $\vec{B}_0$ 方向时，$\vec{M}$ 又要在 $\vec{B}_0$ 的作用下以角速度 $\omega_0=\gamma B_0$ 绕 $\vec{B}_0$ 进动。由于 $\vec{B}_1^-$ 是旋转磁场，它以角速度 $\omega_0$ 绕 $\vec{B}_0$ 旋转，因此在 $\vec{M}$ 看来，$\vec{B}_1^-$ 也相当于一个静磁场，这样就能够使 $\vec{M}$ 在绕 $\vec{B}_0$ 进动的同时又能稳定地绕 $\vec{B}_1^-$ 进动，两个稳定的进动同时进行。

由于 $\vec{B}_1$ 远小于 $\vec{B}_0$，所以 $\omega_1$ 就要比 $\omega_0$ 小得多。$\vec{M}$ 在 $\vec{B}_1$ 和 $\vec{B}_0$ 的作用下，其矢端运动轨迹从球面顶点开始以球面螺旋线逐渐展开，$\vec{M}$ 与 $\vec{B}_0$ 之间的夹角 $\theta = \gamma B_1 t$，其中 $t$ 为 $B_1$ 的作用时间，如图 5-10 所示；由于 $\vec{M}$ 偏离了 $\vec{B}_0$ 方向，组织就出现了横向磁化强度矢量 $\vec{M}_{xy}$，其大小为 $M_{xy} = M\sin\theta$，$\vec{M}_{xy}$ 的形成可看作是核磁矩的相位出现不均匀分布，使得核磁矩在 $xy$ 平面上投影的矢量和无法相互抵消而致。在 RF 脉冲的作用下，组织产生了核磁共振，其宏观表现就是组织的磁化强度矢量 $\vec{M}$ 偏离静磁场 $\vec{B}_0$ 方向 $\theta$ 角度，$\theta$ 角的大小取决于 RF 脉冲的强度及作用时间。通常，我们以 RF 脉冲的作用效果，将 RF 脉冲称为 $\theta$ 角 RF 脉冲。在磁共振成像中有 2 个基本的 RF 脉冲，即 90° RF 脉冲和 180° RF 脉冲。

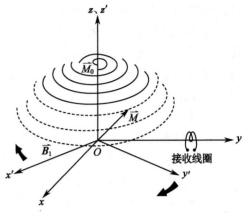

图 5-10　RF 脉冲作用下磁化强度矢量 $\vec{M}$ 的运动

为说明磁化强度矢量 $\vec{M}$ 在 90° RF 脉冲和 180° RF 脉冲作用下的运动，引入一旋转坐标系 $(x', y', z')$，如图 5-10 所示。旋转坐标系 $(x', y', z')$ 的 $z'$ 轴与固定坐标系 $(x, y, z)$ 的 $z$ 轴重合，其 $x'$、$y'$ 轴绕 $z$ 轴以角速度 $\omega_0$ 旋转。在固定坐标系 $(x, y, z)$ 中，90° 脉冲使得 $\vec{M}$ 偏离 $\vec{B}_0$ 方向 90° 角，其矢端运动轨迹为从球面顶点开始逐渐展开成半球面螺旋线，如图 5-11 左上图所示；而在旋转坐标系 $(x', y', z')$ 中，$\vec{M}$ 在 $y'z'$ 平面上绕 $x'$ 轴偏转 90° 到 $y'$ 轴，即划过 1/4 圆周，此时纵向磁化强度矢量的大小 $M_{z'} = 0$，横向磁化强度矢量的大小 $M_{x'y'} = M_0$，如图 5-11 右上图所示。在固定坐标系 $(x, y, z)$ 中，180° 脉冲使得 $\vec{M}$ 偏离 $\vec{B}_0$ 方向 180° 角，其矢端运动轨迹为从球面顶点开始逐渐展开而后又逐渐收缩成球面螺旋线，如图 5-11 左下图所示；而在旋转坐标系 $(x', y', z')$ 中，$\vec{M}$ 在 $y'z'$ 平面上绕 $x'$ 轴偏转 180° 到 $-z'$ 轴，即划过半个圆周，此时 $M_{z'} = -M_0$，$M_{x'y'} = 0$，如图 5-11 右下图所示。

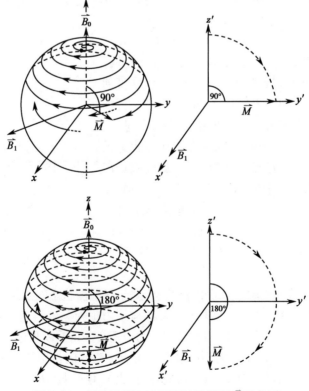

图 5-11　90° 脉冲和 180° 脉冲及其对 $\vec{M}$ 的作用

### 三、稳态核磁共振

发生核磁共振时,组织的磁化强度矢量$\vec{M}$不仅会受到静磁场$\vec{B}_0$、射频场$\vec{B}_1$的作用,磁化强度矢量$\vec{M}$还处于弛豫过程当中,布洛赫方程(Bloch equation)描述了这种状态下磁化强度矢量$\vec{M}$的运动规律。布洛赫方程涉及复杂的矢量关系,而且一般情况下,求解布洛赫方程是很烦琐的,所以在本教材中不讨论布洛赫方程的完整表达形式。

在特定的条件下$(\omega_1^2 T_1 T_2 \ll 1)$,磁化强度矢量$\vec{M}$在静磁场$\vec{B}_0$、射频场$\vec{B}_1$和弛豫的作用下会达到平衡,即

$$\frac{dM_{x'}}{dt} = \frac{dM_{y'}}{dt} = \frac{dM_{z'}}{dt} = 0 \tag{5-17}$$

这时的核磁共振被称为稳态核磁共振。利用布洛赫方程,可以较容易求出组织的磁化强度$\vec{M}$在旋转坐标系$(x', y', z')$为一常矢量,所求出的这一常矢量也就称之为稳态解。组织的磁化强度矢量$\vec{M}$在旋转坐标系$(x', y', z')$中的稳态解可表示成

$$M_{x'} = \frac{\Delta\omega T_2^2 \omega_1 M_0}{1 + \Delta\omega^2 T_2^2 + \omega_1^2 T_1 T_2} \tag{5-18}$$

$$M_{y'} = \frac{T_2 \omega_1 M_0}{1 + \Delta\omega^2 T_2^2 + \omega_1^2 T_1 T_2} \tag{5-19}$$

$$M_{z'} = \frac{(1 + \Delta\omega T_2^2) M_0}{1 + \Delta\omega^2 T_2^2 + \omega_1^2 T_1 T_2} \tag{5-20}$$

式中$\omega_1 = \gamma B_1$,$\Delta\omega = \gamma B_0 - \omega$。从式(5-20)可以得到纵向磁化强度矢量大小的变化量$\Delta M_z$为

$$\Delta M_z = |M_z M_0| = \frac{\omega_1^2 T_1 T_2}{1 + \Delta\omega^2 T_2^2 + \omega_1^2 T_1 T_2} M_0 \approx \frac{\omega_1^2 T_1 T_2}{1 + \Delta\omega^2 T_2^2} M_0 \gg M_0 \tag{5-21}$$

# 第四节　弛　豫　过　程

## 一、弛豫及其规律

**1. 弛豫**　弛豫(relaxation)实际上就是"松弛""放松"之意,如被拉紧的弹簧在外力撤除后会逐渐恢复到原来的平衡状态,这样一种向原有平衡状态恢复的过程就是弛豫。

处于静磁场$\vec{B}_0$中的组织会逐渐被磁化。当组织达到热平衡状态时,会在静磁场$\vec{B}_0$方向($z$轴方向)形成一个稳定的磁化强度矢量$\vec{M}$(净磁化强度矢量$\vec{M}_0$)。组织在RF脉冲的作用下会产生核磁共振,导致$\vec{M}$偏离$z$轴方向,出现横向磁化强度矢量$\vec{M}_{xy}$,原有的平衡状态被打破,组织因吸收了能量而处于激发态。当RF脉冲作用结束,组织也会由激发态通过弛豫释放能量而逐渐恢复到平衡态。在组织的弛豫过程中会出现完全独立的两种弛豫,一种是纵向弛豫(longitudinal relaxation),是指纵向磁化强度矢量$\vec{M}_z$逐渐向$\vec{M}_0$恢复的过程;另一种是横向弛豫(transverse relaxation),是指横向磁化强度矢量$\vec{M}_{xy}$逐渐向零衰减的恢复过程。

必须强调的是,弛豫过程并不是在RF脉冲停止后才开始的,而是只要$\vec{M}$偏离$\vec{B}_0$就会有弛豫产生。由于磁共振成像中所使用的静磁场强度很大,$\vec{M}$翻转90°或180°所需的时间(3~5ms)远小于弛豫所需的时间,所以在RF脉冲作用期间的弛豫可忽略不计。

**2. 弛豫的规律**　静磁场$\vec{B}_0$中的组织处于热平衡状态时,在旋转坐标系$(x', y', z')$中,$M_{z'} = M_0$,$M_{x'y'} = 0$。核磁共振中的弛豫就是磁化强度矢量$\vec{M}$由非平衡状态转向平衡状态的过程。

布洛赫从实验中发现,弛豫过程中磁化强度矢量$\vec{M}$偏离平衡状态的程度越大,则其恢复的速

度就越快。这一规律可在旋转坐标系 $(x', y', z')$ 中表述成如下形式

$$\frac{\mathrm{d}M_{z'}}{\mathrm{d}t} = (M_0 - M_{z'}) \cdot \frac{1}{T_1} \tag{5-22a}$$

$$\frac{\mathrm{d}M_{x'y'}}{\mathrm{d}t} = -M_{x'y'} \cdot \frac{1}{T_2} \tag{5-22b}$$

上述方程属于布洛赫方程的一部分,也是对弛豫过程的基本假设,凡是弛豫过程符合这一规律的系统都可以用布洛赫方程来处理。

考虑组织受到的是 90° RF 脉冲的作用,且把 90° RF 脉冲过后的时间点作为弛豫过程开始的起点,因此 $t = 0$ 时,$M_{z'} = 0$,$M_{x'y'} = M_0$,据此可以推出旋转坐标系 $(x', y', z')$ 中的 $M_{z'}$ 和 $M_{xy}$ 随时间的变化规律

$$M_{z'}(t) = M_0(1 - \mathrm{e}^{-t/T_1}) \tag{5-23}$$

$$M_{x'y'}(t) = M_0 \mathrm{e}^{-t/T_2} \tag{5-24}$$

式(5-23)和式(5-24)中的 $T_1$、$T_2$ 为引入的两个系数,分别称为纵向弛豫时间和横向弛豫时间。纵向弛豫时间 $T_1$ 表示 $M_z$ 恢复到 $M_0$ 的快慢,横向弛豫时间 $T_2$ 表示 $M_{xy}$ 衰减到 0 的快慢。当 $t = T_1$ 时,$M_z$ 恢复到了 $M_0$ 的 63%,如图 5-12(a)所示;而当 $t = T_2$ 时,$M_{xy}$ 衰减为 $M_0$ 的 37%,如图 5-12(b)所示。

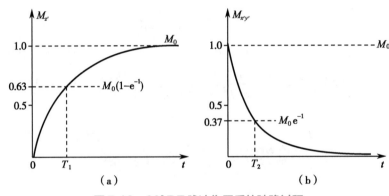

图 5-12　90° RF 脉冲作用后的弛豫过程

## 二、弛豫的机制

纵向弛豫和横向弛豫是两个完全独立的过程,它们产生的机制是不同的。一般同一组织的 $T_1$ 远比 $T_2$ 长,也就是说 $M_{xy}$ 在 RF 脉冲停止后很快完成弛豫而衰减为零,但 $M_z$ 的恢复却需要较长时间才能完成。

**1. 纵向弛豫**　宏观上组织可被看成是由若干个小磁矩与它们所依附的晶格系统构成,或说小磁矩是寄生于晶格之中的,所谓晶格一般指自旋核以外的部分,即周围物质。因此,宏观上组织可以认为是由自旋系统和晶格系统组成,这两个系统之间不断地进行着相互作用和能量交换。

当无外磁场时,组织在宏观上不表现出磁性,此时自旋系统的总能量为零;若加上一个外磁场,小磁矩就会有空间取向,组织在宏观上表现出磁性,此时自旋系统的总能量小于零,这就说明组织在磁化过程中自旋系统要释放一部分能量,这部分能量转化为晶格的热运动能量。当晶格系统不再接受自旋系统释放能量时,自旋系统与晶格系统之间达到热平衡,组织的磁化也达到稳定状态。

纵向弛豫又称自旋 - 晶格弛豫(spin-lattice relaxation),是自旋核与周围物质相互作用交换能

量的过程。在纵向弛豫过程中，自旋核把能量交给周围的晶格，转变为晶格的热运动，同时自旋核就从高能态跃迁到低能态，使处于高能态的核的数量减少，低能态的核的数量增多，直到符合玻尔兹曼分布，恢复到热平衡状态为止。在纵向弛豫过程中，纵向磁化强度矢量的大小 $M_z$ 不断变化，最后达到热平衡状态时的数值 $M_0$。

纵向弛豫时间 $T_1$ 反映的是组织纵向磁化强度矢量的恢复速度，$T_1$ 的大小与自旋核所处的分子结构、环境温度及静磁场强度等因素有关。对于一般液体，由于分子的布朗运动激烈，$T_1$ 较短；而对于固体，由于分子热运动受到很大限制，$T_1$ 很长，可达几小时至几天。自旋核所处环境如是顺磁性，会增强自旋 - 晶格作用，使 $T_1$ 有较明显缩短。低温环境也有利于自旋核能量的释放，从而使 $T_1$ 缩短。当静磁场 $\vec{B}_0$ 增大时，组织的磁化强度 $\vec{M}_0$ 也随着增大，就是说参与弛豫过程的自旋核数增多，显然这将使弛豫过程加长，$T_1$ 值增加。

不同组织中的氢核 $^1H$ 处于不同的化学环境中，它们会有不同的 $T_1$ 值，参看表 5-2 和表 5-3；正常组织与异常组织的 $T_1$ 也有明显差异，参看表 5-4。人体内游离水分子具有较长的 $T_1$ 值（1 500～3 000ms），如脑脊液水肿区、囊性病变、坏死组织及肿瘤等，而人体内脂肪组织的 $T_1$ 值则较短（几百毫秒）。

表 5-2　脑组织的弛豫时间

| 组织 | 尾状核 | 脑灰质 | 脑白质 | 脑脊液 |
|---|---|---|---|---|
| $T_1$/ms | 822±16 | 817±73 | 515±27 | 1 900±383 |
| $T_2$/ms | 76±4 | 87±2 | 74±5 | 250±3 |

表 5-3　实验鼠不同软组织的 $T_1$、$T_2$

| 组织 | 脂肪 | 肌肉 | 肝脏 | 脑 |
|---|---|---|---|---|
| $T_1$/ms | 305 | 707 | 426 | 675 |
| $T_2$/ms | 54.1 | 29.5 | 38.9 | 54 |

表 5-4　实验鼠不同病理阶段上的 $T_1$

| 病灶 | $T_1$/ms |
|---|---|
| 肝 | 140～170 |
| 肝炎 | 290 |
| 肝癌 | 300～450 |
| 肾 | 300～340 |
| 肾癌 | 400～450 |
| 胰腺 | 180～200 |
| 胰腺炎 | 200～275 |
| 胰腺癌 | 275～400 |

**2. 横向弛豫**　横向弛豫又称自旋 - 自旋弛豫（spin-spin relaxation），是由自旋核之间的相互作用产生的。在弛豫开始时，一般 $M_{xy}\neq 0$，这是因为核磁矩在圆锥面上相位不均匀分布所致，核磁矩的相位不均匀分布是 RF 脉冲作用的结果。RF 脉冲结束后，核磁矩绕 $\vec{B}_0$ 进动，但由于各核磁矩所具有的磁场会相互影响，某自旋核感受到的"外磁场"并不是 $\vec{B}_0$，而是 $\vec{B}_0 + \Delta \vec{B}$，$\Delta \vec{B}$ 是由其他自旋磁矩产生的。由于各自旋核所处的局部环境不同，它们所受到的局部磁场 $\Delta B$ 各异，其进动角速度 $\omega = \gamma (B_0 + \Delta B)$ 也就各不相同，原来在圆锥面上相位分布不均匀的自旋核就会逐渐散开，即失相位（dephase），最终形成自旋核相位的均匀分布，于是 $\vec{M}_{xy}$ 也就趋于零，达到平衡状态，相应的

横向弛豫时间 $T_2$ 表示 $\vec{M}_{xy}$ 衰减的快慢。

自旋核的进动除了会受到彼此之间的磁场影响外，静磁场 $\vec{B}_0$ 的不均匀性及周围其他原子所具有的局部磁场也会影响自旋核的进动，使核磁矩在圆锥面上散开的速度加快，也即 $M_{xy}$ 衰减加快，相应的横向弛豫时间表示为 $T_2^*$，称之为准横向弛豫时间，显然 $T_2^* < T_2$。由于 $T_2^*$ 受与组织特性无关的静磁场不均匀性的影响，所以在实际测量中应考虑去除静磁场不均匀性的影响。

横向弛豫时间 $T_2$ 反映的是组织横向磁化强度矢量 $\vec{M}_{xy}$ 的衰减快慢，$T_2$ 的大小主要与自旋核所处的分子结构、静磁场的均匀性有关，而与环境温度、黏度及静磁场强度关系不大。一般情况下，$T_2$ 的大小比 $T_1$ 值小一个数量级，大致为几十到几百毫秒。

不同组织中氢核 $^1$H 的 $T_2$ 时间是不同的（参看表 5-2 和表 5-3），而正常组织与异常组织的 $T_2$ 时间也有明显差异。人体内含游离水分子较多的组织 $T_2$ 值较长，如脑脊液、肾组织、囊腔、脓肿、炎症组织、肿瘤等；人体内脂肪组织的 $T_2$ 值中等；而人体的脾、肝、肌肉、含水较少或纤维化明显的肿瘤（如肺癌、成骨性肿瘤、胰腺癌）等组织的 $T_2$ 值较短。

# 第五节　自由感应衰减信号

发生核磁共振后，组织就会出现横向磁化强度矢量 $\vec{M}_{xy}$，$\vec{M}_{xy}$ 在 $xy$ 平面的进动就会使放置在 $xy$ 平面上的接收线圈产生感生电动势（或感生电流），这一感生电动势（或感生电流）就是 MR 信号。MR 信号可以是发生核磁共振时的共振吸收信号，也可以是核磁共振发生后，$\vec{M}_{xy}$ 自由进动时的信号。MRI 所获取的 MR 信号基本上都是核磁共振发生后，$\vec{M}_{xy}$ 自由进动时的信号。依据 $\vec{M}_{xy}$ 形成方式的不同，MR 信号可有很多种类，如自由感应衰减（free induction decay，FID）信号、自旋回波信号、反转恢复信号及梯度回波信号等。本节主要介绍自由感应衰减信号，其他种类的 MR 信号将在后续章节中介绍。

自由感应衰减信号是 $\vec{M}_{xy}$ 在自由进动的情况下所产生的 MR 信号，所谓的自由进动是指无射频场时 $\vec{M}_{xy}$ 在恒定静磁场 $\vec{B}_0$ 中的进动。

处于静磁场 $\vec{B}_0$ 中的组织会逐渐被磁化，并在热平衡状态时沿静磁场 $\vec{B}_0$ 方向形成稳定的净磁化强度矢量 $\vec{M}_0$，即 $M_z = M_0$，$M_{xy} = 0$，这说明在热平衡状态时，静磁场 $\vec{B}_0$ 中 $\vec{M}_{xy}$ 不会出现自由进动现象。

假定在 90°RF 脉冲的作用下，组织中的磁性核（氢核 $^1$H）发生了核磁共振，导致组织的磁化强度矢量 $\vec{M}$ 偏离 $\vec{B}_0$ 方向 90° 到达 $xy$ 平面上。90°RF 脉冲后，$M_z = 0$，$M_{xy} = M_0$，$\vec{M}_{xy}$ 开始在 $xy$ 平面上一边以角速度 $\omega_0 = \gamma \cdot B_0$ 绕 $z$ 轴进动，一边以横向弛豫时间 $T_2$ 作指数衰减，这就是 $\vec{M}_{xy}$ 在静磁场 $\vec{B}_0$ 中的自由进动。由于 $\vec{M}_{xy}$ 本身就是一个磁场，$\vec{M}_{xy}$ 在 $xy$ 平面的进动和衰减就会使得穿过接收线圈（放置在 $xy$ 平面上）的磁通量不断变化。根据法拉第电磁感应定律，通过闭合回路的磁通量发生变化时，闭合回路会产生感生电流，感生电流的大小与磁通量的变化率成正比，于是接收线圈两端就感应出一个交变电信号 $S(t)$，该信号的角频率为 $\omega_0$，振幅跟随 $\vec{M}_{xy}$ 以横向弛豫时间 $T_2$ 作指数衰减。由于交变的电信号 $S(t)$ 是在 $\vec{M}_{xy}$ 自由进动过程中感生的，故被称为自由感应衰减信号，如图 5-13（a）所示。在静磁场是均匀的情况下，FID 信号的衰减速度反映了组织自旋 - 自旋相互作用的横向弛豫时间 $T_2$；但由于静磁场不可能绝对均匀，组织中不同位置的核磁矩所处的外场大小有所不同，其进动频率各有差异，实际观测到的 FID 信号是各不同进动频率的指数衰减信号的叠加，其时间常数为 $T_2^*$，如图 5-13（b）所示。

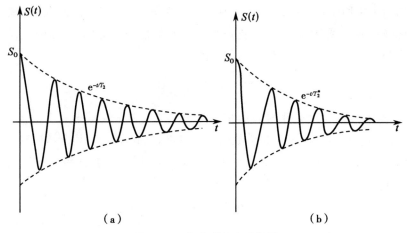

图 5-13　自由感应衰减信号

由 FID 信号的产生可以看出：①只有横向磁化强度矢量 $\vec{M}_{xy}$ 才能产生 MR 信号，如果要测量纵向磁化强度矢量 $\vec{M}_z$，则必须将其翻转到 $xy$ 平面上来。②90°脉冲作用下 FID 信号的初始幅度正比于 $M_0$，也即自旋核密度（磁共振成像中为氢核质子密度）。③对于氢核 $^1$H 密度相同、$T_2$ 不同的组织，$T_2$ 较长的组织横向磁化强度矢量衰减较慢，所以在 RF 激发后以相同的时间测量横向磁化强度矢量，$T_2$ 较长的组织 FID 信号较高，反之则较低。④对于氢核 $^1$H 密度相同、$T_1$ 不同的组织，在纵向磁化强度矢量恢复过程中，$T_1$ 较短的组织恢复快，所以在 RF 激发后以相同的时间测量纵向磁化强度矢量（再次通过施加 90°RF 脉冲使其翻转到 $xy$ 平面），$T_1$ 较短的组织 FID 信号较高，反之则较低。⑤影响 FID 信号强度的因素不仅有氢核质子密度，还有 $T_1$ 和 $T_2$，所以磁共振成像是多参数成像。

# 第六节　化学位移和磁共振波谱

当我们分析磁共振影像信息时，除了要考虑质子密度，弛豫时间 $T_1$、$T_2$ 以及血流速度影响外，化学位移对影像产生的影响也是不可忽略的。化学位移同时也是磁共振波谱（magnetic resonance spectroscopy，MRS）分析的主要对象。

## 一、化 学 位 移

根据核磁共振条件 $h\nu = \gamma \cdot \hbar \cdot B$ 可知，在均匀的静磁场中，由于分子中其他磁矩的影响，处于不同化学环境下的同一种自旋核所受磁场的作用不同，因而会有不同的共振频率 $\nu$，这种共振频率的差异称为化学位移（chemical shift），即

$$\Delta\nu = \nu - \nu_s \tag{5-25}$$

式中，$\nu$ 为测试样品自旋核的共振频率，$\nu_s$ 为标准样品自旋核的共振频率，标准样品根据具体情况可以选用水（$H_2O$）、乙醇（$CH_3CH_2OH$）、硫酸（$H_2SO_4$）等。为消除化学位移 $\Delta\nu$ 对磁场强度的依赖性，化学位移还可定义为

$$\delta = \frac{\nu - \nu_s}{\nu_s} \times 10^6 \tag{5-26}$$

$\dfrac{\Delta\nu}{\nu_s}$ 一般很小，约在 $10^{-6}$ 数量级。

化学位移的产生是由核外电子的屏蔽效应引起的。例如在有机化合物中，氢原子核与独立的质子不同，其周围还有电子，电子在外加磁场中会产生感应磁场，而感应磁场的方向与外加磁

场相反,所以作用于氢原子核的磁场强度比外加磁场略小一些,这就是所谓的屏蔽效应。由于屏蔽效应,外加磁场的强度要略为增加,才能产生核磁共振信号。显然,自旋核周围的电子云密度越大,屏蔽效应亦愈大,共振信号将移向高磁场区。

## 二、MRS 分析

**1. MRS** MRS 实际上就是某种自旋核的共振频率及其 MR 吸收信号强度变化的曲线,其横坐标表示共振频率,其纵坐标表示 MR 吸收信号强度,也即代表了某个共振频率下自旋核的相对含量。依据式(5-13),在静磁场 $\vec{B}_0$ 的作用下,同样化学环境下的 $^1H$ 磁共振波谱的谱线应该是一条无限窄的线,但在实际情况中,磁共振波谱的谱线总有一定的宽度。

MRS 中横坐标也可以用化学位移 $\delta$ 来表示,此时的 MRS 就代表了各种具有不同化学位移的自旋核的相对含量。图 5-14 是乙基苯的 $^1H$ 化学位移谱线。该谱线以四甲基硅烷 $(CH_3)_4Si$ (tetramethylsilane, TMS)作为参考物质,因为 TMS 只有一个吸收峰,屏蔽作用高,固定射频频率时共振信号出现在高磁场区,而一般化合物的屏蔽作用较弱,共振信号出现在较低磁场区。

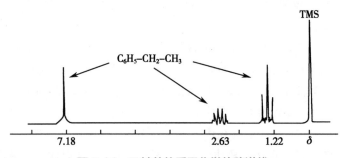

图 5-14 乙基苯的质子化学位移谱线

在 $^1H$ 磁共振波谱中,常以参考物质 TMS 的标准峰为原点($\delta$ 为 0),标准峰的左边为正值,右边为负值。由于固定磁场时,样品自旋核的共振频率大多大于参考物质 TMS 的共振频率,所以一般化合物的峰大多出现在 TMS 的左边。

一般环境相同的 $^1H$,不论它在哪一个分子中,都有大致相同的化学位移。乙基苯有 $C_6H_5$、$CH_2$、$CH_3$ 三个含 $^1H$ 基团,属于这三个基团的 $^1H$,由于它们的结合状态不同,其化学位移也不相同,结果产生了与这三种 $^1H$ 相对应的三条共振吸收谱线。

一般磁共振波谱的共振峰可能劈裂为多重谱线,例如从图 5-14 中可看到 $C_6H_5$ 基团有 1 条谱线,$CH_2$ 基团有 4 条谱线,$CH_3$ 基团有 3 条谱线。这种共振峰劈裂为多重线是由基团之间自旋核的核磁矩的相互作用引起的,即自旋 - 自旋耦合劈裂现象。

由于 $\dfrac{\Delta v}{v_s}$ 很小,约在 $10^{-6}$ 数量级,所以磁共振波谱分析不仅要求静磁场场强高于 1.5T,而且对磁场均匀度要求更高。如果静磁场均匀度稍差,就会造成样品内同一化学物质的共振频率出现偏差,引起 MRS 共振吸收峰变宽,使得不同化学物质的谱线无法分开。

**2. MRS 分析** MRS 分析可用于医学诊断,可利用 MRI 设备来获得人体组织内某些生化物质(如乳酸、腺苷三磷酸)所产生的 MR 信号的频率和强度,用于分析这些生化物质的含量及其所处的化学环境,并进一步推断人体组织的代谢变化。我们知道,在许多疾病的发生发展过程中,其代谢变化远较病理形态改变为早,而 MRS 检测代谢变化具有很高的敏感性,而且是目前唯一能无损探测活体组织代谢变化的方法,MRS 分析技术的深入研究将对疾病的早期诊断、鉴别性诊断、病理分期、判断预后及治疗效果起重大作用。

原则上人体内的自旋核均可进行 MRS 分析,如 $^1H$、$^{15}C$、$^{19}F$、$^{25}Na$、$^{31}P$ 等,但由于受到 MRS 检测灵敏度的限制,目前临床应用较多的为 $^1H$ 和 $^{31}P$。

MRS 分析的依据主要有以下 4 点：①化合物有自己特有的共振吸收峰的频率位置，根据吸收峰的多少可以知道化合物中有多少种不同类型的同种自旋核（例如通过 $^1$H 磁共振波谱的基本谱线数量，可以知道质子处于多少种不同的基团中）；②从共振吸收峰的频率位置可以知道同种自旋核中各自旋核所处的电子环境，因为核周围的电子云受到所连接基团的影响，不同化学环境的核所受的屏蔽作用不同，它们的共振信号就出现在不同的地方（例如通过 $^1$H 磁共振波谱的谱线位置，可以知道质子处于哪些基团中）；③共振吸收峰曲线下的面积正比于化合物中自旋核的比数或数量；④共振吸收峰的劈裂情况（自旋 - 自旋耦合劈裂）告诉我们它的邻近有多少个处于不同基团中的自旋核（例如通过乙醇 $^1$H 磁共振波谱中共振峰劈裂的多重谱线，可以知道周围基团中质子的数量）。

活体 MRS 研究通常先用 MRI 获取断层影像，从中选出欲作 MRS 分析的部位，再用特制小线圈对检测部位作不同频率 RF 激励（RF 频率的变化范围称为扫频范围），以测定某一器官组织中某一特定感兴趣区域内所含代谢物的 MRS。因此，MRS 分析需要精确定位，只有精确定位才能精确地采集到病变部位的病理生理信息。在作 MRS 分析时，为避免别的原子团产生的信号干扰，一般要采用信号抑制技术，如 $^1$H-MRS 分析时要对 $H_2O$ 峰作抑制；作 $^{31}$P-MRS 分析时，要对 $^1$H 峰抑制。

磁共振波谱的共振峰面积与所测代谢产物的含量成正比，通过计算共振峰的面积就能知道相应的代谢产物含量。代谢产物的定量方法有绝对定量、半定量及相对定量 3 种，绝对定量技术难度大，影响因素多，实际工作中应用很少；半定量是直接测量峰下面积，相对定量是用代谢产物峰下面积的比值，这两种是常用的定量方法。

磁共振波谱可分单体素波谱和多体素波谱两种。单体素波谱是单体元质子采集，仅能获得单一部位和较小数量组织样本波谱。常用的有 $^{31}$P MRS 和 $^1$H MRS 两种技术，此外，还有 $^{13}$C MRS、$^{23}$Na MRS、$^{19}$F MRS 技术。多体素波谱是磁共振波谱技术发展的一个新里程碑，这种技术在一次数据采集中获得感兴趣区域内多部位的谱线，因此可同时反映各部位代谢产物的空间分布。由于多体素波谱采集可以同时获得大视野内多个分布不均匀的病变区域波谱，因此，多体素波谱的临床应用具有重要意义。

1949—1951 年，我国物理学家、教育家虞福春（1914—2003）在美国斯坦福大学物理系核磁共振现象发现者布洛赫教授的实验室做博士后，从事核磁矩测定研究工作。在布洛赫教授的支持和鼓励下，虞福春与同在布洛赫教授门下的博士后普罗克特（W. G. Proctor）合作，1950 年在精确测定各种 $^{14}$N 化合物的磁矩的过程中，发现硝酸铵的共振谱线为 2 条。显然，这两条谱线分别对应硝酸铵中的铵离子和硝酸根离子，即核磁共振信号可反映同一种原子核的不同化学环境，即"化学位移"效应。核磁共振频率与自旋核在分子中的化学环境相关，随化学环境的不同而稍有改变，使其谱线位置稍有移动；而且发现两种 $^{14}$N 信号的频率差正比于磁场强度。几乎与此同时，狄肯逊（W. C. Dickinson）对 $^{19}$F 核的不同化合物进行核磁共振谱测量，也发现了类似现象。同年，虞福春与普罗克特合作，在测量六氟锑酸钠（$NaSbF_6$）水溶液中 $SbF_6^-$ 离子的核磁共振谱线中，发现了由于相邻自旋核引起的自旋 - 自旋耦合而产生的谱线劈裂现象。核磁共振谱线的化学位移效应和自旋 - 自旋耦合劈裂现象的发现是所有核磁共振应用的基础，引领了核磁共振谱学的发展。

## 三、"自由水"与"结合水"及其 MRS

人体内的水分子可以是游离的，也可以是与蛋白质膜和其他大分子结构结合的。人体含水量很大，有 80% 在细胞之内，20% 在细胞外。水分子中氢的弛豫时间很长，所以含水的多少对组织的平均弛豫时间长短举足轻重。根据水分子运动的自由度多少，可把细胞外的水分为自由度少的"结合水（bound water）"和自由度大的"自由水（free water）"。结合水主要集聚在生物大分子的周围,它较少平动,质子易于将退激的能量传递给周围的原子,导致"结合水"的 $T_1$ 相对较短。"自由水"在生物大分子和"结合水"的外侧,分子热运动强烈,质子不易将退激的能量传递给周围的原子,导致"自由水"的 $T_1$ 相对长。当组织内"结合水"多时,组织的平均 $T_1$ 短。从"自由水""结合水"对组织 $T_1$ 的影响,可深入理解病变内部的组织形态。X-CT 检查脑部组织的囊性星形细胞瘤时,由于该细胞瘤在密度上与脑脊液相差不大,所以难以辨别出是星形细胞瘤还是单纯囊肿。MRI 检查时,由于囊性星形细胞瘤内富有蛋白质,"结合水"较脑脊液中多,所以它的 $T_1$ 小于脑脊液,表现为 $T_1$ 加权像上的高信号。X-CT 对脑软化很难有影像显示,但 MRI 却可以较清楚地显示脑软化的病灶,因为软化的脑组织病理切片表明它是由脑实质分割的小囊结构,其中有较多的结合水,$T_1$ 较正常脑组织要短,表现为 $T_1$ 加权像上的高信号。

由于"自由水"的质子所经历的磁场大小是一致的,于是所有游离水以相同的频率进动。然而,"结合水"经历的磁场大小很大程度上是由大分子环境所决定的。不同的"结合水"质子会以不同的频率进动。如果观察"自由水"的 MRS,会发现它们在一个进动频率上呈单个窄峰。然而"结合水"的波谱非常宽而且幅值低,如图 5-15 所示。由于这个原因,实际上 MRI 上的所有信号是来自"自由水"的,几乎看不到来自"结合水"的信号。

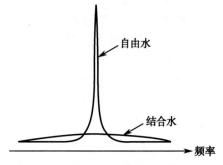

图 5-15　"自由水"与"结合水"的 MRS

### 思考题

1. 核磁共振有怎样的微观机制与宏观表现?

2. 如何测量核磁共振信号?

3. 180°RF 脉冲过后,磁性核系统开始向热平衡状态恢复,在这个过程中,$M_z$ 和 $M_{x'y'}$ 会经历一个怎样的变化过程?

4. 组织的 $T_1$、$T_2$ 有何特点?受哪些因素影响?为什么?

5. 化学位移是如何产生的?从磁共振波谱中可获取哪些信息?

（丁晓东　郭　凯）

# 第六章　磁共振成像

1972年，美国医生达马迪安（R. V. Damadian，1936—）提出了利用核磁共振原理测定活体组织的纵向弛豫时间 $T_1$ 和横向弛豫时间 $T_2$ 的方法，以及用于医学诊断的设想。1973年，美国纽约州立大学石溪分校教授劳特布尔（P. Lauterbur，1929—2007）首次使用梯度磁场进行空间编码，产生了第一帧磁共振影像。后经各国科学家的不懈努力，通过对 MRI 中不同的脉冲序列与延迟时间组合，得到对某一种组织相关参数的信号加权的方法。MRI 的多参数成像、对软组织的独到分辨率远优于其他成像方法。目前以分子探针和频谱成像为标志的 MRI 分子影像学使成像进入一个新的层次，是 MRI 领域的前沿之一。本章主要在核磁共振原理基础上，介绍磁共振成像原理与磁共振影像质量方面的基础知识。

## 第一节　磁共振信号与加权像

在 MRI 中，生物体内各不同组织、正常组织与病变组织的氢核质子（$^1$H）密度 $\rho$、纵向弛豫时间 $T_1$、横向弛豫时间 $T_2$、扩散系数、扩散张量、灌注系数等称为组织的成像参数，一般在体素水平上的平均值不同，MRI 依赖于这些差别产生影像对比度。获得信息的具体方式是通过设计射频脉冲的宽度（90°、180° 或任意小角度）、信号采集时间 $T_E$ 和脉冲重复时间 $T_R$ 的长短组成的射频脉冲序列（pulse sequence）来实现。描述脉冲序列的这些量如脉冲宽度、$T_E$、$T_R$ 等称为序列参数。由于多种组织相关参数都会对 MR 信号产生影响，采集到的原始信号包含各成像参数的信息。改变射频脉冲序列参数，可突出成像参数中的一个或两个，使其他参数被抑制，这个过程称为对该成像参数加权；得到由被突出参数差异产生对比度的影像，称为加权像（weighted image，WI）。主要由组织的 $T_1$ 差别、$T_2$ 差别及氢核质子（$^1$H）密度差别决定对比度的影像，分别称为 $T_1$ 加权像（$T_1$ weighted image，$T_1$WI）、$T_2$ 加权像（$T_2$ weighted image，$T_2$WI）及质子密度加权像（proton density weighted image，PDWI）。对同一个感兴趣区，通过对不同的参数加权成像，称为多参数成像，这是 MRI 的独特优势。同时 MR 信号还与磁场系统、计算机软件设置等有关。

临床上用到的基本脉冲序列主要分为自由感应衰减、自旋回波、反转恢复和梯度回波序列四大类。随着计算机技术和 MRI 磁场系统的发展，为了加快成像速度，除了梯度回波外，临床上已经很少单独使用其余 3 种脉冲序列，用到的多是以它们为基础的变种，但它们仍然是学习各种成像脉冲序列的基础。

### 一、自由感应衰减信号加权与影像对比度形成

静磁场（主磁场）中的氢核质子（$^1$H）（以下如无特别指出，则简称质子）受到 $\theta$ 角 RF 脉冲激励后，净磁化矢量 $\vec{M}_0$（本章按医学影像技术学的习惯，将磁化强度矢量称为磁化矢量）偏离主磁场 $\vec{B}_0$ 方向（$z$ 轴方向）$\theta$ 角，产生横向磁化矢量 $\vec{M}_{xy}$（$M_{xy}=M_0\sin\theta$）与纵向磁化矢量 $\vec{M}_z$（$M_z=M_0\cos\theta$）。失去 RF 脉冲约束后，$\vec{M}_{xy}$ 很快因质子磁矩的相位散乱（失相位）而衰减，在垂直于 $xy$ 平面的接收

线圈中感生出衰减的感生电流，这个衰减的感生电流信号称为 FID 信号。横向磁化矢量 $\vec{M}_{xy}$ 越大，FID 信号越强，90°脉冲对应最强的 FID 信号。纵向磁化矢量 $\vec{M}_z$ 的恢复情况，可通过再次施加 90°脉冲使其倾倒到 $xy$ 平面进行间接测量。无论什么样的脉冲序列采集到的信号，本质上都是 FID 信号，所不同的是直接采集还是采集回波（自旋回波，梯度回波），所以 FID 信号加权与影像对比度的形成是学习所有脉冲序列的基础。

**1. FID 信号强度**　以 90°脉冲后接收到的 FID 信号为例，设经 $T_R$ 时间后 $M_z$ 完全恢复，其恢复曲线由式（5-23）决定，因信号强度与横向磁化矢量 $\vec{M}_{xy}$ 成正比，所以对应的信号强度变化规律与式（5-24）相同。若再次的 90°脉冲结束后立刻检测（实际上由于电子线路的原因总会延迟一段时间）FID 信号，则检测到的信号强度 $I \propto (1-\mathrm{e}^{-T_R/T_1})$，信号强度还与组织内质子密度 $\rho$ 成正比，写成等式：

$$I = k\rho(1-\mathrm{e}^{-T_R/T_1}) \tag{6-1}$$

式中 $k$ 是与主磁场、自旋核种类有关的常数。若 $T_R$ 足够长，这是可以检测到的最大信号，如果忽略生物体磁场影响，在 $1T_R、2T_R、3T_R、\cdots、nT_R$ 时刻均能采集到最大信号。由于主磁场的不均匀和自旋 - 自旋相互作用两个主要原因，由式（5-24）可知，FID 信号按 $\mathrm{e}^{-t/T_2^*}$ 很快衰减。若 $T_R$ 较短，纵向磁化矢量的大小 $M_z$ 不一定能恢复到 $M_0$，将 $\vec{M}_z$ 倾倒到 $xy$ 平面产生信号和随后的横向磁化矢量 $\vec{M}_{xy}$ 因质子磁矩失相位而衰减两个过程综合考虑并画到一幅图上，如图 6-1 所示。由于仪器电子系统和成像条件的要求，不可能 RF 脉冲后立即采集信号，延迟的这段时间就是信号采集时间 $T_E$，此刻的信号强度（忽略了质子的移动）为

$$I = k\rho(1-\mathrm{e}^{-T_R/T_1}) \cdot \mathrm{e}^{-T_E/T_2^*} \tag{6-2}$$

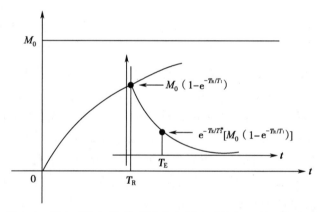

**图 6-1　纵向磁化矢量 $\vec{M}_z$ 的恢复与横向磁化矢量 $\vec{M}_{xy}$ 的衰减**

**2. FID 信号的加权与影像对比度**　从式（6-2）可以看出，影响 FID 信号强度的因素除了组织成像参数 $\rho$、$T_1$ 及 $T_2^*$ 之外，还与脉冲序列参数 $T_R$ 和 $T_E$ 有关。

（1）$T_R$ 与 FID 信号：$T_R$ 影响组织纵向磁化矢量 $\vec{M}_z$ 的恢复程度，根据式（6-2）和图 6-2（a），假设 A、B 两种组织的质子密度近似相等，且 $T_{1A} < T_{1B}$，当 $T_R$ 比较短时，$T_1$ 小的组织 $\vec{M}_z$ 恢复得快，得强信号；$T_1$ 大的组织 $\vec{M}_z$ 恢复得慢，得弱信号，体现在影像上，就能得到比较好的两种组织影像对比度。但 $T_R$ 不能太短，若 $T_R$ 远小于各种组织的 $T_1$，纵向磁化矢量 $\vec{M}_z$ 都没有得到恢复，由式（6-2）可知，$I$ 很小，影像对比度很小。理想情况下，$T_R$ 选择两种需产生对比差异组织 $T_1$ 的中间值，使一种组织纵向磁化矢量 $\vec{M}_z$ 得到较好的恢复，保持高信号强度，可有较好的影像对比度。当 $T_R$ 足够长，远超过所有组织（这里是两种组织）的 $T_1$，各种组织的纵向磁化矢量都得到了比较好的恢复，$T_1$ 对比度很小，可以忽略，如图 6-2（a）所示，则可以去除 $T_1$ 对影像对比度的影响。由式（6-2）可知，$T_R \gg T_1$（一般是某种组织 $T_1$ 的 4～5 倍）时 $(1-\mathrm{e}^{-T_R/T_1} \to 1)$，$I = k\rho\mathrm{e}^{-T_E/T_2^*}$，理论上也证明足够长的 $T_R$ 可以剔除 $T_1$ 的影响。

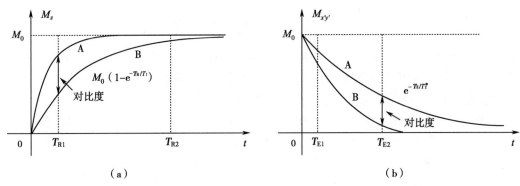

图 6-2　两种组织纵向磁化矢量的恢复与横向磁化矢量衰减的比较

注：(a) 长 $T_R$ 不能很好显示 A、B 两种组织 $T_1$ 对比度，短 $T_R$ 较好地显示 A、B 两种组织 $T_1$ 对比度；
(b) 短 $T_E$ 不能很好显示 A、B 两种组织 $T_2$ 对比度，长 $T_E$ 较好地显示 A、B 两种组织 $T_2$ 对比度。

（2）$T_E$ 与 FID 信号：$T_E$ 影响横向磁化矢量的衰减程度。对经 $T_R$ 时间恢复的纵向磁化矢量 $\vec{M}_z$，施加 90° 脉冲，倾倒到 $xy$ 平面，横向磁化矢量按 $e^{-t/T_2^*}$ 衰减，设有两种组织 A 和 B，质子密度近似相等，且 $T_{2A}^* > T_{2B}^*$，由图 6-2（b）可见，有较大 $T_2^*$ 值的 A 组织，其横向磁化矢量的衰减比具有较小 $T_2^*$ 值的 B 组织衰减得慢。当选很短的 $T_E$ 时，各组织的横向弛豫还没来得及进行，组织 A 与组织 B 的信号强度差异不大，横向磁化矢量都接近刚倾倒时的数值，采集的 FID 信号与 $T_2^*$ 关系不大，也就是说可以剔除 $T_2^*$ 影响。从理论上来分析，由式（6-2）可知，当 $T_E$ 足够短时，$T_E \ll T_2^*$，$e^{-T_E/T_2^*} \to 1$，$I \approx k\rho(1-e^{-T_R/T_1})$，信号强度与 $T_2^*$ 无关，与图 6-2（b）分析一致。由此可知，$T_E$ 越短，采集的信号越强，$T_2^*$ 剔除得越彻底，$T_E \to 0$，达理想状态。但受电子设备的制约不可能太短，目前可达几毫秒。当 $T_E$ 较长时，由图 6-2（b）可见，组织 A 与组织 B 的信号强度差异较大，$T_2^*$ 长的组织，横向磁化矢量衰减慢，得强信号，反之得弱信号。但 $T_E$ 太长，$T_2^*$ 信号会因衰减变得很弱，信噪比差，甚至接收不到信号。

质子密度 $\rho$ 是最基本的成像参数，只能在质子密度 $\rho$ 的基础上突出其他参数对信号的影响。如果 A、B 两种组织的质子密度不同，$\rho_A > \rho_B$ 且 $T_{1A} < T_{1B}$，则 $\rho$ 与 $T_1$ 的共同作用将拉大两种组织的信号差距，影像对比度增强；$\rho_A < \rho_B$ 且 $T_{1A} < T_{1B}$，则相反。当 $\rho$ 对信号的影响超过 $T_1$ 时，组织 B 的信号将大于组织 A，出现反转。同一种组织的质子密度和 $T_1$ 对信号的影响相反时，情况将变得很复杂。$\rho$ 与 $T_2$ 的共同作用和 $\rho$ 与 $T_1$ 的作用相类似。

（3）FID 信号的加权分析：由以上的讨论可知，为了剔除 $T_2^*$ 的影响，需要选择短 $T_E$（$T_E \ll T_2^*$）；为了强化组织 $T_1$ 差异对信号的影响，选择短 $T_R$（取两种需产生对比差异组织 $T_1$ 的中间值），保证 $T_1$ 加权像的影像对比度。为了消除组织 $T_1$ 的影响，需要选择长 $T_R$（$T_R \gg T_1$）；为了增强 $T_2^*$ 差异对信号的影响，选择长 $T_E$，保证 $T_2^*$ 加权像有合适的影像对比度，一般选择需产生对比差异组织 $T_2^*$ 的中间值。选择长 $T_R$（$T_R \gg T_1$）、短 $T_E$（$T_E \ll T_2^*$），抑制组织 $T_1$、$T_2^*$ 差异对信号的影响，使影像对比度主要由 $\rho$ 决定，得到质子密度加权像。

## 二、自由感应衰减类序列

直接采集自由感应衰减信号成像的序列代表是饱和恢复（saturation recovery，SR）序列，其由一系列等间隔的 90° 脉冲组成，每个 90° 脉冲后采集 FID 信号。加权和影像对比度产生条件前面已讨论，该序列应用于早期的低场强仪上，目前即使在低场强仪上也几乎不被使用。首先是因为很短的 $T_R$ 使纵向磁化矢量得不到足够恢复，几乎所有的组织都达到了饱和，很难接受下一个 90° 脉冲，致使信号很弱，得不到清晰的 $T_1$ 加权像，仅在功能成像 FID-EPI 序列中有应用。其次是 $T_2^*$ 很短，FID 信号衰减很快，无法得到 $T_2$ 加权像，自旋回波序列克服了上述弱点。

## 三、自旋回波序列与加权像

自旋回波序列是目前临床 MRI 中最基本的脉冲序列,包括单回波 SE 序列和多回波 SE 序列及其变种。与 FID 序列的最大区别是 90°脉冲后施加 180°重聚脉冲,剔除因磁场不均匀造成的横向磁化矢量衰减,能得到真实反映生物组织的 $T_2$ 衰减规律。

**1. 自旋回波序列组成及信号产生的物理机制**　脉冲时序如图 6-3 所示,90°脉冲使净磁化矢量 $\vec{M}_0$ 倒向 $xy$ 平面,形成的横向磁矢量 $\vec{M}_{xy}$ 在 $xy$ 平面自由进动,由于主磁场不均匀,$\vec{M}_{xy}$ 很快因质子磁矩失相位而衰减,在接收线圈内产生按 $e^{-t/T_2^*}$ 衰减的 FID 信号,但不采集这个信号,经 $T_I = T_E/2$ 时间后施加 180°脉冲,使散开的质子磁矩重聚在一起,重聚过程产生的信号如图 6-3 所示,由小到大,这个信号叫自旋回波(spin echo, SE),$t = T_E$ 时刻,达信号峰值,此时采集信号。$t = T_E$ 时刻过后,质子磁矩再次散开,产生由大到小的信号。整个自旋回波信号相当于 2 个 FID 信号背对背地连接在一起。自旋回波信号峰值与 $t = T_E$ 时刻的 $M_{x'y'}$($M_{x'y'} = M_0 e^{-T_E/T_2}$)相对应,小于 90°脉冲后的 FID 信号峰值,剔除了主磁场不均匀对横向弛豫衰减的影响,得到了生物组织 $T_2$ 衰减规律。

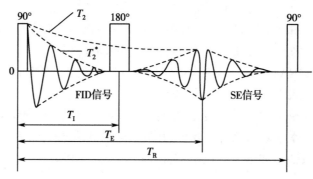

**图 6-3　SE 序列与 SE 信号**

**2. 180°脉冲的作用**　以旋转坐标 $y'$ 轴为参考坐标轴,设 90°脉冲使 $\vec{M}_0$ 倒向 $y'$ 轴($M_{x'y'} = M_{y'} = M_0$),如图 6-4(a)所示,此时各质子磁矩同相位。设 $y'$ 轴旋转角速度 $\omega_0 = \gamma B_0$,由于 $\vec{B}_0$ 的不均匀性,处在不同位置的质子磁矩受到不同磁场作用,由 $\omega = \gamma(B_0 + \Delta B)$ 可知,绕 $z'$ 轴顺时针进动的角速度不相同。在旋转坐标系中,磁感应强度为 $\vec{B}_0$ 处的质子磁矩不动,$\omega > \omega_0$ 的质子磁矩以顺时针方向远离 $y'$ 轴;$\omega < \omega_0$ 的质子磁矩以逆时针方向远离 $y'$ 轴,如图 6-4(b)所示。经时间 $T_I$ 后,在 $x'$ 方向施以 180°脉冲,使得所有质子磁矩都绕 $x'$ 轴旋转 180°,如图 6-4(c)所示,但并不改变进动方向与角速度(因主磁场方向未变),只是原来角速度慢、落在后面的质子磁矩到了前面,原来角速度快、在前面的质子磁矩到了后面。随着时间的推移,使质子磁矩的相位由互相远离逐渐变为互相汇聚,最后由核磁矩相位重聚形成的横向磁化矢量位于 $-y'$ 轴上,如图 6-4(d)所示。施加的这个 180°脉冲能使失相位状态的质子磁矩处于相位重聚状态,所以这种 180°脉冲又叫 180°重聚脉冲或 180°再聚焦脉冲,可消除磁场不均匀造成的影响。也就是说,由于磁场不均匀引起的质子磁矩失相位可以通过施加 180°重聚脉冲消除,而生物组织的正常横向弛豫是不能被 180°重聚脉冲消除的。从 90°脉冲发出到产生自旋回波峰值 $t = T_E$ 这段时间,横向磁化矢量衰减为 $M_{y'} = M_0 e^{-T_E/T_2}$。由于信号脉冲幅度与 $M_{y'}$ 成正比,重聚后的信号脉冲幅度小于 FID 信号峰值的幅度,如图 6-3 所示,反映了生物组织 $T_2$ 衰减规律。重聚后,各质子磁矩继续进动,又开始失相位,$M_{y'}$ 重新衰减至 0,至 $t = T_R$ 结束这一周期。180°脉冲只是使进动中的质子磁矩转过了 180°,而质子磁矩进动的方向和频率不变,所以质子磁矩失相位所用时间 $T_I$ 与相位重聚所用时间是相等的,即 $T_E = 2T_I$。

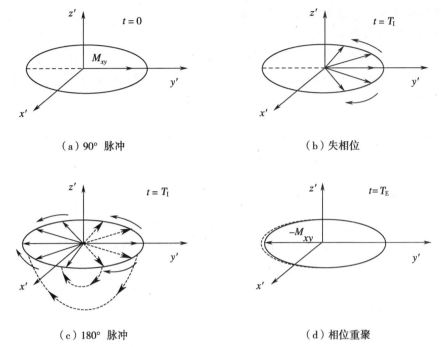

（a）90°脉冲　　　　　　　　　　　　　（b）失相位

（c）180°脉冲　　　　　　　　　　　　　（d）相位重聚

**图6-4　SE序列中180°脉冲的作用**

**3．自旋回波信号的幅值**　前面对FID信号的讨论已涉及信号的强度问题，与自由感应衰减类序列相比较，SE序列多了一个180°重聚脉冲，它会影响纵向恢复吗？可以证明，180°重聚脉冲不会产生任何有意义的信号丢失。一个周期$T_R$恢复的纵向磁化矢量$\bar{M}_z$为

$$M_z = M_0(1 - e^{-T_R/T_1}) \tag{6-3}$$

此$\bar{M}_z$被90°脉冲倾倒，所产生横向磁化矢量的大小$M_{xy'} = M_z$，随后发生弛豫，经180°重聚脉冲，消除了磁场不均匀性的影响，$T_E$时刻的横向磁化矢量为

$$M_{xy'} = M_z e^{-T_E/T_2} = M_0(1 - e^{-T_R/T_1}) \cdot e^{-T_E/T_2} \tag{6-4}$$

信号与净磁化矢量$\bar{M}_0$的大小成正比，不考虑质子的移动，自旋回波信号的幅值为

$$I = K\rho \cdot (1 - e^{-T_R/T_1}) \cdot e^{-T_E/T_2} \tag{6-5}$$

式中$K$是与静磁场、自旋核种类有关的常数。

**4．SE序列的加权像**　式（6-5）与表达FID信号强度的式（6-2）非常相似，不同的是，$T_2$代替了$T_2^*$，可以用$T_2$描述组织的横向弛豫信息。显然各参数加权条件与FID信号加权讨论的加权条件相同，只是用$T_2$替换了$T_2^*$。

（1）$T_1$加权像：需要说明的是，$T_R$的长短是相对$T_1$而言的，$T_R \gg T_1$时称长$T_R$，不满足则称短$T_R$。$T_E$的长短是相对$T_2$而言的，$T_E$约等于或大于$T_2$时称长$T_E$，$T_E \ll T_2$称为短$T_E$。

1）影像特点：$T_1$长的组织，纵向磁化矢量$\bar{M}_z$恢复得慢，在影像上表现为低信号，反之为高信号。脑脊液的$T_1$长，脂肪的$T_1$短，脑白质比脑灰质$T_1$短，表现在影像上，脑脊液非常暗，脂肪很亮，脑白质比脑灰质亮，如图6-5（a）所示。

2）$T_1$加权原理：根据FID信号的加权分析，获得$T_1$WI，选择短$T_E$（$T_E \ll T_2$，为8~20ms）和短$T_R$（合适短的值，$B_0 = 1.5T$时，为200~600ms）。尽量短的$T_E$能比较彻底去除$T_2$对影像的影响，加权的目的是得到有较好$T_1$对比的影像，合适的短$T_R$才能满足临床需要。使两种组织中$T_1$短的组织纵向磁化矢量得到充分恢复得强信号，$T_1$长的组织不能恢复得弱信号，90°脉冲后施加180°重聚脉冲采集的自旋回波信号才能体现两种组织间纵向磁化矢量恢复的差别，所以$T_R$取两种组织的$T_1$平均值附近才能保持良好的$T_1$对比度。图6-5（a）给出在相同$T_E$（13ms）条件下，$T_R$过短（150ms）、$T_R$合适（487ms）、$T_R$过长（1 500ms）3种情况下的$T_1$加权像。

SE 序列的缺点是难以得到不同组织的重 $T_1$ 加权像，特别是 $T_1$ 短的组织信号强的特性。短 $T_R$ 使长 $T_1$ 的纵向磁化矢量恢复的少，而病变组织或病灶的 $T_1$ 长，难以得到较强的 $T_1$ 信号，又常常被较高的质子密度值抵消，难以与正常组织区分。SE 序列 $T_1$ 加权像不能很好分辨正常组织背景下的病灶组织。所以一般常用 $T_1$ 加权像显示组织结构，如图 6-5（a）所示，是正常人头部横轴位断层的 $T_1$ 加权像。

（2）$T_2$ 加权像

1）影像特点：$T_2$ 长的组织，横向磁化矢量衰减慢，在影像上表现为高信号，反之为低信号。脑脊液 $T_2$ 长，脂肪 $T_2$ 短，脑白质 $T_2$ 短于脑灰质 $T_2$，但相差不多，表现在影像上，脑脊液很亮，脂肪稍暗（质子密度大），脑灰质比脑白质稍亮，如图 6-5（b）所示。

2）$T_2$ 加权原理：根据 FID 信号的加权分析，获得 $T_2$WI，选择长 $T_R$（$T_R \gg T_1$，$B_0 = 1.5$T 时，2000～2500ms）和长 $T_E$（选合适的 $T_2$ 值，50～150ms）。要得到最好的两种组织 $T_2$ 对比度，$T_E$ 应选在这两种组织 $T_2$ 的平均值附近。虽然 $T_R$ 越长，各组织纵向磁化矢量恢复得越好，剔除 $T_1$ 对信号的影响越彻底，但 $T_R$ 太长会增加成像时间。$T_E$ 越长 $T_2$ 对比越好，但 $T_E$ 不能太长，太长则大多数组织横向磁化矢量都被充分衰减，信号趋于零，只剩下 $T_2$ 最长的组织，观察不到组织的细节。图 6-5（b）给出在相同 $T_R$（6000ms）条件下，$T_E$ 过长（282ms）、$T_E$ 合适（116ms）、$T_E$ 过短（17ms）三种情况下的 $T_2$ 加权像。

$T_2$ 加权像的优势是长 $T_R$ 使纵向弛豫恢复得充分，信号强，再选择合适的 $T_E$ 能使组织 $T_2$ 对比达到最佳，例如脑灰质和脑白质的 $T_2$ 差别并不大，但可以有很好的显示。炎症部位 $T_2$ 增加，信号增强变亮，能更清楚地显示病灶，所以临床上常用 SE 序列的 $T_2$ 加权像对病变组织进行定性分析。

（3）质子密度加权像：选择短 $T_E$（$T_E \ll T_2$，为 1～20ms）和长 $T_R$（$T_R \gg T_1$，$B_0 = 1$T 时，2000～2500ms）。足够长的 $T_R$，抑制了 $T_1$ 加权；足够短的 $T_E$，抑制了 $T_2$ 加权。影像对比度主要由 $\rho$ 决定，得到质子密度加权像。在与 X-CT 影像进行比对时，多采用质子密度加权像。

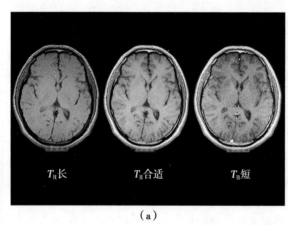
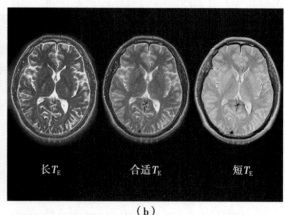

$T_R$长　　$T_R$合适　　$T_R$短　　　　　长$T_E$　　　合适$T_E$　　　短$T_E$

（a）　　　　　　　　　　　　　　　　（b）

**图 6-5　人体头部 SE 序列影像（正常）**
注：（a）$T_1$ 加权像；（b）$T_2$ 加权像。
（华北理工大学附属医院影像科提供）

## 四、反转恢复序列与加权像

**1. 反转恢复序列特点及信号的产生机制**　　反转恢复（inversion recovery，IR）序列的原始序列时序如图 6-6（a）所示，反转恢复序列的实用序列如图 6-6（b）所示，称为反转恢复自旋回波（inversion recovery spin echo，IRSE）序列。IRSE 序列实质上就是在 SE 序列前面加了一个 180° 反转脉冲。定义两个 180° 反转脉冲之间的时间间隔为 $T_R$，90° 脉冲与 180° 重聚脉冲之间的时间

间隔为 $T_E/2$，180° 反转脉冲与 90° 脉冲之间的时间间隔为 $T_I$，称为反转时间。SE 序列、FID 序列影响信号的序列参数有两个：$T_R$、$T_E$；IRSE 序列影响信号的序列参数是 $T_R$、$T_E$ 和 $T_I$ 三个。该序列的第一个特点是存在零点（null point），又称为拐点。先发射的 180° 反转脉冲使纵向磁化矢量由 $\vec{M}_0$ 反转为 $-\vec{M}_0$，与主磁场方向相反，因此纵向磁化矢量恢复过程，必须过零点才能恢复到原始平衡状态 $M_z = +M_0$；第二个特点是为了保证每次 180° 反转脉冲前，各组织的纵向磁化矢量能基本上回到热平衡状态，$T_R$ 必须足够长，纵向磁化矢量恢复时间的延长，加大了不同 $T_1$ 组织间的信号差别。再分析信号的产生，180° 反转脉冲后，再经时间 $T_I$ 发射 90° 脉冲，将恢复的 $\vec{M}_z$ 倾倒于 $xy$ 平面产生 FID 信号，直接采集该信号就是原始的 IR 序列，与 SE 序列同样的原因，施加 180° 重聚脉冲后再采集的信号就是 IRSE 序列的自旋回波信号。这里与 SE 序列加权参量 $T_R$ 对应的是 $T_I$。

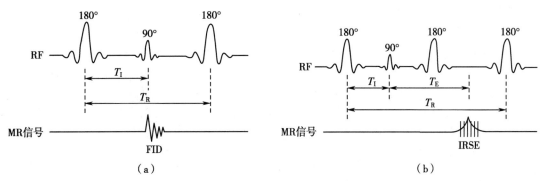

图 6-6　IR 序列与 IRSE 序列

注：（a）IR 序列；（b）IRSE 序列。

SE 序列 $T_1$ 加权像选短 $T_R$，由于 $T_R$ 太短，$\vec{M}_z$ 恢复得差，信号会很弱，得不到重 $T_1$ 加权。IRSE 序列 $\vec{M}_z$ 恢复得充分，$T_I$ 选择范围大，如图 6-7 所示，能够获得高 $T_1$ 对比度（重 $T_1$ 加权）的影像。

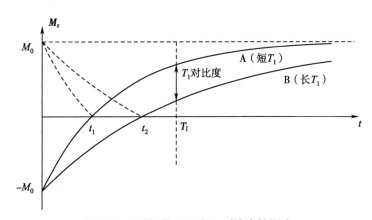

图 6-7　反转时间 $T_I$ 对 $T_1$ 对比度的影响

### 2. IRSE 序列信号的幅值与零点

（1）IRSE 序列信号的幅值：当 $T_R$ 足够长，每次发射 180° 反转脉冲时，纵向磁化矢量基本已恢复到 $\vec{M}_0$。根据旋转坐标系中布洛赫方程

$$\frac{\mathrm{d}M_{z'}}{\mathrm{d}t} = \frac{1}{T_1}(M_0 - M_{z'})$$

设 $t=0$ 时，$M_{z'} = -M_0$，则上式的解为

$$M_{z'} = M_0(1 - 2e^{-t/T_1}) \tag{6-6}$$

若选择 $t=T_I$ 时，施加 90° 脉冲，产生横向磁化矢量的大小 $M_{xy'} = M_{z'}$，随后发生弛豫，经 180° 重聚脉冲，消除了磁场不均匀性的影响，$T_E$ 时刻横向磁化矢量的大小为

$$M_{x'y'} = M_{z'}e^{-T_E/T_2} = M_0(1 - 2e^{-T_I/T_1}) \cdot e^{-T_E/T_2} \tag{6-7}$$

信号与横向磁化矢量大小成正比,不考虑质子的移动,IRSE序列自旋回波信号的幅值为

$$I = K\rho \cdot (1 - 2e^{-T_I/T_1}) \cdot e^{-T_E/T_2} \tag{6-8}$$

式中 $K$ 是与自旋核种类及静磁场有关的常数。

(2) IRSE序列的零点:根据式(6-8),可求出零点对应的时间为

$$t_{null} = T_1 \ln 2 \approx 0.693 T_1 \tag{6-9}$$

如果在某组织的零点施加90°脉冲,反转时间 $T_I$ 为某组织 $T_1$ 的 ln2 倍时,该组织无横向磁化矢量产生,就无法检测到该组织的 MR 信号。利用反转恢复序列的这一特点,可以选择性地抑制某种组织的信号。

**3. IRSE序列的成像应用**

(1) $T_1$ 加权像:选择中等 $T_I$(400~800ms),使大部分组织的纵向磁化矢量的大小 $M_{z'}$ 已恢复到正值,可增强组织 $T_1$ 差异对信号的影响;选择短 $T_E$(10~20ms),削弱 $T_2$ 差异对信号的影响,获得 $T_1$ 加权像。由于扫描时间太长,应用不广泛,主要用于脑灰质、脑白质之间的 $T_1$ 对比。

(2) 短反转时间反转恢复序列:短反转时间反转恢复(short $T_1$ inversion recovery,STIR)序列俗称脂肪抑制。由于脂肪中质子密度较大,无论 $T_1$ 加权像还是 $T_2$ 加权像均表现为高信号。为了达到更好地观察水信号(如脑脊液)、对占位性病变进行定性、更好地显示被脂肪信号遮蔽的信号、去除别处脂肪运动感应的运动伪影等目的,需要抑制脂肪信号。$B_0 = 1.5T$ 时,脂肪的 $T_1$(284ms)与脑脊液 $T_1$(2 650ms)相比很短。在 $T_R$ 足够长(2 000ms 以上)的前提下,采用短的 $T_I \approx 0.693 T_{1fat}$(140~175ms),使脂肪的 $M_{z'} = 0$,可抑制脂肪信号。若 $T_E$ 取较短值(10~30ms)可得到 $T_1$ 加权像。

(3) 液体抑制反转恢复序列:液体抑制反转恢复(fluid attenuated inversion recovery,FLAIR)序列俗称水抑制,在 $T_2$ 加权像中,由于脑脊液的 $T_2$ 长,产生的信号很强,在影像上很亮,且常有脉动产生伪影。如果抑制脑脊液的信号,可使附近的解剖影像清晰可见。脑脊液中含自由水较多,有很长的 $T_1$。选反转时间 $T_I \approx 0.693 T_{1CSF}$,可抑制脑脊液的信号。$T_1$ 很长(2 100~2 500ms),$T_R$ 需要大于 $T_1$ 的 3~4 倍,若选择较长的 $T_E$,可得到 $T_2$ 加权像,但成像时间很长。若选择短 $T_E$,得到质子密度加权像,可与 X-CT 影像进行比较。

# 第二节 磁共振影像重建

磁共振影像重建就是把采集到的某一个层面或某一体积的信号分解为与坐标相联系的信号强度分布,再把信号强度分布转化为可观察的灰度分布。磁共振成像没有外在的信号源,直接采集到的信号中没有坐标信息。美国纽约州立大学石溪分校劳特布尔教授(P. Lauterbur, 1929—2007)受 X-CT 启发,于 1973 年发明用线性梯度磁场进行空间编码,人为构建一个随空间位置变化的磁场,可以使处在不同位置体素中的质子磁矩以不同的拉莫尔频率进动,从而将空间位置信息编码到检测到的 MR 信号中,再应用一定的数学方法从检测到的 MR 信号中得到每个体素产生的信号,实现磁共振影像重建。

## 一、磁场梯度和梯度磁场

假设空间各处的磁场方向都沿正 $z$ 轴方向,但其大小却沿某个方向发生改变,我们把磁场大小沿某个方向的位置改变率称为沿这个方向的磁场梯度(简称梯度),对应的磁场称为沿这个方向的梯度磁场(gradient magnetic field),简称梯度场。磁场梯度存在方向性,是个矢量,某点的磁场梯度方向为该点磁感应强度增加率最大的方向,其大小即为这个磁感应强度最大增加率的数

值。沿任意方向的磁场梯度可分解为 3 个磁场梯度分量

$$\begin{cases} G_x = \dfrac{\partial B}{\partial x} \\[2mm] G_y = \dfrac{\partial B}{\partial y} \\[2mm] G_z = \dfrac{\partial B}{\partial z} \end{cases} \qquad (6\text{-}10)$$

式中 $G_x$、$G_y$、$G_z$ 分别表示沿 $x$、$y$、$z$ 三个方向的磁场梯度。如果沿磁场梯度方向各处的磁场梯度大小相等，即磁场梯度为常数，这种磁场梯度称为线性磁场梯度（简称线性梯度），对应的梯度磁场叫作线性梯度磁场（简称线性梯度场），MRI 中一般使用线性梯度场。磁场是矢量场，可将磁感应强度分解为 $x$、$y$、$z$ 三个方向的分量后进行研究，每个分量都可以有 $x$、$y$、$z$ 方向的磁场梯度。MRI 中，规定主磁场 $\vec{B}_0$ 沿 $z$ 轴正方向，则只考虑 $z$ 轴方向磁场的磁感应强度大小的数值沿 $x$、$y$、$z$ 三个方向产生的变化率或梯度。梯度场很弱，其磁感应强度的数值比主磁场 $\vec{B}_0$ 的数值小 $2\sim 3$ 个数量级。梯度场是作为附加磁场叠加在主磁场 $\vec{B}_0$ 之上，使得沿磁场梯度方向各点的磁场大小呈线性变化。严格地说 $z$ 轴方向的磁场产生 $x$、$y$、$z$ 三个方向的梯度分布时，会伴随产生磁感应强度的横向分量 $B_x$、$B_y$，但非常小，不足以改变主磁场 $\vec{B}_0$ 的方向，这里可以忽略。

MRI 磁体结构
AR 模型

　　MRI 磁体系统的坐标系在本书第五章已经确立，$z$ 轴方向是主磁场 $\vec{B}_0$ 方向，具体到受检者，仰卧、头指向 $z$ 轴方向，竖直向上为 $y$ 方向，右手指向 $x$ 轴，三个基本的断层是与 $z$ 轴垂直的横轴位断层、与 $x$ 轴垂直的矢状位断层及与 $y$ 轴垂直的冠状位断层。

## 二、层　面　选　择

**1. 层面选择及层厚**　MRI 可以在任意方向选择层面，若只考虑在 $z$ 轴方向选层，沿主磁场 $\vec{B}_0$ 方向叠加一个线性梯度场 $\vec{B}_{Gz} = zG_z\vec{k}$，人体组织感受到的磁感应强度是

$$\vec{B} = \vec{B}_0 + \vec{B}_{Gz} \qquad (6\text{-}11)$$

　　若 $G_z > 0$，总磁感应强度随 $z$ 线性增加，不同层面上的磁感应强度不同，因而不同层面的质子磁矩有不同的进动角频率。

$$\omega_z = \gamma(B_0 + zG_z) = \omega_0 + \gamma zG_z \qquad (6\text{-}12)$$

$\omega_z$ 的变化可以表示层面位置的变化，

$$z = \left[\omega_z - \omega_0\right] / \gamma G_z \qquad (6\text{-}13)$$

　　当 RF 脉冲的频率等于核磁矩的进动频率 $\omega_z$ 时发生核磁共振，式（6-13）中 $z$ 的位置由线性梯度场 $\vec{B}_{Gz}$ 的梯度 $G_z$ 与 RF 脉冲的频率 $\omega_z$ 共同决定。如果施加 $\vec{B}_{Gz}$ 的同时，发射角频率 $\omega_{z1} = \gamma(B_0 + z_1 G_z)$ 的 RF 脉冲，由式（6-12）可知，只有 $z = z_1$ 这一层面上的质子被激励，产生 MR 信号，这样就选出了 $z = z_1$ 这个层面。这个线性梯度场 $\vec{B}_{Gz}$ 称为选层梯度场（section select gradient field）。

　　由于实际施加的 RF 脉冲频率 $\omega'_{z1}$ 存在一定频率范围

$$\omega'_{z1} = \omega_{z1} \pm \Delta\omega/2 \qquad (6\text{-}14)$$

式中 $\Delta\omega$ 称为频带宽度，简称带宽。显然，$z = z_1 + \Delta z/2$ 处质子磁矩的进动角速度高于 $z = z_1 - \Delta z/2$ 处质子磁矩的进动角速度。因此，层面变成断层，断层的厚度可由式（16-13）和式（6-14）计算出

$$\Delta z = \frac{\Delta\omega}{\gamma \cdot G_z} \qquad (6\text{-}15)$$

　　层厚 $\Delta z$ 与带宽 $\Delta\omega$ 成正比，与磁场梯度 $G_z$ 成反比，$G_z$ 越大，带宽越小，层厚越薄，反之则越厚，如图 6-8 所示。断层的层厚决定选层方向的空间分辨力，层厚越薄，层间的空间分辨力越高。但安全、技术、成像时间及信噪比等多个因素均限制层厚的选择不能太薄。改变施加选层梯度场的方向，可以选择出任意方向的断层。

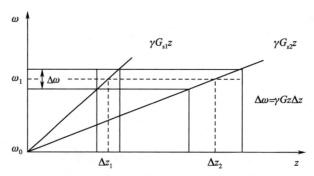

图 6-8　断层厚度与选层磁场梯度及 RF 脉冲宽度的关系

**2. RF 脉冲的形状对断层的影响**　RF 脉冲的形状与宽度将影响被选断层的轮廓及层厚。理想情况下，希望被选断层足够薄，且断层的轮廓是矩形。能够实现上述选层的 RF 脉冲是一个由中央主瓣及左右对称的旁瓣构成的 sinc 形脉冲。sinc 形脉冲的中央主瓣宽度越大，带宽 $\Delta\omega$ 就越小，所选断层的层厚就越薄。这种选择性激发脉冲称为软脉冲。若用脉冲宽度窄的矩形脉冲进行激励，由于其带宽 $\Delta\omega$ 较宽，包含的频率成分多，可以将发射线圈作用范围内的质子全部激励，不具有选层功能。这种非选择性激发脉冲称为硬脉冲。硬脉冲不能用于选层，但可用于磁共振波谱分析和三维成像。

## 三、相位编码和频率编码

**1. 相位编码**　假设用线性梯度场 $\vec{B}_{Gz}$ 在 $z$ 方向完成选层，取某一层面 $z_1$，该层面上所有质子磁矩于激发脉冲结束瞬间在进动圆锥上处于同相位，有相同的进动角频率，如图 6-9（a）所示，不能区分各质子磁矩在层面上的位置，利用相位编码技术可确定各体素 $y$ 坐标。紧跟在选层梯度场 $\vec{B}_{Gz}$ 后，沿层面的 $y$ 方向加线性梯度场 $\vec{B}_{Gy} = yG_y\vec{k}$，持续时间为 $t_y$，则原来 $z_1$ 层面内的质子磁矩不再具有相同的进动角频率，此时

$$\omega_y = \gamma(B_0 + yG_y) \tag{6-16}$$

显然，$y$ 坐标相同的同一行体素中的质子磁矩具有相同的进动角频率，$y$ 坐标不同的体素中质子磁矩的进动角频率也不同，经 $t_y$ 时间后，不同行体素中质子磁矩在各进动圆锥上获得不同相位

$$\varphi = \omega_y t_y = (\omega_0 + \Delta\omega_y)\cdot t_y = \varphi_0 + \Delta\varphi \tag{6-17}$$

不同 $y$ 坐标处，质子磁矩旋过角度不同，其相位差为

$$\Delta\varphi = \gamma y\cdot G_y\cdot t_y \tag{6-18}$$

由式（6-18）可见，相位差 $\Delta\varphi$ 由梯度场 $\vec{B}_{Gy}$ 引起，且与 $y$ 成正比，也就是说质子磁矩所处的空间位置 $y$ 可通过线性梯度场 $\vec{B}_{Gy}$ 引起的相位（或相位差）来确定，如图 6-9（b）所示，或者说线性梯度场 $\vec{B}_{Gy}$ 引起的相位（或相位差）中包含了质子磁矩的空间位置信息，这就是相位编码（phase encoding）。引入的线性梯度场 $\vec{B}_{Gy}$ 称为相位编码梯度场（phase encoding gradient field）。

**2. 频率编码**　相位编码梯度场 $\vec{B}_{Gy}$ 经 $t_y$ 时间关闭，各体素保留了相位差别，加入沿 $x$ 方向的线性梯度场 $\vec{B}_{Gx} = xG_x\vec{k}$ 后，质子磁矩的进动角频率

$$\omega_x = \gamma(B_0 + xG_x) = \omega_0 + \Delta\omega_x \tag{6-19}$$

不同 $x$ 坐标处的质子磁矩进动角频率不同。对于 $y$ 坐标相同，$x$ 坐标不同的各列体素又可以进一步区分，如图 6-9（c）所示，各体素的 $x$ 坐标可通过质子磁矩进动角频率（或角频差）来确定，或者说线性梯度场 $\vec{B}_{Gx}$ 引起的质子磁矩进动角频率（或角频率差）中包含了质子磁矩的空间位置信息，这就是频率编码（frequency encoding）。引入的线性梯度场 $\vec{B}_{Gx}$ 称为频率编码梯度场（frequency encoding gradient field）。实际上频率编码与相位编码没有本质的不同，只是相位编码在采集信

号之前完成，而频率编码在信号采集过程中被应用。由于必须在频率编码梯度场开启期间采集信号，才能保留信号在频率上的差异，因此频率编码梯度场又称为读出梯度场（read-out gradient field）。

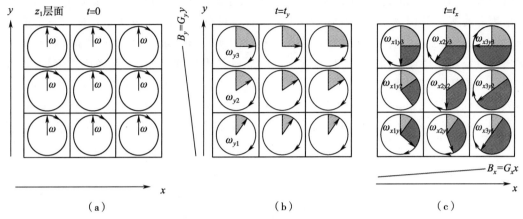

图6-9　相位编码与频率编码

总结以上，在三个线性梯度场的作用下，被激励层面 $n \times n$ 个体素频率和相位差分布如图6-10所示。

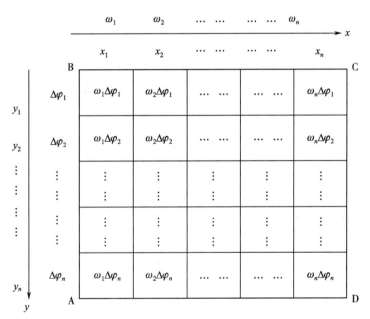

图6-10　空间编码后层面内各体素的频率和相位差分布

**3．梯度场失相位的校正**　$\bar{B}_{Gz}$、$\bar{B}_{Gy}$、$\bar{B}_{Gx}$ 三个线性梯度场与 RF 脉冲相结合，实现了对 MR 信号的三维定位，但由于它们是非均匀磁场，会导致质子磁矩之间产生相位差而失相位，使信号迅速衰减，需要进行校正。

（1）选层梯度场失相位校正：由于被选择的层面有一定的厚度 $\Delta z$，断层内不同 $z$ 坐标的质子磁矩进动角频率不同，当 RF 脉冲将纵向磁化矢量 $\bar{M}_z$ 倾倒到 $xy$ 平面后，信号会快速衰减，信噪比降低。解决办法是施加与选层梯度场大小相同的反向线性梯度场。如图6-11（a）所示，设选层梯度场 $\bar{B}_{Gz}$（图中以磁场梯度 $G_z$ 表示，后图若无特别说明，均以磁场梯度示意梯度磁场）作用一段时间 $t_1/2$ 时，RF 脉冲瞬间激励 $\Delta z$ 断层，再经 $t_1/2$ 时间，断层内 $z$ 处质子磁矩产生的相位变化为 $\Delta \varphi_1 = \gamma G_z z t_1 / 2$。此时，施加与 $\bar{B}_{Gz}$ 大小相同的反向线性梯度场 $-\bar{B}_{Gz}$，$-\bar{B}_{Gz}$ 作用时间为 $t_2$，产生的相

位变化为 $\Delta\varphi_2 = -\gamma G_z z t_2$，当 $t_2 = t_{1/2}$ 时，总相位变化为 $\Delta\varphi_z = \Delta\varphi_1 + \Delta\varphi_2 = 0$，如此，$-\vec{B}_{Gz}$ 所产生的相位变化便抵消了选层梯度场 $\vec{B}_{Gz}$ 产生的失相位，实现了质子磁矩的相位重聚。

（2）频率编码梯度场失相位的校正：可与选层梯度场失相位的校正一样，通过施加与频率编码梯度场大小相同的反向线性梯度场来解决。由于施加读出梯度场时要采集信号，因此必须在信号采集之前解决失相位问题。具体做法是，如图 6-11（b）所示，在施加读出梯度场之前，先施加与读出梯度场大小相同的反向线性梯度场 $-\vec{B}_{Gx}$，持续 $t_x/2$ 时间，加速质子磁矩失相位，之后施加读出梯度场 $\vec{B}_{Gx}$，持续 $t_x$ 时间，此时的读出梯度场既是重聚梯度场，又是读出梯度场，在 $T_E$ 时刻实现质子磁矩相位重聚采集信号，如图 6-11（b）所示。如此，频率编码梯度场所引起质子磁矩的失相位便得到校正。在施加读出梯度场期间，质子磁矩相位经历了逐渐汇聚，重聚后又逐渐失相位，对应的信号也是逐渐增大到峰值后又逐渐减小，这种由梯度场形成的信号称为梯度回波信号。

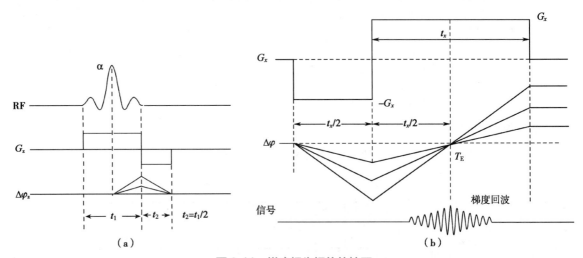

**图 6-11 梯度场失相位的校正**

注：（a）选层梯度场的失相位与相位重聚；（b）频率编码梯度场的失相位与相位重聚。

## 四、二维傅里叶变换影像重建

磁共振成像采用线圈采集信号，所采集到的信号是断层中所有体素质子产生信号的总和，要实现影像重建，必须将采集到的信号重新按不同的频率、相位分开，才能得到断层每一位置质子所产生信号的强度。在 MRI 中普遍使用的是傅里叶变换影像重建。

**1. 一维傅里叶变换影像重建与 $k$ 空间** 设在 $xy$ 平面内横向磁化矢量 $\vec{M}_{xy}$ 以角频率 $\omega$ 自由进动，接收信号的平面线圈法线方向沿 $y$ 轴，面积为 $S$，则平面线圈内将产生感生电动势或感生电流，这个感生电动势或感生电流即信号采集对象。设有一排沿 $x$ 轴方向排列的体素，体素沿 $x$ 方向的自旋核密度为 $\rho(x)$，用 $f(x)$ 表示位于 $x$ 处的体素所产生的 MR 信号强度，每个体素对接收信号的贡献由信号强度与相位共同决定。沿 $x$ 轴方向施加磁场梯度为 $G_x$ 的线性梯度场 $\vec{B}_{Gx}$ 进行编码，作用一段时间 $t_x$，则使得 $x$ 处的体素横向磁化矢量的相位累积为 $\Delta\varphi_x = \gamma x G_x t_x$。产生的 MR 信号可以表示为 $f(x)\mathrm{e}^{-i(\gamma x G_x t_x)}$，则一维方向（$x$ 轴方向）上所有体素产生的 MR 信号为 $s(t_x) = \int f(x)\mathrm{e}^{-i(\gamma x G_x t_x)}\mathrm{d}x$，这个强度随时间变化的信号称为时域信号，其强度与 $\omega$、$M_{xy}$ 成正比。

如果令 $k_x = \gamma G_x t_x$，其中 $\gamma = \dfrac{\gamma}{2\pi}$，称为约化磁旋比。在国际单位制中 $k_x$ 的单位为 $\mathrm{m}^{-1}$，表示具有空间周期性的物理量（此处可为信号强度）在单位长度上发生周期性变化的次数，称为空间频率（spatial frequency）。以它为变量，把时间 $t$ 隐含到空间频率之中。将采集到的时域信号 $s(t_x)$ 变为空间频率表示的函数 $S(k_x)$，有

$$S(k_x) = \int f(x)\, e^{-i2\pi x k_x}\, dx \qquad (6\text{-}20)$$

对于线性梯度场，$S(k_x)$ 是 $f(x)$ 的傅里叶变换（Fourier transform，FT）。可见若得到了 $S(k_x)$，用傅里叶逆变换就可得到一维方向（$x$ 轴方向）信号强度的空间分布

$$f(x) = \int S(k_x)\, e^{i2\pi x k_x}\, dk_x \qquad (6\text{-}21)$$

即实现一维的影像重建。

将随时间变化的 MR 信号转化为离散数字的过程称为采样，单位时间内的采样点数称为采样频率，若采样间隔时间为 $\Delta t$，则采样频率为 $f_s = 1/\Delta t$。若信号的采样点数为 $N$，则采样时间 $T_s = N \cdot \Delta t$。离散数据通过傅里叶逆变换（inverse Fourier transform，IFT）影像重建，需要足够多的采样数据，以满足尼奎斯特不发生混叠的条件。

对于 MRI，每次采集到的是所有体素发出的信号之和，采集一次得到一个 $S(k_x)$，形成一个数据点存储到 MRI 系统计算机上的一个区域内。对于一维的情况，若有 $N_x$ 个体素需要采集 $N_x$ 次数据，解出每个数据对应的信号强度分布，叠加后才能实现所需影像重建。采集的 $N_x$ 个信号数据组成一行，形成一个一维的数据空间，按一定顺序存储在用 $k_x$ 作变量的数据空间，这种用空间频率作变量的数据空间也称为 $k$ 空间（$k$ space）。

**2. 二维傅里叶变换影像重建**　如何从已经包含了一个断层内各体素位置信息的 MR 信号中分离出各体素的信号，实现影像重建？由于断层内不同体素具有不同的 $\rho$、$T_1$ 及 $T_2$，产生的信号强度不同，可用 $f(x, y)$ 表示位于 $(x, y)$ 处的体素所产生的 MR 信号强度，每个体素对接收信号的贡献由信号强度与相位共同决定。在线性梯度场的条件下，设各体素的初始相位相同或等于零，相位编码梯度场 $\vec{B}_{Gy}$ 作用一段时间 $t_y$，使 $(x, y)$ 处体素的横向磁化矢量产生与 $y$ 相关的相位累积 $\Delta\varphi_y = \gamma y G_y t_y$。频率编码梯度场 $\vec{B}_{Gy}$ 作用一段时间 $t_x$，产生与 $x$ 相关的相位累积 $\Delta\varphi_x = \gamma x G_x t_x$。相位编码和频率编码梯度场共同作用的结果，使 $(x, y)$ 处体素的横向磁化矢量的总相位累积为 $\Delta\varphi_y + \Delta\varphi_x = \gamma y G_y t_y + \gamma x G_x t_x$，产生的 MR 信号可以表示为 $f(x, y)\, e^{-i(\gamma x G_x t_x + \gamma y G_y t_y)}$，整个断层所产生的 MR 信号为

$$s(t_x, t_y) = \iint f(x, y)\, e^{-i(\gamma x G_x t_x + \gamma y G_y t_y)}\, dx dy \qquad (6\text{-}22)$$

类似的定义

$$k_x = \not\!\gamma G_x t_x$$
$$k_y = \not\!\gamma G_y t_y \qquad (6\text{-}23)$$

将式（6-22）的时间关系隐含到空间频率 $k_x$、$k_y$ 中（或称为变量代换），得到式（6-24）

$$S(k_x, k_y) = \iint f(x, y)\, e^{-i2\pi(x k_x + y k_y)}\, dx dy \qquad (6\text{-}24)$$

对于线性梯度场，$S(k_x, k_y)$ 是 $f(x, y)$ 的傅里叶变换。可见，若得到了 $S(k_x, k_y)$，用傅里叶逆变换就可得到欲成像断层信号强度的二维空间分布：

$$f(x, y) = \iint S(k_x, k_y)\, e^{i2\pi(x k_x + y k_y)}\, dk_x dk_y \qquad (6\text{-}25)$$

这就是 MR 影像重建采用傅里叶变换影像重建的主要原因。式（6-25）称为 MRI 成像公式，如何得到更好的 $S(k_x, k_y)$ 是影像重建的关键，目前模数转换（analog-digital conversion，ADC）技术已具备相当高的水平，实际操作中绝大多数是通过 ADC 技术直接将采集到的模拟电信号 $S(t_x, t_y)$ 按要求转化成 $k_x$、$k_y$ 数字信息，一次采集对应一个 $S(k_x, k_y)$ 数据。利用离散的采样数据，通过二维傅里叶逆变换重建所需影像，需要采集足够多的数据才能实现。对于 $N_x \times N_y$ 个体素构成的断层，需要采集 $N_x \times N_y$ 个离散数据，并按一定的顺序填入变量为 $k_x$、$k_y$ 的二维 $k$ 空间。目前商用 MRI 设备几乎都采用傅里叶变换法进行影像重建。为了便于实施快速傅里叶变换与逆变换，要求 $k_x$、$k_y$ 取 2 的整数次幂数据。MRI 的傅里叶变换影像重建的本质，通过选层、相位编码、频率编码与数据读出等技术获得频率域影像（影像的频率域数据），再通过傅里叶逆变换将频率域影像（频率域数据）转换为空间域影像，相关概念请参见第二章 X 射线成像中数字影像处理的主要方法。

## 五、$k$ 空间

**1. $k$ 空间的建立及填充过程**   $k$ 空间对于理解磁共振成像原理，掌握磁共振成像技术，特别是快速成像技术至关重要。$k$ 空间是以空间频率为坐标轴的空间（频率域），其实质是磁共振成像中采集的以 $k_x$、$k_y$ 表示的数字化原始数据存放空间。横轴 $k_x$ 代表频率编码方向空间频率，纵轴 $k_y$ 代表相位编码方向空间频率。列数 $N_x$ 等于采样点数，行数 $N_y$ 等于相位编码步数。同一个回波（echo）具有相同的相位编码，即 $k_y$ 相同，因此在同一个回波上采集的数据填充 $k$ 空间数据矩阵的同一行（row），$k$ 空间数据矩阵的行也称为傅里叶行，每个采样点数据对应 $k$ 空间数据矩阵中的一个点。$k$ 空间同一傅里叶行相邻数据点之间的时间间隔等于采样间隔 $\tau$。不同的脉冲序列对傅里叶行的填充次序有不同的要求。频率编码梯度场（读出梯度场）的持续时间为 $T_s = \tau N_x$。每次频率编码梯度场 $\vec{B}_{Gx}$ 的大小和方向都保持不变，$x$ 坐标相同的点（列）有相同的磁感应强度，即有相同的 $k_x$，每一行具有相同的 $k_y = \not\hspace{-0.3em}- \cdot G_y \cdot t_y$。不同 $k_x$、$k_y$ 的数据以对称方式排列，设 $N_x = 2n_x$，数据点填充顺序从 $N_x = -n_x + 1$ 逐次增加到 $N_x = n_x$；设 $N_y = 2n_y$，填充顺序从 $N_y = -n_y + 1$ 行逐次增加到行 $N_y = n_y$，每次相位编码梯度场 $\vec{B}_{Gy}$ 的磁场梯度 $G_y$ 大小不同，施加次数叫步数，每一步增加相同的磁场梯度增量 $\Delta G_y$，为步距，每步的时间间隔就是重复周期 $T_R$。每施加一次相位编码梯度场，相同 $x$ 坐标、不同 $y$ 坐标的断层体素，其空间频率发生变化，相邻体素行间的空间频率差为 $\Delta k_y = \not\hspace{-0.3em}- \Delta G_y t_y$。同一体素行两个相邻采样点之间的空间频率差为 $\Delta k_x = \not\hspace{-0.3em}- \cdot G_x \cdot \tau$。下面以 SE 序列填充 $256 \times 256$ 数据矩阵为例，说明数据的读取与 $k$ 空间的填充过程，在施加 90° 脉冲的同时施加选层梯度场 $\vec{B}_{Gz}$，选出一个断层，$\vec{B}_{Gz}$ 结束后施加相位编码梯度场 $\vec{B}_{Gy}$，持续 $t_y$ 时间，$\vec{B}_{Gy}$ 结束后施加 180° 重聚脉冲，180° 重聚脉冲结束后施加失相位的反向梯度场 $-\vec{B}_{Gx}$，持续时间为 $t_x/2$，$-\vec{B}_{Gx}$ 结束后启动频率编码梯度磁场 $\vec{B}_{Gx}$，持续时间为 $T_s = t_x$，并在此时间内从自旋回波信号上采集 256 个数据，采集数据的时间间隔 $\tau = T_s/N_x = t_x/256$。将 $t = \tau$ 时刻采集的数据填入 $k$ 空间最左侧列（$-127$ 列），将 $t = 2\tau$ 时刻采集的数据填入 $k$ 空间的 $-126$ 列，……；将 $t = 128\tau = t_x/2 = T_E$ 时刻采集的自旋回波峰值信号数据填入中央列；……；将 $t = 256\tau$ 时刻采集的数据填入 $k$ 空间的最右侧（128 列）；由此完成 $k$ 空间一行数据的填充，该行两相邻数据间的空间频率差为 $\Delta k_x = \not\hspace{-0.3em}- \cdot G_x \cdot \tau$。设相位编码梯度场的磁场梯度 $G_y$ 步进 $\Delta G_y$，第一行 $G_y = -127\Delta G_y$，施加读出梯度场 $\vec{B}_{Gx}$ 后，采集 256 个数据填入 $k$ 空间最下边一行（$-127$ 行），第二行 $G_y = -126\Delta G_y$，每增加一个 $\Delta G_y$ 向上移动一行，$G_y = 0 \cdot \Delta G_y$ 对应中央行，如此至最上边第 128 行，施加的 $G_y = 128\Delta G_y$，至此完成了 256 行填充。这是最原始的填充方式，实际填充顺序可根据序列优化要求制定。需要说明的是，采集到的模拟信号需要数字化后，再填充进 $k$ 空间。

**2. $k$ 空间的特点**

（1）填入 $k$ 空间不同位置的数据大小不同，中心信号强，空间频率低；外围信号弱，空间频率高。在 $k$ 空间中，放入 $k_y = 0$ 的中央行的数据是在 $G_y = 0$ 时获得的，没有相位编码梯度场产生的失相位衰减，MR 信号的幅度最大；从中央行到两边，随着相位编码梯度场的磁场梯度 $G_y$ 正向和反向的增加，相位编码梯度场引起的质子磁矩失相位越来越严重，MR 信号的幅度逐渐减小，如图 6-12（b）所示。$k_y = 0$ 的中央行 $G_y = 0$，频率最低。随着 $k_y$ 正向和负向增加，相位编码梯度场 $\vec{B}_{Gy}$ 越来越大，空间频率越来越高，如图 6-12（a）所示。再看 $x$ 轴方向，为了矫正读出梯度场的失相位作用，在施加读出梯度场之前，要先在 $x$ 轴方向施加一个大小相等的反向梯度场加速质子磁矩失相位，造成的相位差会保留到读出梯度场施加时。施加读出梯度场后，随着读出梯度场的作用，失相位质子磁矩的相位逐渐汇聚，信号幅度逐渐增强，在施加读出梯度场的 $T_s/2$ 时刻，质子磁矩实现相位重聚，信号幅度最大，恰好对应 $k_x = 0$ 中心列，空间频率等于零为最低。此后，在读出梯度场的作用下，质子磁矩又逐渐失相位，信号也又逐渐降低，每行数据的空间频率在中心列两侧对称排列。图 6-12（a）给出的失相位梯度场与读出梯度场极性相同，是因为失相位梯度场的后面有 180° 脉冲, 经 180° 脉冲作用后, 相当于加了反向梯度场。总之, 不同列的数据来源于对自旋回波信号不同采样点的数据, $k_x = 0$ 的中央列对应自旋回波中心幅值最大的采样点, 信号最强; 越远离中央列, 采样点离自旋回波中心越远, 信号越小。反向梯度场的加入使数据点的空间频率值从左侧最大负值过零点到右侧最大正值, 对称排列, 如图 6-12 (b) 所示, 用圆点大小表示填入 $k$ 空间的数据采集信号的幅度大小, 圆点越大, 幅度越大。

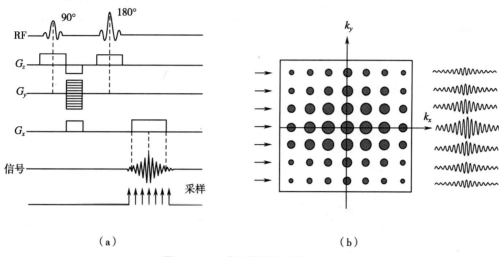

（a）　　　　　　　　　　　　　（b）

图 6-12　$k$ 空间的数据采集与填充

（2）$k$ 空间不同位置的数据对影像的贡献不同: 填充在 $k$ 空间的中心区域数据采集信号的幅度大, 主要决定影像对比度; 填充在 $k$ 空间周边区域数据采集信号的幅度小, 但对应的编码梯度场的磁感应强度大, 空间频率大。注意 $k$ 空间的一个数据点对应一个断层的总信号, 施加的线性梯度场的磁场梯度大, 意味着相邻体素间相位差别大, 对于相同的 $\Delta x$、$\Delta y$, 由 $\Delta \omega_x = \gamma G_x \Delta x$、$\Delta \omega_y = \gamma G_y \Delta y$ 可知, 外围数据的梯度场幅度大, 相位差大, 两点分得更开, 空间分辨力更好。所以 $k$ 空间的外围部分数据虽然信号幅度低, 但更能分辨细节, 用来提高影像的空间分辨力。

（3）$k$ 空间的对称性: $k$ 空间具有共轭对称性, $k$ 空间数据相对 $k_x$ 轴上下共轭对称, 相对于 $k_y$ 轴左右共轭对称。利用 $k$ 空间的这种对称性, 可以通过减少采集数据的行数或列数来减少数据采集时间, 只采集 $k$ 空间的部分数据, 利用对称性计算出 $k$ 空间其他位置的数据, 实现快速成像。

（4）$k$ 空间与成像物理空间: $k$ 空间每一个数据点都是成像断层上所有体素贡献的, 虽然这个二维空间是由二维数据点构成, 但并不与物理空间直接对应, 即与图 6-10 无直接联系。$k$ 空间内的两个互相垂直的方向分别表示频率编码和相位编码方向的空间频率, 不直接对应最终影像的频率编码和相位编码方向。$k$ 空间频率编码轴的左右两极并不对应 MR 影像的左侧和右侧部分, 而是对应此轴线上影像的细节。$k$ 空间与真实成像物理空间是二维傅里叶变换关系。若以 $\Delta \omega_{max}$ 表示成像空间两端对应的最大频率差, 则有

$$\Delta \omega_{max} = \gamma G_x \cdot N_x \cdot \Delta x = \gamma G_x FOV_x \qquad (6-26)$$

可见, 要得到同样的 $\Delta \omega_{max}$, 增加磁场梯度即可减小 $\Delta x$, 这样就提高了空间分辨力, 但视野减小; 而单纯增加采集次数可增大视野。相位编码方向与频率编码方向类似。

**3. 2DFT 影像重建时间**　$k$ 空间填充时间决定了 MRI 的速度, 在 $k$ 空间中填充 $N_x \times N_y$ 个数据所用的时间即 2DFT 影像重建的时间。采集一个回波的 $N_x$ 个数据, 是在一个完整的脉冲序列周期时间 $T_R$ 内完成的。完成 $N_x \times N_y$ 个数据的采集需要的时间为 $t = N_y \times T_R$。为了提高影像信噪比, 需要对相同情况下获得的数据进行多次重复测量, 取测量结果的平均值。设重复测量次数为 NEX, 则 2DFT 影像重建所用的时间为

$$t = N_y \times T_R \times NEX \qquad (6-27)$$

若 $T_R = 2\ 000ms$，$N_y = 512$，$NEX = 2$，则 $t \approx 34min$。这仅是一个断层成像所需时间，MRI 所需的时间长是其主要缺点。

## 六、三维傅里叶变换成像

三维傅里叶变换（3-dimensional Fourier transform, 3DFT）成像所采用的脉冲序列，激励的不是一个层面，而是一个大范围的容积（volume）或一个层块（slab），容积内的层面分割是通过沿 $z$ 轴方向施加磁场梯度为 $G_z$ 的相位编码梯度场来实现的，因此层面的厚度取决于磁场梯度 $G_z$、层面数及 $z$ 轴方向相位编码的次数。

在 3DFT 成像中，对应于 $z$ 轴方向的每一个相位编码，$y$ 轴方向的相位编码都要进行 $N_y$ 次，而 $x$ 轴方向的梯度磁场仍在信号读出时进行频率编码，于是 3DFT 成像的扫描时间为

$$t = T_R \times N_z \times N_y \times NEX \tag{6-28}$$

式中 $T_R$ 为序列重复时间，$N_z$ 为 $z$ 轴方向的相位编码次数，$N_y$ 为 $y$ 方向的相位编码次数，$NEX$ 为重复测量次数。

# 第三节　快速成像序列

由本章第二节可知 $k$ 空间填充时间决定了成像时间，分析式（6-27）可发现，要实现快速成像可从这样几方面入手，一是缩短 $T_R$，二是利用 $k$ 空间共轭对称性减少采集次数，三是在一个 $T_R$ 内采集更多个 $N_y$，四是综合利用上述方法。下面具体逐项讨论。

## 一、梯度回波序列

梯度回波（gradient echo, GRE）序列又称为场回波（field echo, FE）序列，它是在 20 世纪 80 年代中期开始发展起来的。与 SE 序列相比，GRE 序列从 3 方面缩短成像时间。首先使用小角度（<90°）RF 脉冲激励；其次用翻转梯度磁场（简称翻转梯度场）取代 180° 重聚脉冲；第三是配置高强度的梯度场，使成像时间大大缩短。该序列对磁场的不均匀性敏感，容易检出因出血等造成磁场不均匀的病变与流动血液的成像，是目前 MRI 快速扫描序列中临床应用最广泛、最成熟的方法。

### 1. 基本 GRE 序列

（1）信号产生的物理原理：宏观磁化矢量 $\vec{M}$ 受 $\theta$ 脉冲作用后，与 $z'$ 轴夹角 $\theta = \gamma B_1 t$（请参见第五章核磁共振物理中核磁共振的宏观表现），$\vec{M}$ 在 $z'$ 轴方向和 $y'$ 轴上的投影分别为 $M_{z'} = M_z = M_0 \cdot \cos\theta$，$M_{y'} = M_0 \cdot \sin\theta$。若 $\theta = 30°$，则宏观磁化矢量 $\vec{M}$ 的 87% 投影在 $z$ 轴上，$xy$ 平面的横向磁化矢量 $\vec{M}_{xy}$ 为宏观磁化矢量 $\vec{M}$ 的 50%。小角度 RF 脉冲节省了脉冲发射时间，同时由于纵向磁化矢量只减少了 13%，$M_z$ 恢复到 $M_0$ 所需要的时间缩短，可缩短 $T_R$。信号的采集与 SE 序列比较，用梯度场切换形成的梯度回波取代 180° 重聚脉冲形成的自旋回波。180° 重聚脉冲能量高持续时间长，且 90° 脉冲与 180° 重聚脉冲之间需要一定的时间间隔，SE 序列最短的 $T_E$ 也要 10ms 左右；GRE 序列的 $T_E$ 可减至 1～2ms 以下，进一步缩短了 $T_R$。另外，RF 脉冲结束后，如果加 180° 重聚脉冲，不仅使失相位的质子磁矩重聚，还会使 $M_z = M_0 \cdot \cos\theta$ 变为 $-M_z$，更增加纵向磁化矢量的恢复时间。GRE 序列的具体时序是在施加选层梯度场的同时，施加小角度 $\alpha$ 射频脉冲，设激励后的横向磁化矢量在 $y'$ 轴，在施加相位编码梯度场 $\vec{B}_{Gy}$ 的同时，在 $x$ 轴方向施加与读出梯度场反向的失相位梯度场 $-\vec{B}_{Gx}$（持续时间为读出梯度场持续时间的 1/2），使质子磁矩的失相位加速进行，在 $t = T_E/2$ 时刻，质子磁矩失相位达到最大，然后施加读出梯度场，质子磁矩由失相位运动变为聚相位运动，信号逐渐增大，时序如图 6-13（a）所示。由图 6-13（b）可见，当 $t = T_E$ 时，

质子磁矩相位重聚,形成的横向磁化矢量位于$y'$轴,此时的信号为回波信号的峰值,此后在读出梯度磁场作用下,质子磁矩又开始失相位,信号逐渐变小。由式(6-27)可知,一帧影像的总扫描时间为:$t = N_y \times T_R \times NEX$,SE序列和IR序列成像总时间要几分钟,而GRE序列可缩短至几十秒甚至几秒。

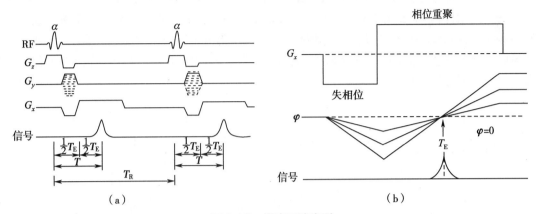

**图6-13　梯度回波序列**

注:(a)梯度回波序列时序;(b)梯度回波重聚原理。

(2)加权像:在常规GRE序列中,使用大翻转角(70°)、短$T_E$(5~10ms)、短$T_R$(<50ms),将突出不同组织纵向磁化矢量恢复的差异,形成$T_1$加权像;小翻转角(5°~20°)、长$T_E$(15~25ms)、短$T_R$(<50ms),将突出不同组织横向磁化衰减的差异,也即梯度回波幅度上的差异,形成$T_2^*$加权像。由于主磁场不均匀引起的失相位没有180°脉冲去消除,得不到$T_2$加权像;小翻转角(5°~20°)、短$T_E$(5~10ms)、短$T_R$(<50ms),将突出受激核在质子密度上的差异,形成质子密度加权像。

**2. 常用的梯度回波序列**　按照图6-13的序列得不到清晰的影像,沿相位编码方向常出现亮线伪影,原因是为了加快扫描速度,GRE序列中使用的$T_R$小于组织的$T_2$弛豫时间,梯度回波信号数据采集完成后,横向磁化矢量未衰减到零,残余横向磁化矢量会干扰下一周期的信号。每施加一次相位编码梯度磁场$\vec{B}_{Gy}$,通过失相位梯度磁场切换读出梯度磁场$\vec{B}_{Gx}$读取信号,相位编码梯度场$\vec{B}_{Gy}$的磁场梯度步进变化是$\Delta G_y$,其他不变。在$T_R < T_2$情况下,每一次相位编码过程中都会有上一次残余横向磁化矢量参与,使得影像中每条相位编码读出线信号的强度都有所增加,反映在影像上就是沿相位编码方向出现强信号亮线,称为横带干扰伪影。为解决该问题,梯度回波出现两大脉冲系列,一是合理利用残余横向磁化矢量脉冲系列,二是破坏掉残余横向磁化矢量的脉冲系列。

(1)稳态自由进动:根据GRE序列中信号产生的物理原理部分的信号变化过程的描述,施加$\alpha$角RF脉冲后,组织的宏观磁化矢量$\vec{M}$将偏离平衡状态,RF脉冲的能量越大,宏观磁化矢量$\vec{M}$偏转角度$\alpha$也越大,如图6-14所示。RF脉冲关闭后,纵向弛豫过程将使纵向磁化矢量逐渐恢复到平衡状态。$\vec{M}$偏离平衡状态越远,纵向弛豫过程中纵向磁化矢量的恢复速度越快,$\vec{M}$偏离平衡状态越近,纵向弛豫过程中纵向磁化矢量的恢复速度越慢。一个$\alpha$角RF脉冲激励后,经过一个周期$T_R$,在下一个$\alpha$角RF脉冲激励前,纵向磁化矢量由两部分构成:RF脉冲激励后宏观磁化矢量$\vec{M}$在$z$轴的投影(也称激励后的残余纵向磁化矢量)和$T_R$间期纵向弛豫所恢复的那部分纵向磁化矢量。GRE序列中使用RF脉冲的$\alpha$角较小,$\alpha$角RF脉冲激励后,在$z$轴方向仍留下较大的残余纵向磁化矢量;同时由于$T_R$时间较短,经过一个$T_R$时间,组织并不能完成全部纵向弛豫过程。在GRE序列启动的前几个$\alpha$角RF脉冲激励过程中,$M_z$将越来越偏离热平衡状态(热平衡时,$M_z = M_0$),在$T_R$间期内恢复的纵向磁化矢量部分就越来越多,而纵向磁化矢量恢复得越多,则越接近热平衡状态，纵向弛豫的速度又减慢。这样经过数个 $\alpha$ 角 RF 脉冲激励后，组织的纵向磁化矢量 $\vec{M_z}$ 将达到一个稳定状态，在以后各个 $T_R$ 间期的同一时间点，组织中的 $\vec{M_z}$ 将是相同的，这种现象也被称为纵向稳态，如图 6-15 所示。同时，对于横向磁化矢量，$\alpha$ 角 RF 脉冲激励后，由于 $T_R$ 时间较短，经过一个 $T_R$ 时间，组织并不能完成全部横向弛豫过程，有残余横向磁化矢量。GRE 序列中，连续使用小角度的 $\alpha$ 角 RF 脉冲进行激励，从第二个 $\alpha$ 角 RF 脉冲开始，后一个 $\alpha$ 角 RF 脉冲也可以对前一个 $\alpha$ 角 RF 脉冲产生的残余横向磁化矢量进行一定程度的重聚。经过几个 $\alpha$ 角 RF 脉冲准备后，每一个小角度 $\alpha$ 射频脉冲激励前，组织中残余横向磁化矢量的大小稳定，即残余横向磁化矢量也达到稳态，称为横向稳态。经过数个 $\alpha$ 角 RF 脉冲作用后，纵向磁化矢量和横向磁化矢量可都达到稳态。

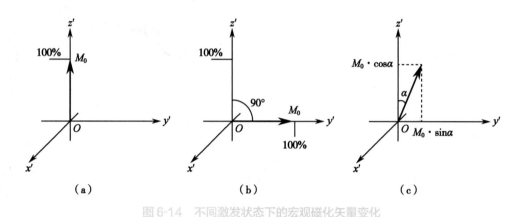

图 6-14　不同激发状态下的宏观磁化矢量变化

注：（a）热平衡状态；（b）90°射频脉冲激励后；（c）小角度 $\alpha$ 射频脉冲激励后。

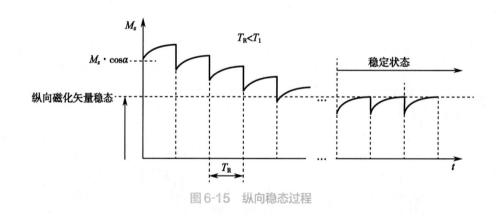

图 6-15　纵向稳态过程

纵向磁化矢量和横向磁化矢量都达到稳态的 GRE 序列也被称为稳态自由进动（steady state free precession，SSFP）序列。形成稳态自由进动的条件是 $T_R < T_2$。要用稳态自由进动序列成像，首先要明确 2 种基本的信号来源，即一个 $T_R$ 间期内组织中横向磁化矢量的两种稳定变化：一是本次 $\alpha$ 角 RF 脉冲作用产生的横向磁化矢量，在 $\alpha$ 角 RF 脉冲结束时最大，并随时间推移，这个横向磁化矢量因横向弛豫产生自由衰减，这种横向磁化矢量的自由衰减变化被称为 SSFP-FID；二是本次 $\alpha$ 角 RF 脉冲对上一次 $\alpha$ 角 RF 脉冲所产生的残余横向磁化矢量有重聚作用，随时间推移，残余横向磁化矢量逐渐重聚，并且在下一次 $\alpha$ 角 RF 脉冲来临时刻，残余横向磁化矢量达到重聚最大，残余横向磁化矢量的这种重聚变化被称为稳态自由进动-重聚焦（SSFP-Refocued）。

（2）利用残余横向磁化矢量脉冲系列：在成像过程中使用不同梯度场的各种组合采集 SSFP-FID、SSFP-Refocued 过程中的梯度回波信号，可以产生 4 种基本类型的相干梯度回波序列。①通过读出梯度场的切换，采集 SSFP-FID 过程中的梯度回波信号，不抑制残留横向磁化矢量的重聚，让残余横向磁化矢量对以后的回波信号有贡献，这就是普通的 SSFP 序列，稳态进动梯度回波序列（gradient recalled acquisition in the steady state，GRASS），又称为稳态进动快速成像（fast imaging with steady-state precession，FISP）序列；②仅在 SSFP-Refocued 过程中，利用读出梯度场的切换，采集梯度回波（该回波又称激励回波，stimulated echo）信号的成像序列；③既采集 SSFP-FID 过程中的梯度回波信号，又采集 SSFP-Refocued 过程中激励回波信号的成像序列，称为双回波 SSFP 序列；④如果 SSFP-FID 与 SSFP-Refocued 均达到真正的稳态，两部分的横向矢量相互结合，所采集的梯度回波信号构成平衡式 SSFP 成像序列。

（3）破坏残余横向磁化矢量脉冲序列：扰相梯度回波序列（spoiled gradient echo，SPGR），该序列是目前应用最为广泛的序列。当 $T_R$ 不是明显大于组织的 $T_2$ 时，组织中的横向磁化矢量变化就会出现两种：SSFP-FID、SSFP-Refocued。对于 SSFP-Refocued，残余横向磁化矢量重聚在 $\alpha$ 角脉冲前达到最大，如果 SSFP-Refocued 是稳定的，可以作为信号源，实际上在每个 $T_R$ 期间 SSFP-Refocued 往往发生变化，不仅不能作为信号源，而且干扰梯度回波信号，产生条带伪影。要消除上述的 SSFP-Refocued 的影响，最简单的方法是选取足够长的 $T_R$，一般选组织 $T_2$ 值的 3～5 倍，使残余横向磁化矢量自然消失，显然与快速成像相左。可行的办法是在下一个 $\alpha$ 角脉冲前，施加强梯度 RF 脉冲或使用相位阶梯变化的 RF 脉冲，干扰组织中质子群的相位，使其尽快彻底失相位，破坏掉残余横向磁化矢量，消除其对下一个周期的影响。需要注意的是，破坏梯度 RF 脉冲一般在每次数据采集完成后在选层方向施加，为避免形成新的稳态，各次用的磁场梯度均不相同，这种序列即使 $T_R$ 很短也不会产生饱和，小 $\alpha$ 角也可实现 $T_1$ 加权，所以又叫作快速小角度激发（fast low-angle shot，FLASH）序列。该序列大多数情况下用于 $T_1$WI，与 SE 序列类似用短 $T_E$ 去除 $T_2^*$ 的权重，其优势在于此 $T_E$ 明显短于 SE 序列的 $T_E$，梯度场切换形成梯度回波要比 180° 重聚脉冲形成自旋回波快很多。另一个优势是用极短的 $T_E$ 和 $T_R$ 可得到重 $T_1$ 加权像。$T_2^*$ 加权像临床应用较少。

## 二、快速自旋回波序列

**1. 多回波 SE 序列**　多回波 SE 序列是在一个 $T_R$ 周期中，于 90° 脉冲后施加相位编码，而后以特定的时间间隔连续施加多个 180° 重聚脉冲，由此产生多个自旋回波，经频率编码后采集信号。由于多个自旋回波对应的是同一个相位编码梯度场，具有相同的 $k_y$ 坐标，不能填入同一个 $k$ 空间，不能用于同一帧影像，而是填充到不同的 $k$ 空间，得到不同参数加权的几帧影像。比如，短 $T_E$ 得到质子密度加权像，长 $T_E$ 得 $T_2$ 加权像等。

**2. 快速自旋回波序列**　快速自旋回波（fast spin echo，FSE）序列与多回波 SE 序列一样，一次 RF 激励后施加多次 180° 重聚脉冲，所不同的是每次施加 180° 重聚脉冲前，均要施加磁场梯度不同的相位编码梯度场进行相位编码，这样每个自旋回波对应不同的相位编码梯度场，所采集的信号具有不同的 $k_y$ 坐标，可填入同一个 $k$ 空间，对应同一帧影像。明确几个术语：射频脉冲激励后的一组回波叫作一个回波链；获取这些回波的时间叫回波链持续时间（echo train duration）；回波链中的回波数叫回波链长度（echo train length，ETL）；相邻回波中点（峰值）间的时间间隔称为回波间隙（echo space，ESP）。

（1）FSE 序列的扫描时间：由于一次 RF 脉冲激励及采集信号共用时 $T_R$，采集 $ETL$ 个回波，填 $k$ 空间 $ETL$ 行；而普通 SE 序列需 RF 脉冲激励 $N_y$ 次，所以总扫描时间为

$$t = \frac{T_R \cdot N_y \cdot NEX}{ETL} \tag{6-29}$$

（2）相位编码与 $k$ 空间填充次序：在 FSE 序列中，多数情况为多次激励。设 $ETL = n$，体素矩阵为 $N_x \times N_y$，完成一次 $k$ 空间数据采集需发射 RF 脉冲 $N_y/n$ 次。相位编码要进行 $N_y$ 次，相位编码梯度场由反向最大到正向最大，每个自旋回波信号采完，都加一个大小相等的反向梯度磁场（失

相位梯度场）以消除相位编码梯度场带来的失相位。根据 $k$ 空间的特点，中间傅里叶线（$k_y=0$）对应最弱相位编码磁场梯度（$G_y=0$）和最大的信号强度，主要形成组织的对比度。除考虑相位编码梯度场的影响外，还要考虑读出梯度场的影响。每个回波链中，由于横向弛豫和 180° 重聚脉冲作用，自旋回波的幅度峰值分布如自旋回波的包迹线，每个回波链幅度峰值变化情况都一样，但对应的相位编码梯度场不断变化，这就为 $k$ 空间数据填充提供了机动性，确定 $k$ 空间数据填充的顺序叫数据重排。比如，第一个回波链的第一个自旋回波的相位编码的磁场梯度是负向（或正向）最大值，且信号幅度最小、频率最高，可填入第一行，对于 $256\times256$ 的 $k$ 空间，就是填入负的第 127 行。对第二行填充（-126 行），用第二回波链的第一个回波，因为它们的基本性质相同，比如具有相同的 $T_E$。如果回波链长等于 4，回波链数为 64，每个回波链上由 4 个自旋回波上采集的数据将分别填入 $k$ 空间的 4 个区域（或称 4 个节段）。比如每个回波链的第一个自旋回波采集的数据依次从负 127 行填到负 64 行（一个区域）、第二个自旋回波采集的数据依次从负 63 行填到 0 行（一个区域）、第三个自旋回波采集的数据依次从 1 行填到 64 行（一个区域）、第四个自旋回波采集的数据依次填 65～128 行（一个区域），这样经过 64 个 $T_R$ 周期，$k$ 空间就被填满，经傅里叶逆变换可形成一帧 MR 影像。

（3）有效回波时间与加权像：在 MRI 的数据采集中，相位编码梯度场的磁场梯度为 0 时，自旋回波的幅度最大，由这个自旋回波采集的数据被填入 $k$ 空间的中央行，被填入中央行数据的自旋回波信号所对应的回波时间称为有效回波时间（$T_{Eeff}$）。由前面的讨论可知，FSE 的影像对比度主要由 $T_{Eeff}$ 控制，所以影像加权性质取决于重排后 $k$ 空间中央部分的回波时间。$T_1$、$T_2$ 或质子密度加权像可以通过数据采集填充次序的调整来实现。比如，要想得到 $T_1$ 加权像，使用比较短的 ETL（2～6 个），可安排早回波在低 $k$ 空间行（$T_{Eeff}$ 短），比如第一个自旋回波填入 $k$ 空间的中间行，抑制了 $T_2$ 加权；要得到 $T_2$ 加权像，需长 $T_R$、$T_E$，若用标准 SE 会增加采集时间，而 FSE 技术在增加回波链长度的同时，就增加了 $T_R$、$T_E$，比如把长回波链中最后一个自旋回波采集的数据填入 $k$ 空间中间行，并不增加采集时间。FSE 对扩散效应和磁化率效应不敏感，因此，FSE 影像与常规 SE 影像非常接近。缺点：①同一个回波链中的自旋回波对应不同的 $T_E$，使组织对比度低于 SE 序列，ETL 越长，对比度越差，模糊效应越显著；②$T_1$ 加权像需短 $T_E$、$T_R$，回波链的存在使其不能太短，留有 $T_2$ 加权成分，影响 $T_1$WI 质量；③脂肪信号超强；④成像速度低于梯度回波序列。

**3. FSE 序列的拓展**

（1）半傅里叶采集单次激发快速自旋回波序列：半傅里叶采集单次激发快速自旋回波（half-Fourier acquisition single-shot turbo-SE，HASTE）序列采用单次激发快速自旋回波序列，并结合半傅里叶数据采集技术，使一帧 $256\times256$ 矩阵的影像在 1s 内便可采集完毕。

半傅里叶数据采集方式不是采集 $k$ 空间所有的相位编码数据行，而是仅采集正向相位编码、零编码以及少量负向相位编码数据，然后根据 $k$ 空间的数学共轭对称原理，利用正向相位编码数据对负向相位编码的数据进行复制，最后形成一帧完整的影像。因为仅采集一半多一点的数据，所以扫描时间降低了近一半；单次激励是指在一次 RF 激励后使用一连串（如 128 个）180° 相位重聚脉冲，采集一连串的回波（如 128 个），使得经过一次激励就能形成一帧影像。HASTE 序列主要用于生成 $T_2$ 加权像，单次激励有极长的 $T_R$，不能生成 $T_1$ 加权像。

（2）快速反转恢复序列：快速反转恢复（fast inversion recovery，FIR）序列中 RF 脉冲的激励方式与 IRSE 序列相同，信号采集方式与 FSE 一样。由于回波链的存在，比 IRSE 序列大大加快了速度。和 FSE 序列一样，$T_1$ 加权需短 $T_R$，但 ETL 的存在使 $T_R$ 不可能太短，留有 $T_2$ 加权成分。总之，其应用与 IRSE 序列基本相同，优点是成像速度快。特别是单次激励的快速反转使不能抑制运动的受检者可以完成成像。但缺点与 FSE 序列也基本一致。

（3）利用短 $T_R$ 实现 $T_2$ 加权像的方法：无论 FSE 序列或 FIR 序列，由于模糊效应，回波链不宜太长，要得到清晰的 $T_2$ 加权像，纵向磁化矢量必须得到很好的恢复才能消除 $T_1$ 的影响，所以 $T_R$

要足够长，影响了成像速度。如果在采集回波链最后一个回波后，再施加一个 180° 重聚脉冲，使失相位的质子磁矩重聚，并不采集信号，然后施加一个负 90° 脉冲把失相位质子磁矩重聚形成的横向磁化矢量扳回到 $\vec{B}_0$ 方向后，再开始下一个周期，比自然的纵向磁化矢量充分恢复节省了很多时间，能在短 $T_R$ 情况下实现 $T_2$ 加权。

（4）$k$ 空间的旋转和放射状填充：$k$ 空间的旋转和放射状填充技术称为螺旋桨技术（periodically rotated overlapping parallel lines with enhanced reconstruction，PROPELLER）或刀锋技术（blade）。常规的 FSE 序列和 FIR 序列具有 ETL，一个 $T_R$ 采集一个回波链，回波链上的每个回波都进行了相位和频率编码，而且互相独立，数据平行的填充于 $k$ 空间的一个区域，这组数据称为 propeller，在采集下一个回波链数据时，相位编码和频率编码方向与前一个相比旋转一定的角度，填充 $k$ 空间时也随着旋转相应角度，这样反复填充直至填满整个 $k$ 空间，如图 6-16 所示。后面的数据处理由设备自动完成。这种填充的优势，一是中心区域是决定影像对比度的，有大量的重叠信息，得到很高的信噪比；二是为后台数据处理提供了足够的基础信息；三是能消除相位编码方向上的运动伪影；四是进一步加强了 FSE 序列和 FIR 序列对各种原因造成的磁场不均匀的不敏感性，比后面要介绍的平面回波成像序列能更好地消除掉磁敏感伪影，更多地用于不需要磁敏感性的成像，比如扩散加权像。

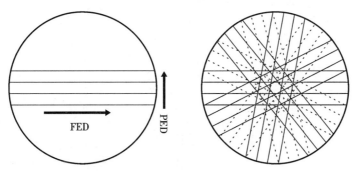

图 6-16　$k$ 空间填充的螺旋桨技术，$ETL=4$

注：FED（frequency encoding direction）表示频率编码方向，PED（phase encoding direction）表示相位编码方向。

（5）MR 水成像：在 FSE 序列或 HASTE 序列中，若选择长 $T_E$、长 $T_R$ 的 $T_2$ 加权成像，则在读出数据时由于大多数组织的 $T_2$ 较短，其横向磁化矢量基本衰减完毕，因而信号很低（几乎为零）；而静态液体的 $T_2$ 较长，其横向磁化矢量衰减较少，因而信号较高。这种在 $T_2$ 加权像中，长 $T_2$ 静态液体呈高信号、短 $T_2$ 的实质器官及流动血液呈低信号，从而使含液体器官显影的技术就是所谓的 MR 水成像。

MR 水成像是近年来快速发展的磁共振成像技术之一，它作为一种安全、无须对比剂、无创伤的检查手段，已在胰胆管、泌尿系统、椎管、内耳、唾液腺、泪道、脑室和输卵管等器官的成像中得到应用。

### 三、平面回波成像序列

平面回波成像（echo planar imaging，EPI）序列是目前临床应用中成像速度最快的 MR 成像技术，它可以在极短时间内（30～100ms）采集一帧完整的影像。这项技术于 1977 年由英国物理学家曼斯菲尔德（P. Mansfield，1933—2017）提出。他建议用一高强度迅速振荡的梯度磁场、高速度的采集硬件和合适的处理软件，可以由一次 RF 脉冲的自由感应衰减信号重建整个层面的影像，但在很长一段时间由于受到磁场硬件和计算机技术的限制而无法实现，直到 1987 年才由 Pykett 和 Rzedzian 在高场强磁共振成像仪上实现，并很快得到应用。由于 EPI 速度极快，因此对运动目标的动态研究和功能性应用价值最大，如心血管运动、血流显示、脑功能成像、扩散成像、灌注加权成像、磁敏感成像、实时MRI等,对一般组织的形态学成像应用较少。

**1. EPI脉冲序列** EPI技术是一种数据读取模式,其实质是改进了的FID、IR、SE或GRE等脉冲序列的读取方式。单次RF脉冲激励后,所施加相位编码梯度场的磁场梯度小(比如0.31mT·m$^{-1}$),再施加较大磁场梯度快速振荡的读出梯度场脉冲(25mT·m$^{-1}$以上),一次采集到一串具有独立相位编码的回波信号数据,获得重建一帧影像的全部数据。总的成像时间小于$2T_2^*$。在这段时间内,$T_2^*$弛豫,包括主磁场方向部分磁场的不完善,梯度磁场的缺陷,化学位移的存在都会影响其所成影像的空间分辨力。

(1)EPI的射频激励:由于EPI只是对一次RF激励后数据读取方式的改进,所以初始横向磁化矢量获取的方法,决定了是什么序列的EPI。比如,用90°脉冲激励后,直接采集回波信号数据的序列叫作FID-EPI序列;施加180°重聚脉冲后,采集回波信号数据序列的叫SE-EPI序列;用小角度α射频脉冲激励,采集回波信号数据的序列叫GRE-EPI序列等。图6-17、图6-18分别给出了FID-EPI序列和SE-EPI序列。

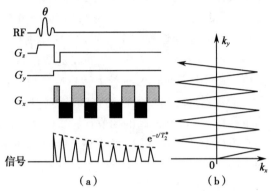

**图6-17 FID-EPI序列时序和$k$空间填充轨迹**
注:(a)FID-EPI序列时序;(b)$k$空间填充轨迹。

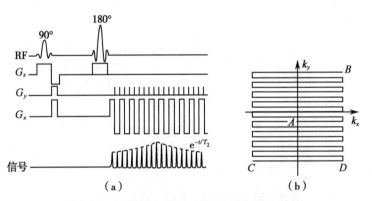

**图6-18 SE-EPI序列时序和$k$空间填充轨迹**
注:(a)SE-EPI序列时序;(b)$k$空间填充轨迹。

(2)EPI的相位编码梯度与$k$空间填充:EPI中相位编码梯度场的磁场梯度$G_y$有多种,不同的相位编码梯度场的磁场梯度$G_y$对应不同的$k$空间填充顺序。一种是使用比较小的恒定相位编码磁场梯度,而不是尖峰脉冲。比如FID-EPI,如图6-17(a)所示,由于在施加读出梯度场采集一行信号数据时相位编码梯度场的持续作用,$k_y = \gamma \cdot G_y \cdot t$,随着$t$的增加,原来$k_y$相同的一行$k_x$沿如图所示斜线上升,由负向最大达到正向最大;而后,$k_x$减小达负向最大,$k$空间填充行反向斜线上升,如此循环。注意在回波幅度最大处数据的$k_x$、$k_y$为$k$空间中心点。由图6-17(b)可见在$k_x$相同的一列上$k_y$点不均匀分布。这种数据点分布不均匀的$k$空间,还需进行频移、变换等整理过程以消除伪影。另一种比较常用的方法是采用脉冲式相位编码梯度场,在读出梯度场穿越零点时,施加相位编码梯度场$\bar{B}_{Gy}$,如图6-18(a)所示。磁场梯度$G_y = 0$对应中央行,$k_x = 0$对应回波峰值为中央列,一行数据的$k_x$具有相同的$k_y$,呈水平的一行数据,如图6-18(b)所示。$k$空间数据曲线为方波形。第三种叫作渐开平面螺旋序列。由于$T_2^*$衰减很快,$k$空间$k_y$方向数据行数的采集受到限制,造成相位编码方向分辨力低;另一方面,急速交变高强度的开关梯度在技术上也有一定的困难,于是提出用急速交变增幅振荡梯度代替急速开关场强很强的相位编码和频率编码梯度场,$k$空间数据线形成渐开的螺旋线,如图6-19所示,或为方形蚊香线。需要注意的是,此种$k$空间数据填充模式与螺旋桨式填充是完全不同的两个概念。这里的螺旋式填充，k 空间仍然是矩形，而数据模式是螺旋形，这样的数据填入矩形 k 空间需经过较复杂的数据处理，曾是早期冠状动脉成像的主要序列。现在随着新技术的出现，已很少使用。

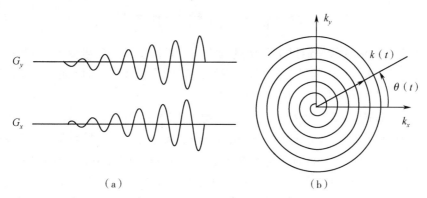

图 6-19　螺旋线 k 空间填充

（3）EPI 的读出梯度与成像时间：在 EPI 中，实际的读出梯度磁场为梯形，穿越零点时加相位编码梯度场，在读出梯度场水平持续时间采集信号数据。成像时间主要由读出梯度场上升、水平保持和下降时间决定（读出梯度场的切换与采样）。比如施加一次读出梯度场需 0.5ms，一次采集 k 空间一行 128 个数据，采集一个数据点的平均时间 $\Delta t$ 在微秒数量级，最大不能超过比如 3.81μs。对于 k 空间 128×128 数据矩阵，成像最短时间为 0.5ms×128＝64ms。显然读梯度场爬升、反向的快慢和水平保持时间决定了成像时间的长短。对于单次激发序列，成像时间受 $T_2^*$ 的制约，人体组织内的 $T_2^*$ 衰减非常迅速，大约在 100ms，成像时间小于 100ms。由 $\Delta k_x = \gamma G_x \Delta t$ 可知，要很好地区分相邻的两个点，有比较好的分辨力，$\Delta k_x$ 必须足够大。而这里的 $\Delta t$ 很小，只有提高读出梯度场的磁场梯度 $G_x$ 并用反向梯度场重聚，采集重聚后的回波信号数据，解决大磁场梯度带来的失相位问题，才能实现 EPI 快速成像。

（4）对硬件的要求：EPI 的提出是在 1977 年，但直到 1996 年才在商用 MRI 上应用，因它对硬件的要求太高了。首先是线性梯度场的磁场梯度要大，1.5T 的 MRI 需 25mT·m$^{-1}$ 以上，3T 的 MRI 达 40mT·m$^{-1}$ 以上。开关速度要快，1ms 内要开关 1 次甚至 2 次。梯度爬升速度要高，为 200（mT·m$^{-1}$）·（ms）$^{-1}$ 以上，才能保证有足够的梯度场水平保持时间来完成数据采集。这么大的切换速度产生的涡流必然会大，但要求是必须足够小，以保证梯度场不受干扰。主磁场强度要 1.5T 以上且均匀度要好，以保证 $T_2^*$ 足够长，提供足够的信号数据采集时间。另外模数转换 ADC 要高，计算机速度要快。这中间最大难点是线性梯度场系统。

（5）EPI 影像的空间分辨力：由于相位编码梯度场的磁场梯度小，相邻行间距 $\Delta k_y$ 即 $\Delta \omega_y$ 较小；单次激励 EPI 信号强度以 $T_2^*$ 快速衰减，高空间频率成分的幅度沿 $k_y$ 方向变少，分辨影像细节的信号变弱；$k_y$ 方向相位编码步数 $N_y \leqslant \dfrac{T_2^*}{N_x \cdot \Delta t}$，显然 $T_2^*$ 限制了 $N_y$，也使相位编码方向的分辨力降低；再加上视野（FOV）受限及磁敏感性伪影明显等缺点，使 EPI 影像的清晰度低于其他方式的影像，在形态学研究中应用较少。但 EPI 序列首先追求的是成像速度，其对运动的目标、不合作的受检者有独到的优越性；对于各类功能性成像，比如扩散成像、灌注加权成像，特别是脑功能成像，使捕捉神经信息成为可能。为了克服上述缺点，除了改进软、硬件条件外，还可以通过多次激励采集数据。实际中采用的是 k 空间节段技术，这个技术能使影像质量提高，降低对梯度场的要求，但成像时间相对延长。

**2. EPI 序列的加权像**　由于 EPI 可与常规成像序列进行组合，所以可产生各种对应序列的典型加权像。对 IR-EPI，可产生典型的 $T_1$ 加权像；对 SE-EPI，在 90° 脉冲后使用 180° 重聚脉冲，采集回波时只要恰当地选取有效回波时间，就可以获得不同的 $T_2$ 加权像；将 GRE-EPI 相结合，在一个 $\alpha$ 角射频脉冲过后，利用读出梯度场的往返振荡，采集梯度回波链，选择短的有效回波时间，则可形成质子密度加权像；选择长有效回波时间，则可形成 $T_2^*$ 加权像。

### 四、快速成像序列的应用

**1. 扩散成像**　扩散成像是通过加强梯度场来突出扩散引起的信号变化，用此信号变化来成像。在通常情况下，体内分子的扩散进行得很缓慢，在梯度磁场较小时（如选层及编码梯度场），体素之间由于扩散导致的失相位不明显，可以忽略。

（1）扩散的基本概念：在浓度梯度或其他推动力作用下，由于分子、原子等的热运动所引起的物质在空间的迁移现象称为分子扩散（molecular diffusion）。分子扩散又可细分为两种：①因存在浓度梯度引起的物质在空间的迁移现象称为互扩散（interdiffusion），例如水杯中滴入墨水后墨水的扩散；②在不存在浓度梯度的情况下，仅因热运动引起的物质在空间的迁移现象称为自扩散（self-diffusion），例如水杯中墨水混匀后，墨水的某个分子或水中的某个水分子会因热运动，在 $\Delta t$ 后产生一个平动位移。组织中（含细胞内、外）的水分子存在这种自扩散，利用水分子这种自扩散对信号产生的变化来成像，即为自扩散成像，简称扩散成像。爱因斯坦方程给出了扩散的规律：$\overline{x^2} = 2Dt$（一维扩散），$\overline{r^2} = 6Dt$（三维扩散），该式表明沿一定方向分子的运动距离 $x$ 或 $r$（扩散距离）的平方平均值与相应的扩散时间 $t$ 之比为一个常数 $D$。

常数 $D$ 称为扩散系数，是描述扩散的常用物理量，单位为：$mm^2 \cdot s^{-1}$。显然 $D$ 值越大，扩散越快。扩散运动与分子结构、分子的大小、固态或液态、自由水与结合水等有关。分子结构越松散，温度越高，则扩散运动越强，温度每增加 1℃，扩散将增加 2.4%；反之，扩散运动就越弱。液态分子较固态分子扩散强，小分子较大分子扩散强，自由水分子比结合水分子的扩散强。例如，在室温条件下，自由水的扩散系数为 $2.0 \times 10^{-3} mm^2 \cdot s^{-1}$，而脑组织中的水分子扩散系数为 $(0.5 \sim 1.0) \times 10^{-3} mm^2 \cdot s^{-1}$。

扩散运动除了具有随机性外，还具有方向性。在各向同性介质中，分子的扩散运动各向同性，在任何方向上扩散系数都相同，扩散系数是标量；而在各向异性介质中，扩散运动则呈现各向异性，方向不同，扩散系数也不同，扩散系数为二秩张量。

（2）MR 信号的扩散效应

1）相位漂移效应：在梯度场作用下，不论是作平动的自旋核（简称运动自旋核）还是不作平动的自旋核（简称静态自旋核），它们的相位都会发生改变，这种单个自旋核在梯度场中的相位改变，称为相位漂移（phase shift）效应。

2）单极性梯度场作用下的相位漂移：在梯度场的作用下，沿磁场梯度方向的自旋核都会产生相位漂移，但运动自旋核与静态自旋核的相位漂移又有所差异。单极性是针对梯度场的磁场梯度 $G$ 而言的，$G>0$ 为正极性梯度场（也称正向梯度场）；$G<0$ 为负极性梯度磁场（也称反向梯度场）。设在选定层面上沿 $x$ 轴方向施加单极性梯度场 $\vec{B}_{Gx} = xG_x\vec{k}$，在 $T$ 时间内，位于 $x$ 处的静态自旋核产生的相位漂移为

$$\varphi' = \gamma \int_0^T xG_x \mathrm{d}t = \gamma xG_x T \tag{6-30}$$

以速度 $v_x$ 沿磁场梯度方向运动的自旋核在单极性梯度场 $\vec{B}_{Gx} = xG_x\vec{k}$ 作用下产生的相位漂移为

$$\varphi'' = \gamma \int_0^T v_x tG_x \mathrm{d}t = \frac{1}{2}\gamma v_x G_x T^2 \tag{6-31}$$

3）双极性梯度磁场作用下的相位漂移：如果一个脉冲宽度为 $T$ 的梯度场后紧跟一个极性相反、脉冲宽度和磁场梯度值相同的梯度场，则构成双极性梯度场，如图 6-20 和图 6-21 所示，图 6-20 插入的双极性梯度场位于 180° 脉冲两侧。对于静态自旋核，双极性梯度场对它们的作用互

相抵消，相位漂移为零；而对于运动自旋核，在双极性梯度场作用下，沿磁场梯度方向产生的相位漂移 $\varphi$ 无法互相抵消。

$$\varphi = \gamma \int_0^T v_x G_x t \mathrm{d}t - \gamma \int_T^{2T} v_x G_x t \mathrm{d}t = -\gamma G_x v_x T^2 \tag{6-32}$$

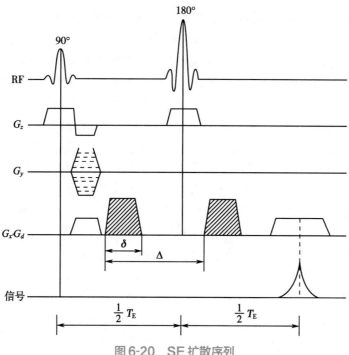

图 6-20　SE 扩散序列

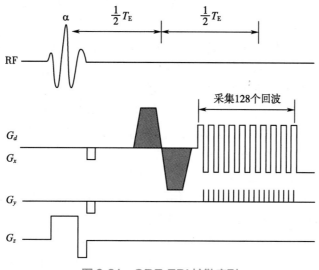

图 6-21　GRE-EPI 扩散序列

由此可见，通过 180° 重聚脉冲或双极性梯度场可以消除静态自旋核相位漂移，但不能消除由于扩散运动产生的相位漂移，扩散加速了横向磁化矢量的衰减，使信号降低。这种双极性梯度场也称为扩散敏感梯度场。

4）MR 信号的扩散效应：扩散运动速度是随机分布的，同一体素内的自旋核具有不同的相位漂移，形成严重的失相位，这些自旋核的 MR 信号就会下降甚至完全消失，这种现象即为 MR 信号的扩散效应。用统计规律的概率求和，可以计算出横向磁化矢量的衰减。在磁场梯度不变时，扩散系数越大，或扩散系数不变时，磁场梯度越大都会使横向磁化矢量衰减加速，信号降低。由于 MR 成像不能区别扩散以外的各种衰减，常引入表观扩散系数（apparent diffusion coefficient, ADC）代替扩散系数，对扩散的随机性进行概率测量。用扩散敏感因子 $b$ 值来表征双极扩散敏感梯度脉冲序列对扩散运动表现的敏感程度。

$$b = \gamma^2 G^2 \delta^2 (\Delta - \delta / 3) \tag{6-33}$$

式中 $\gamma$ 表示磁旋比，$G$ 表示梯度场的磁场梯度，$\delta$ 表示梯度场持续时间，$\Delta$ 表示双极性梯度场的间隔时间。目前 MRI 设备可提供的 $b$ 值为 $0 \sim 10\,000\text{s} \cdot \text{mm}^{-2}$。

（3）扩散磁共振成像：仅计算出信号衰减与扩散系数的关系或仅确定扩散系数，这种扩散谱没有空间定位不能作为成像数据。为了能准确地确定各体素信号受扩散系数的影响，需与成像的脉冲序列（如 SE 序列、GRE 序列等）结合，由此得到由体素扩散系数差异形成的加权对比，叫作扩散加权像（diffusion weighted image, DWI）；体素灰度也可以被表观扩散系数 ADC 给定，叫作扩散系数像或 ADC 影像。扩散系数是继 $T_1$、$T_2$、$\rho$ 之后的一个新的成像参数。

1）扩散加权像：若与 SE 序列结合，就构成自旋回波扩散成像。为了增加对扩散的敏感度，须插入额外的磁场梯度 $G_\text{d}$ 很大的扩散敏感梯度场 $\vec{B}_{Gd}$，如果是施加于 180° 重聚脉冲的两侧，由于 180° 脉冲的作用，这两个梯度场为相同的两个单极性梯度场，如图 6-20 所示。改变扩散磁敏感梯度场的磁场梯度，可产生不同强度的扩散加权对比，得到由于扩散系数差异而形成的 MR 信号强度的差异，形成扩散加权对比，得到扩散加权像（DWI）。在 DWI 中，组织的扩散系数 $D$ 越高，则其在影像上的信号越低。

2）扩散系数成像：扩散系数像是通过对多帧扩散加权像进行计算，得到表观扩散系数 ADC 的分布 $\text{ADC}(x, y, z, )$，扩散系数像就是表观扩散系数按像素的分布影像，其对比度只依赖于表观扩散系数 ADC，表观扩散系数大的地方，信号强度大亮度高，与 DWI 正好相反。由于用计算出的表观扩散系数 ADC 成像，$T_1$、$T_2$ 效应已消除，所以扩散系数像有很好的对比度。又因为 ADC 参数不依赖于 MR 环境，所以扩散系数像与 $T_1$、$T_2$ 加权像有本质的不同，不同机器间得到的扩散系数像可以进行比较。

3）扩散加权 EPI：在扩散成像中，额外的扩散敏感梯度场脉冲的插入（图 6-20、图 6-21）对水分子微观运动十分敏感，如心脏跳动和有关的脉动、不自主的抽动和脑脊液的流动等，要求人体必须固定不动，系统硬件也必须很稳定，否则相位编码方向的伪影会破坏掉影像，使扩散系数的空间分布表现不出来。如果采用扩散加权 EPI，可以得到很好的成像效果。一般包括两种序列：一是 SE-EPI 序列，二是 GRE-EPI 序列，如图 6-21 所示。GRE-EPI 序列的特点是在采集之前插入扩散敏感梯度场。无论哪一种 EPI 都是一次激励完成所有信号的采集，大大缩短了成像时间，避免了由于运动产生的伪影。上述二序列的主要优势是实现了高速采集信号，但对磁场的不均匀性非常敏感，以至于脑颅底区域常有磁敏感伪影。如果采用 FSE 序列应用螺旋桨 $k$ 空间填充扩散加权成像技术（PROPELLER FSE DWI），可明显减小磁敏感伪影，有利于额叶、颞叶底部、小脑及脑干部位的观察，并明显减小术后和体内金属伪影的影响。

4）扩散加权成像的应用：DWI 在临床上主要应用于超急性脑梗死的诊断与鉴别诊断。在 DWI 上，超急性与急性脑梗死组织表现为高信号，梗死区的显示明显早于常规的 $T_1$ 加权像和 $T_2$ 加权像。可以用于鉴别炎症、脓肿、脑变性病、脑损伤及脑出血等，且在不断发展之中。随着 MRI 技术的发展，全身 DWI 肿瘤诊断已经开展。如果在 6 个以上的方向施加扩散敏感梯度场，可检测每个体素中水分子扩散系数的各向异性，实现扩散张量成像（diffusion tensor imaging, DTI），通过 DTI 可以观察脑白质束的改变。

**2. 灌注加权成像**　目前临床上常用的是脑部的灌注加权成像（perfusion weighted imaging, PWI）技术。灌注是指血流从动脉进入毛细血管再汇入到静脉的过程，在这个过程中，血液通过毛细血管与组织进行氧和养分及代谢物的交换，灌注加权成像显示血管的病理生理变化，而并不显示血管的解剖影像。灌注是反映组织和器官活性与功能的一个重要生理参数,有助于对组织功能状态较深入地进行了解,在脑梗死、癫痫、脑卒中及脑部肿瘤形成等病理条件下,灌注的下降或异常是其主要的病征和诊断依据。描述灌注的量化单位是灌注量,是指单位时间内对单位质量的人体组织的血液输出量。灌注加权成像研究的是灌注过程中灌注量的变化情况。

毛细血管内血液的流动是无序的,与灌注有关的毛细血管所占的体积要比与扩散有关的毛细血管少得多,为了有效测定灌注过程,需要提高信噪比,减少影像的伪影。灌注加权成像有两种基本方法:一是注射外源性示踪剂(顺磁性对比剂 Gd-DTPA)的对比剂团注示踪法;二是利用内源性示踪剂(自身血流)的动脉自旋标记法。

(1)对比剂团注示踪法:又称首过法,通过跟踪顺磁性对比剂的流动过程来对灌注过程进行测定。顺磁性物质有一个或几个稳定的不成对电子,每个不成对电子的磁矩是质子磁矩的 657 倍。电子磁矩与质子磁矩的相互作用大大增强了邻近质子的纵向弛豫过程,从而缩短了 $T_1$;电子磁矩增加了磁场的不均匀性,增强了质子的横向弛豫过程,从而缩短了 $T_2(T_2^*)$。钆(Gd)属于镧系元素(稀土元素),有 7 个自由电子,改变弛豫时间效能最高。一般来说,当血脑屏障正常时,首过的示踪对比剂只会停留在血管中,而不会扩散到组织中去。血管内的对比剂产生强大的微观上的磁敏感梯度,加快了毛细血管内的质子磁矩失相位,导致 $T_2(T_2^*)$ 缩短,MR 信号降低;而与此同时毛细血管周围组织的磁化率却无明显变化,毛细血管与周围组织的这种磁化率差异可在磁敏感加权($T_2^*$加权)成像中充分表现出来;而在对比剂通过后,毛细血管的 MR 信号又会部分得以恢复。

PWI 应用快速成像技术 EPI 和螺旋采集,达到足够高的时间分辨率,比如达到每 1~3 秒成像一次,每次 6~8 个层面,连续成像 50 次以上。通过这样一系列快速连续成像,获得不同时相的 MR 信号的改变规律,即得到一个信号强度随时间变化的曲线。从曲线上可以计算出对比剂的平均通过时间、局部相对脑血容量和局部相对脑血流量。可采用 $T_1$ 加权或 $T_2(T_2^*)$ 加权序列。脑部一般只用 $T_2$ 或$T_2^*$加权,SE-EPI 序列得到 $T_2$ 加权对比,GRE-EPI 序列得到$T_2^*$加权对比。

(2)动脉自旋标记法:动脉自旋标记(arterial spin labeling, ASL)法不引入外源性示踪剂,用动脉血流作为内源性示踪剂。在动脉血流向成像区域之前,先对动脉血进行饱和或激励处理,即所谓的标记。经过一段时间后,经过标记的动脉血对组织进行灌注,此时再对感兴趣区进行成像,获得的像称为标记像。

由于标记像中的血流经过饱和或激励处理,其 MR 信号就会下降,而静态组织的 MR 信号却变化不大,其强度要比灌注信号大很多。为了消除静态组织的影响,要对感兴趣区再进行一次未经标记的成像,所获得的像称为控制像。控制像与标记像相减,所得的差值像就只与流入成像区域的标记血流有关,如文末彩图 6-22 所示。由于差值信号很小(一般为静态信号的 1%),因此 ASL 技术的信噪比很小,需要多次采集控制像和标记像进行信号平均,以提高信噪比。

**3. 功能磁共振成像** 功能磁共振成像(function magnetic resonance imaging, fMRI)是检测和分析组织分子水平的代谢、生理功能状态的磁共振成像方法。广义上包括扩散成像、灌注加权成像、血氧水平依赖脑功能成像和磁共振波谱分析等。狭义上指血氧水平依赖(blood oxygenation level dependent, BOLD)脑功能成像。血氧水平依赖脑功能成像应用血氧水平依赖效应进行脑功能研究,通过血红蛋白在携氧和不携氧时血红蛋白磁性不同所产生的信号差异实现。

(1)血红蛋白的作用:血红蛋白(hemoglobin, Hb)是血液红细胞中的一种大分子蛋白质,它在血液中的作用就是转运氧。在人体血液中,氧有两种运输方式,一是氧直接溶解于血液中,称为物理溶解;二是氧与血液内的血红蛋白结合成为结合氧而被血液带到各处。在正常的氧分压下,氧的物理溶解只占极小部分,血液中的绝大多数氧都是以结合氧的形式存在。结合了氧的血红蛋白称为氧合血红蛋白(oxyhemoglobin, $HbO_2$),脱离氧的血红蛋白称为去氧血红蛋白(deoxyhemoglobin, DHb)。

（2）血红蛋白的磁特性：血红蛋白是血氧的主要携带者，由 4 个蛋白亚单位（球蛋白）构成，每一个蛋白亚单位内包含 1 个由卟啉环包绕的亚铁离子（$Fe^{2+}$）血红蛋白分子，当血红蛋白被氧化，其中的 $Fe^{2+}$ 与氧结合时，每个亚铁离子与氧分子有一个化合键，亚铁离子 $Fe^{2+}$ 中的不成对电子部分地到达氧分子，使原血红蛋白的亚铁离子呈低自旋状态，表现为抗磁性（磁化率的数量级是 $-10^{-6}$），不会影响弛豫过程或 MR 信号。当氧与亚铁离子分离形成去氧血红蛋白时，血红蛋白的构象改变，阻碍周围的水分子接近亚铁离子，形成的去氧血红蛋白有 4 个不成对电子，有远大于质子磁矩的电子磁矩，因此去氧血红蛋白显示与外源性顺磁对比剂（如 Gd-DTPA）相似的顺磁性（磁化率为 $10^{-1}$ 数量级），使血管周围磁场的非均匀性增加，进而使实际的横向弛豫时间短于 $T_2$，磁共振信号变小。

（3）BOLD 成像原理：在 20 世纪 80 年代初，Fox 和 Raichle 用正电子发射体层仪（PET）技术发现大脑的精神活动会引起局部脑区的血流增加，而且增加的程度远大于脑活动需要的耗氧量。这就使得大脑活跃区域（激活区）的毛细血管和小静脉中去氧血红蛋白和血红蛋白的比例改变，氧合血红蛋白浓度明显高于其周围组织，但它对磁场的影响很小。去氧血红蛋白会使周围磁场的非均匀性增加，但是被激活脑区中它的浓度减少，表现在 $T_2^*$ 加权像上就是信号强度增加。这种由于脑思维活动引起的磁共振信号强度的变化，就是血氧水平依赖（BOLD）对比，成为产生 fMRI 成像对比度的基础（文末彩图 6-23）。BOLD 是目前临床应用最为广泛的 fMRI 成像方法。

如果用快速测量的磁共振成像技术，如平面回波序列，可获得包含 BOLD 信号的脑功能影像。在此 $T_2^*$ 加权像中，信号增加的区域与神经活动的脑区基本吻合，在受试者接受一个刺激或完成一项心理任务，其大脑进行功能活动的同时，$T_2^*$ 加权的磁共振影像被多次提取，获得有关脑功能的直接而具体的影像。这个影像一般被重叠在一个空间分辨力更高的磁共振解剖结构像上，以获取更准确的功能区定位。

（4）BOLD 的信号检测：脑激活引起的信号变化一般都很小，也就是百分之几，所以脑区激活的信号用常规方法不容易检测到。一般不测量神经活动的绝对值，而是研究大脑在不同状态下（活动 / 静息）神经活动的相对变化。一般使用统计学上的方法检测信号变化。因影像获取非常迅速（EPI 成像时间不超过 100ms），可得到足够多的影像并通过该个体的数据进行统计分析来测量两种状态的差异。常用的方法有两个，一个是比较简单的 t-test，即 t 检验，另一个是相关分析方法。BOLD 成像是以去氧血红蛋白作为天然或内源性对比剂，可重复操作而无对比剂毒性影响，通过普通的快速梯度回波成像就可观察到 MR 信号的变化，它是目前评价脑功能活动应用最广的 fMRI 方法。

# 第四节　磁共振血管成像

磁共振血管成像（magnetic resonance angiography，MRA）是利用流动血液 MR 信号与周围静态组织 MR 信号的差异建立影像对比度的技术，一般无须使用对比剂，无创，简便。其不仅能提供血管形态信息，还能提供血流流速、流动方向、流量等定量信息。

## 一、流　动　现　象

**1. 流动效应**　血液是黏滞流体，在血管中流动可呈现层流或湍流状态。在体内各种组织中，血液的自由水含量较高，表现在 SE 序列中就是 $T_1$ 加权像呈现低信号，$T_2$ 加权像呈现高信号。相位漂移知识表明流动使质子磁矩产生附加的失相位，会使信号衰减，不能用 SE 等序列直接成像，但可以通过序列参数的改变，突出某一个因素实现血管成像和血液流动的测量。比如，巧妙使用流动血可使 MR 信号增大（流入相关增强），也可使 MR 信号减小（流空效应）。引起信号增强的 3 个孤立因素是：流入相关增强、偶回波重聚相和心脏舒张期假门控；引起信号减小的 3 个孤立因素是：高速、湍流引起的质子磁矩失相位、层流的流速差异造成的质子磁矩失相位。实践中它们几乎混在一起同时存在。但在分析研究时可以孤立描述，这里重点讨论流速和相位引起的效应。

（1）流入相关增强效应：设血流速度垂直于扫描层面，RF 脉冲激励选定层面，厚度为 $T_H$，引入临界速度 $v_c$。

$$v_c = T_H/T_R \tag{6-34}$$

若 $v < v_c$，则 $vT_R < T_H$，在 $T_R$ 时段所选层面内将流入未饱和的新鲜血液（未饱和指的是这些血液的纵向磁化矢量仍处于热平衡状态）（$vT_R$），保留有上个 $T_R$ 已激励过的饱和（无纵向磁化矢量）血液（$T_H - vT_R$）。新鲜血液所占比例为：

$$\eta_1 = \frac{vT_R}{T_H}$$

显然，$v \geqslant v_c$ 时，$T_H$ 层内完全被未饱和的自旋核充满。因新流进的血液能产生较强的 MR 信号，这种现象叫流入相关增强（flow related enhancement，FRE）效应，称 $v_c$ 为临界速度。当所选的 $T_R$ 较短时，层面内静止组织因没有足够的时间完成纵向弛豫恢复到热平衡态，呈现饱和状态，与血管内血液形成较好的对比度，如图 6-24（a）所示。

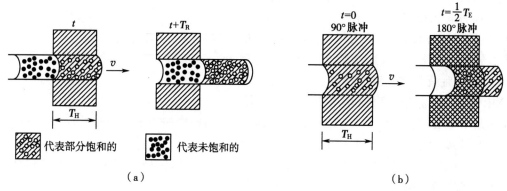

图 6-24　流动效应

注：（a）流入相关增强效应；（b）流空效应。

（2）流空效应：如果血液流速过快，有可能出现层面内血液不产生 MR 信号的状态。分别以 SE 序列和 GRE 序列为例。先看 SE 序列，设血流速度 $v$ 沿 $x$ 轴方向，90° 脉冲激励时，$t=0$，层面内充满血液，到 $t=T_E/2$ 时，部分血液已流出该层面，此时施加 180° 脉冲，新流进的血未得到 90° 脉冲激励，已流出层面的未接收到 180° 脉冲，则这两个 RF 脉冲都作用到的血液所占比例为

$$\eta_2 = 1 - \frac{v \cdot T_E/2}{T_H}$$

当 $v \geqslant 2 \cdot \dfrac{T_H}{T_E}$ 时，血管中不存在这两个 RF 脉冲都作用到的血液，不能产生信号。同理，对于 GRE 序列需加双极性梯度场脉冲，当施加第 2 个重聚梯度场脉冲时，受到第一个失相位梯度场作用的血液已流出层面，也不能产生 MR 信号，计算公式形式与 SE 序列相同。在 RF 脉冲的激励和采集的时间间隔内，被激励的血液完全流出了成像层面，采集不到 MR 信号的现象叫流空效应，如图 6-24（b）所示。

（3）相位漂移效应：在扩散成像中已经给出了相位漂移效应的定义，因此梯度场是 MRI 中获得用相位变化取得流动效应信号的重要手段。在双极性梯度场中，运动自旋核产生相位漂移，参见式（6-32）和式（6-33），也可以用来解释血液的流动，只不过血液中的自旋核流动速度更趋一

致，流动的方向性更强，它不是用扩散运动造成的信号降低去成像，而是直接用计算出来的因流动形成的相位漂移成像。

**2. 心脏舒张期假门控** 当 $T_R$ 与心动周期正好相等时，激励和采集信号刚好落在舒张中后期，此时血液流速平稳缓慢，血管内血液呈高信号，好像利用了心电门控技术。

## 二、流动现象的补偿

由于流动的存在造成成像层面内信号强度有高低差，甚至产生伪影而影响影像质量。为克服这些不利影响，减少血管外其他背景组织的信号强度，突出欲成像血管内不同流速血液的 MR 信号，常用到流动补偿（flow compensation，FC）和预饱和技术进行补偿，称为流动现象的补偿。

**1. 流动补偿** 流动补偿又称梯度运动相位重聚（gradient motion rephasing，GMR），用于减少流动或其他运动引起的相位漂移和相关信号的丢失。以读出梯度场方向流动质子磁矩相位漂移消除为例进行讨论。图 6-25 的上图给出了标准读出梯度场的形态，这种梯度场在信号采集点 $T_E$ 相当于受到一个双极性梯度场的作用，能保证静态质子磁矩消除由于频率编码造成的相位漂移，并保证了数据在 $k$ 空间填充时 $k_x = 0$，位于中央列。但对于流动的质子磁矩，双极性梯度场脉冲不能消除频率编码造成的相位漂移，必须重新设计读出梯度场。用一种特定的补偿梯度场 FC，使得流动产生相位漂移在选定的回波时间恢复为零，如图 6-25 下图所示。与读出梯度场方向类似，选层方向和相位编码方向也都要流动补偿。FC 技术用于补偿流动引起的失相位，信号强度并未增加。FC 技术能减少慢血流和脑脊液产生的流动伪影，增强血液和脑脊液的亮度。为获得高质量的 MR 影像，在读出梯度场和层面选择方向运用FC 技术是很重要的。临床上把 FC 设置为流体流动的方向，主要用于：①减少血管流动伪影；②减少流动失相位造成的信号丢失，提高 MRA 影像质量；③减少脑脊液流动伪影。

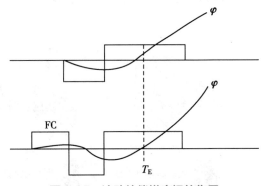

图 6-25 流动补偿梯度场的作用

**2. 预饱和技术** 在选择的层面内，流入的血液既有动脉血又有静脉血，方向相反，会产生相互干扰。为了准确判断动脉或静脉病变，可采用预饱和技术选择性地在影像上除掉动脉或静脉血液的 MR 信号。预饱和技术的具体做法是在 MRI 的视野外，对从一个方向流入的血液施加饱和脉冲，等它进入成像区域时由于处于饱和状态，不能接受新的 RF 脉冲激励产生 MR 信号，血流呈现黑色；而与此同时，从相反方向进入成像区域的血流未经预饱和处理，血液可接受新的RF 脉冲激励产生 MR 信号，如图 6-26 所示。

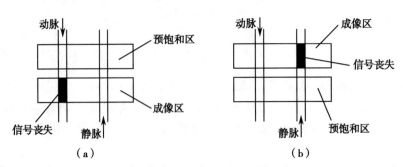

图 6-26 预饱和技术

注：(a)动脉血流信号丧失；(b)静脉血流信号丧失。

### 三、时间飞跃法磁共振血管成像

时间飞跃法磁共振血管成像（time of flight MRA，TOF-MRA）是以血液流入成像层面流入相关增强效应为基础的血管成像技术，临床上应用最为广泛。其分为 2D-TOF-MRA，3D-TOF-MRA，下面分别讨论。

**1. 2D-TOF-MRA**　要得到良好的血管影像：①必须抑制周围组织的信号强度，可通过较短 $T_R$（20～50ms 或更小）的快速扰相 GRE-$T_1$WI 序列，使周围静止组织被多次激励达饱和，背景信号得到很好的抑制，再加中等或较大的翻转角（40°～60°），使流入层面的新鲜血液信号增强；②RF 脉冲激励的层面中，血液信号必须超过周围静止组织，要求层面必须要薄（2～3mm），以便最大限度地利用 FRE 效应，$T_R$ 在短的前提下要足够长；③血液中质子磁矩的相位要保持一致才能有足够强的信号，这就必须使用尽可能短的 $T_E$（几毫秒），并进行流动补偿；④采用预饱和技术。这些参数之间是互相制约和影响的，需要进行权衡选择。2D-TOF 基本脉冲序列，层面要与血流方向垂直，采用单个薄层逐层连续扫描方式，一次数据采集完成后位置稍微移动，再采集另一个相邻层面的数据，每个 $T_R$ 周期只采集一个层面的数据，最后获得一组层面的二维影像。由于 2D-TOF 扫描时层厚很薄，即使是流速很慢的血流在流经扫描层面时也不易饱和，因此，2D-TOF 多用于慢血流显示或走向较直的血管成像，如肢体成像。其缺点是层面方向分辨力低，受湍流影响大。

**2. 3D-TOF-MRA**　3D-TOF 序列也是用扰相 GRE 序列，不同的是 RF 脉冲激励整个容积，扫描同时采集容积内的静态组织和血流的 MR 信号数据。这种容积层厚通常为 3～8cm，它的层面是通过在选层方向施加梯度场 $\vec{B}_{G_z}$ 来连续分割，因此层面的厚度取决于磁场梯度 $G_z$ 的幅度，层面可被分得很薄（<1mm），连续而没有间断，消除了相邻层面之间的干扰，可以产生分辨力很高的血管影像（图 6-27）。

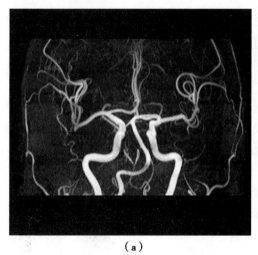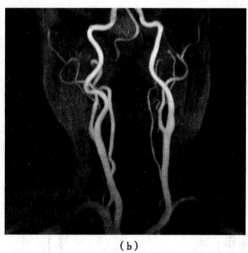

（a）　　　　　　　　　　　　　　　　　（b）

**图 6-27　3D-TOF-MRA**

注：（a）头颅血管影像；（b）颈部血管影像。

在 2D-TOF-MRA 中，为了突出血管内的信号，一般选择较大的翻转角，非常短的 $T_R$；在 3D-TOF-MRA 中，血液必须进入一个较大的容积，这就使得血液的饱和效应逐渐显现出来，导致流进容积时血流信号增强，流出容积时血流信号减弱。动脉血流速高，FRE 效应容易充分，而静脉血比较慢，外围动脉由于病变也可变为慢速血流，未流出层面已经饱和。为克服慢血流饱和这一局限，可采取减小激励容积的厚度，减小翻转角度（或根据梯度场变化调整激励角度）并适度增加 $T_R$ 等，使血流在整个容积内的信号水平一致。

多层重叠薄块采集(multiple overlapped thin slab acquisition, MOTSA)是将容积分为几个薄块,然后对这几个薄块进行逐个信号数据采集。由于容积很薄,血液的流入饱和效应不明显,血液信号变化不大。MOTSA 的优点是可在大的血管成像范围内提供高对比度和高分辨力的影像,但成像时间较长,薄块的衔接处有一个类似血管截断的边缘伪影,将薄块重叠可以减少这个伪影。

### 四、相位对比法磁共振血管成像

相位对比法磁共振血管成像(phase contrast MRA, PC-MRA),在不同的双极性梯度场作用下,流动血液会产生不同的相位漂移,而静态组织的相位漂移则为零。因此若采集不同双极性梯度场作用下两组影像的相位数据,然后进行减影,静态组织减影后相位差为零,而流动血液则因速度不同而具有不同的相位差值,将相位差转变成像素灰度显示出来,这就是 PC-MRA 的基本原理。

可产生两种类型的影像:常规的 PC-MRA 是信号强度(幅度)影像,其像素灰度与流速有关,没有血流方向信息,血流越快信号越强,没有流速定量值,可显示血管结构。相位影像,其像素灰度与流速有关并可提供流速定量信息,还包含了流动方向信息,主要用于血流方向、流速和流量的定量分析。由于血液的流动方向只有在和磁场梯度方向一致时才会有相位漂移,而与磁场梯度方向垂直的血流是没有相位漂移的,因此必须在层面选择方向、相位编码方向和频率编码方向都施加双极性梯度场,才能获得完整的血流信息,完成相位对比血管成像数据采集。

### 五、对比增强磁共振血管成像

对比增强磁共振血管成像(contrast enhanced MRA, CE-MRA)是利用顺磁性对比剂 Gd-DTPA 能够缩短 $T_1$ 的特性,将对比剂团注入上肢静脉,预估对比剂到达目标血管段的时间,选取合适的层块和 FOV,采用快速梯度回波序列扫描,能够在 $T_1$ 加权像上得到三维的高信号血管影像及其附近解剖结构。

CE-MRA 是使用极短 $T_R$ 与极短 $T_E$ 的快速梯度回波序列,在很短的 $T_R$ 与 $T_E$ 情况下,各种组织的纵向磁化都很小,其信号强度也很小。如果在血管内团注顺磁性对比剂,血液的 $T_1$ 弛豫时间会缩短,血管 $T_1$ 弛豫时间远短于背景组织的 $T_1$ 弛豫时间,血液呈高信号,在血管与背景间形成强烈对比。其适用范围广,实用性强,尤其对生理运动区的胸部血管(包括心脏大血管、肺血管)、腹部血管以及搏动性强的四肢血管显示极佳。例如,在肢体血管成像中,CE-MRA 能够克服普通 TOF-MRA 和 PC-MRA 技术成像时间较长、过高评价血管狭窄、搏动伪影明显的缺点,并具有高空间分辨力。扫描时间一般为 10~20ms,对于胸、腹部应该行屏气扫描。在 CE-MRA 中,还可以采用数字减影技术,在钆对比剂注射前和注射过程中获得的两组影像之间作对应像素信号强度相减,减影 MRA 相对于非减影 MRA 提高了对比度,改善了对血管的显示。

目前常用的 CE-MRA 技术有:①循环时间计算法,通过经验估计或试注射对比剂的方法获得;②透视监控技术,采用 $k$ 空间中心优先采集技术;③自动触发技术,在目标血管处设置一个感兴趣区,并事先设置信号强度阈值。

## 第五节 其他磁共振成像技术

### 一、磁敏感加权成像

磁敏感加权成像(susceptibility weighted imaging, SWI)与传统的 $T_1$、$T_2$、质子密度加权像不同。它是利用组织间磁敏感性差异产生影像对比度,引入一个新的磁敏感成像参数 S,解决了常规 MRI 无法有效评价静脉结构和相关病变的问题。MRI 初期，不同磁化率的组织边界磁场分布有梯度变化，从而加速失相位，产生磁敏感伪影，是作为负效应出现的。1997 年，E. Mark Haacke 等发现了这种差异的利用价值，发明了磁敏感对比增强成像技术，让相位影像和局部组织的相位直接相关，并于 2002 年申请专利，最初称为高分辨率血氧水平依赖静脉成像，主要用于脑内小静脉的显示。目前由于主磁场强度和均匀度的不断提高以及其他软硬件的改进，使 SWI 对血液代谢产物、钙化、铁沉积等比较敏感，因此对脑出血（特别是微小出血）、脑创伤、小血管畸形（特别是小静脉）、退行性神经变性和脑肿瘤血管的评价等表现出独到的优越性。

**1. 相关组织的磁敏感性**　磁敏感差异是由于不同组织的磁化率差异形成的，血液代谢产物是引起磁化率变化的重要原因。

（1）血红蛋白的降解：SWI 主要用于脑微小血管特别是静脉血管及出血、肿瘤等的相关研究，血红蛋白在不同形态时的磁化率变化是引起磁敏感差异的主要原因。人体组织中绝大多数磁敏感改变与血液中铁的不同形式或出血等相关。由脑功能成像研究已知，氧合血红蛋白表现为抗磁性，去氧血红蛋白表现为顺磁性。氧合血红蛋白在出血后就开始转变为去氧血红蛋白。当去氧血红蛋白中的 $Fe^{2+}$ 被进一步氧化成 $Fe^{3+}$，形成高铁血红蛋白（methemoglobin，MetHb），含 5 个不成对的电子。正常情况下，在红细胞内这一过程被还原型辅酶所抑制，当这种机制失效（如出血）时，去氧血红蛋白转变为高铁血红蛋白，为血红蛋白的第 3 种状态。高铁血红蛋白仅有很弱的磁敏感效应，稳定性差，易于解体，最终被巨噬细胞吞噬引起组织内含铁血黄素（hemosiderin）沉积，含铁血黄素为高顺磁性物质，为血红蛋白的第 4 种状态。整个血红蛋白降解过程中，去氧血红蛋白和含铁血黄素磁敏感性较强。

（2）非血红蛋白铁及钙化物的磁化率：组织内另一种磁敏感源物质是非血红素铁，它常以铁蛋白的形式存在，为顺磁性。对于正常人，铁在脑内的沉积会随着年龄增长而增加，但铁的异常沉积可以提示某些神经变性性疾病，如帕金森病、亨廷顿病及阿尔茨海默病等，这为诊断这些疑难病症提供了新的参数。其次是脑组织内的钙化呈弱抗磁性，磁化率比铁弱，但足以产生能测量到的磁化率的变化。无论是顺磁性还是抗磁性，只要使局部磁场发生改变而引起质子磁矩失相位，自旋频率不同的质子磁矩间能形成明显的相位差别，再采用合适的脉冲序列，把磁敏感度不同的组织在 SWI 相位影像上加以区别，就可以实现成像。

**2. 磁敏感差异产生 MRI 信号差异的物理原理**

（1）血管内组织与周围组织的相位差：置于磁场内的不同组织间，特别是血管内外的组织，如果磁化率不同，则存在附加磁感应强度差值 $\Delta B(r)$，$\Delta B(r) \propto \Delta \chi B_0$ 写成等式

$$\Delta B(r) = g\Delta \chi B_0 \qquad (6\text{-}35)$$

式中 $g$ 表示具体组织的几何因子，$\Delta \chi$ 表示感兴趣组织和周围对比组织之间的磁化率之差，$B_0$ 为主磁场强度。若采用梯度回波序列进行了完全的流动补偿，忽略其他畸变，由 $\Delta \omega = \gamma \Delta B$ 可知，在采集信号的 $T_E$ 时刻，两种不同组织相位差

$$\Delta \varphi = -\gamma g \Delta \chi B_0 T_E \qquad (6\text{-}36)$$

负号表示逆时针方向是相位 $\varphi$ 增加的方向。可以证明如果 $|\Delta \varphi| < \pi$，相位差与磁场间一一对应，且与时间成简单的线性关系。可以通过相位的不同差值来表征如静脉血、出血（红细胞不同时期的降解成分）、铁离子沉积等，得到相位影像。也可以说相位差异是磁敏感差异的定量测量。

（2）小静脉成像基本原理：小静脉内去氧血红蛋白含量高，磁化率大，与周围组织产生的磁感应强度大小的差值 $\Delta B$ 大，质子磁矩失相位快，导致 $T_2^*$ 缩短。式（6-36）表明，小静脉内血液质子磁矩与周围静止组织质子磁矩相位差加大，如果选择梯度回波中合适的 $T_E$，使体素内静脉内血液质子磁矩与周围组织质子磁矩相位差正好为 $\pi$，即与周围背景组织质子磁矩相位相反，产生最大的信号抵消效应，可以清晰地显示甚至小于一个体素的细小静脉。总之，SWI 诊断细小静脉畸形、病变或小的出血点有独到的优势，如图 6-28 所示。

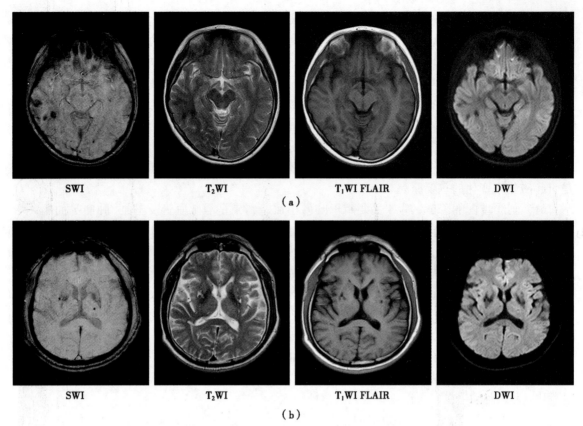

图6-28　同一个人 SWI 头部影像与同一层面其他序列影像的比较

注：(a) SWI 像显示头部右侧颞枕交界区、左侧颞叶区、左侧枕叶海绵状血管瘤（右中、左上、左下黑点）；

(b) SWI 像显示头部右侧基底节区、左侧丘脑区出血点（中间黑点）。

（滨州医学院附属医院提供）

**3. SWI 序列与影像重建**　SWI 为场强依赖性技术，主磁场越强，理论上信噪比和分辨力越高，目前只能在 1.5T 及以上磁共振成像系统中实现，需配备特殊的软件以便完成序列设计和影像后处理。

（1）成像序列及参数：成像序列采用相对长 $T_E$ 的梯度回波序列，使用小角度梯度回波采集，梯度回波没有 180°重聚脉冲，对于局部磁场不均匀引起的失相位非常敏感，容易检出不均匀病变如出血、损伤、梗死。采用三维采集，明显提高空间分辨力；在所有方向上进行完全流动补偿去除小动脉的影响，保证相位测量的准确性；采用薄层采集信号数据，以便降低背景磁场 $T_2^*$ 噪声的影响。与前面的讨论一样，$T_R$ 和 $T_E$ 长短的选择会影响到 $T_1$ 和 $T_2^*$ 加权，选择相对短 $T_E$ 会含有 $T_1$ 加权的成分，使脑脊液信号强度变低，但有较好的信噪比。如选择相对长的 $T_E$，得到较好的 $T_2^*$ 加权像，脑脊液信号增强，磁敏感差异增强，但增加了采集信号数据的时间，且易受运动的影响，降低信噪比。1.5T 机应用较多的是长 $T_E$（40ms）$T_2^*$ 加权像。

（2）SWI 影像重建：信号数据的采集及后处理与传统的梯度回波信号的采集与处理不同，SWI 分别采集信号的幅度数据（magnitude data）和相位数据（phase data），然后进行数据后处理，得到反映信号强弱的幅度影像和相位影像。相位影像反映质子磁矩在弛豫过程中旋过的角度（相位），磁化率不同的组织质子磁矩旋过角度（相位）不同，角度差异（相位差异）形成影像对比度，影像含有大量反映组织内铁及其他磁敏感物质含量的数据信息。由于磁场不均匀造成的背景磁场效应的干扰，比如空气‐组织界面的相位伪影、组织整体几何结构特性引起的磁场变化，使人们不能有效地观察和利用感兴趣区的相位信息。但这两种干扰因素在相位影像空间变化缓慢，利用高通（high pass，HP）滤波器可以去除。为了保留大的解剖结构生理和病理的相关相位信息不被滤掉,中心滤波器矩阵的像素数一般不超过 64×64,得到校正后的相位影像。然后对该影像不同组织的相位值进行标准化处理,形成相位蒙片(phase mask)。将相位蒙片作为相位加权因子,叠加在幅度信息数据上,进行多次相乘加权,形成最终的 SWI,突出强调了组织间的磁敏感差异。SWI 独特的数据采集和影像处理技术提高了磁敏感影像的对比度,对静脉血、出血和铁沉积高度敏感,甚至可以监测到小于 1 个体素的血管。SWI 利用其校正的相位影像还可以测量相位位移值,进行定量分析,这预示了其潜在的发展前景。对脑淀粉样变性等病变比传统的成像手段更敏感,显示静脉畸形、静脉窦血栓有更强的能力。随着 MRI 仪场强的不断提高,平面回波成像、多回波成像等软件技术的不断发展,SWI 将成为常规成像技术的重要补充。

## 二、化学位移成像和水脂分离成像技术

**1. 化学位移成像** 化学位移成像(chemical shift imaging)也称同相位(in phase)/反相位(out of phase)成像。人体组织的信号来源有两种成分:水和脂肪,水分子中氢质子的化学键为 O-H 键,脂肪分子中氢质子的化学键为 C-H 键。由于两种结构氢质子的电子云分布不同,水分子中氢质子受到的磁场强度稍高些,造成水分子中氢质子的进动频率比脂肪分子中的氢质子进动频率快,化学位移 $\delta=3.5$,相当于 150Hz/T。如果某一组织中同时有脂肪和水,RF 脉冲激励后,脂肪和水的横向磁化矢量处于同相位,由于水分子的氢质子比脂肪氢质子的进动频率快,经过数毫秒,水分子氢质子的相位超过脂肪氢质子半圈,两者相位相差 180°,横向磁化矢量相互消减,采集的 MR 信号相当于 2 种成分信号相减的差值,称这种影像为反相位影像;经过一段时间后,水分子的氢质子又赶上脂肪中的氢质子,当水分子中氢质子的相位超过脂肪中氢质子一整圈,两者的相位相互重叠,采集的 MR 信号相当于两种成分信号相加之和,称这种影像为同相位影像。一般来说,主磁场为 1.5T 时,脂肪和水每 2.25ms 会分别处于同相位或反相位状态,如图 6-29 所示。

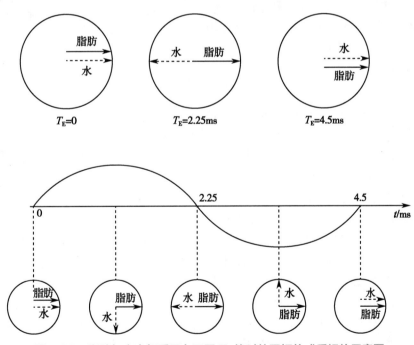

图 6-29 脂肪与水中氢质子在不同 $T_E$ 值时的同相位或反相位示意图

化学位移成像技术多采用 2D 扰相 GRE-$T_1$WI,需要选择不同的 $T_E$ 获得正相位影像或反相位影像(双回波技术),计算公式:

$$同相位\ T_E=\frac{1}{150(\mathrm{Hz}\cdot\mathrm{T}^{-1})\cdot B_0(\mathrm{T})}=\frac{1}{150B_0}(\mathrm{s})=\frac{1.00\times10^3}{150B_0}(\mathrm{ms})$$

反相位 $T_E$＝同相位 $T_E/2$

反相位影像的特点：①水脂混合组织信号明显衰减，衰减程度超过化学位移选择饱和脂肪抑制技术；②纯脂肪组织的信号没有明显衰减，如皮下脂肪、肠系膜；③勾边效应，一般脏器的信号来自水分子，周围脂肪组织的信号来自脂肪，反相位影像上脏器和脂肪组织的信号下降不明显，但是两者的交界处信号明显下降，出现勾边效应。

反相位影像的临床应用：①肾上腺病变的诊断，例如肾上腺腺瘤；②脂肪肝的诊断；③判断肝脏病变是否含有脂肪成分。

**2. 水脂分离成像**　水脂分离成像（Dixon water-fat separation sequence）也称 Dixon 技术。先采用 SE 类脉冲序列产生脂肪质子和水质子的同相位影像，将 90°脉冲的中心频率设置为水质子的共振频率，经 90°脉冲作用后，水质子的共振频率与 90°脉冲中心频率一致，$xy$ 平面内的横向磁化矢量以水质子的横向磁化矢量为主，同时也有部分脂肪质子的横向磁化矢量混入，因此 180°脉冲后的回波信号包括两种成分，即 $S_1 = S_水 + S_{脂肪}$，亦即同相位影像信号。通过仔细调节 180°脉冲与 90°脉冲之间的间隔（脉冲移位技术），使得水与脂肪质子进动相位差刚好为 180°时，则此时产生的回波信号大小 $S_2 = S_水 - S_{脂肪}$，亦即反相位影像信号。将上述两种影像号相加除以 2，得到水质子的影像；将上述两种影像信号相减除以 2，得到脂肪质子的影像，由此可实现水脂分离，如图 6-30 所示。Dixon 技术在梯度回波序列中采用双回波技术来获得水、脂同相位影像和水、脂反相位的影像。再通过两组影像信息相加或相减，可得到脂肪抑制的单纯水质子影像或水抑制的单纯脂肪质子影像。Dixon 技术多用于骨关节系统、脊柱的疾病诊断，也可用于肾上腺病变、脂肪肝的诊断，用于判断肝脏病变是否含有脂肪成分。

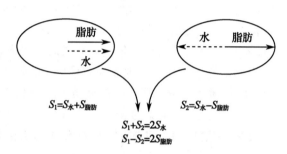

图 6-30　Dixon 技术水脂分离成像原理

# 三、饱 和 成 像

**1. 磁化传递技术**　磁化传递（magnetization transfer，MT）技术是一种选择性的组织信号抑制技术。它通过选择性地抑制大分子蛋白质的结合水信号，可以有目的地增加影像对比度，获得更多的组织结构信息，目前常用于多发性硬化（multiple sclerosis，MS）及阿尔茨海默病（Alzheimer disease，AD）的研究。

（1）人体内水分子的状态：人体组织中的水分子以 2 种不同状态存在，①自由运动的水分子（自由水），即自由池（free pool）；②大分子蛋白质结合的水分子（结合水），即结合池（bound pool）。由于结合水有不同的频率进动，有很宽的频带，其 $T_2$ 衰减迅速，$T_2$ 值通常只有数十微秒，因此常规 MRI 技术通常不能采集到结合水的信号，而只能采集到自由水的信号。

（2）磁化传递技术的原理：自由水的进动频率范围很窄，在频谱上显示为一个窄峰；而结合水的进动频率范围明显大于自由水，相差 500～2 500Hz。MR 成像时，一般都以自由水质子的共振频率为激励射频脉冲的中心频率，如果在 MR 成像序列（如 GRE 序列或 SE 序列）之前，先给组织施加一个偏离自由水质子共振频率相差 1 000～2 000Hz（一般为 1 200Hz），带宽为数百至数千赫兹的饱和脉冲，则自由水质子不被激励，而结合水质子将受到 RF 脉冲的激励获得能量。这个饱和脉冲称为 MT 预饱和脉冲。当 MT 预饱和脉冲施加给组织后，组织中的结合水质子被激励而饱和，而自由水质子则几乎不受影响。

由于结合水中质子与自由水中质子始终不停地进行快速的化学交换而处于动态平衡状态，因此，饱和状态的结合水质子就会把从 MT 预饱和脉冲获得的能量传递给自由水质子，导致部分自由水质子被饱和。当真正的成像脉冲序列施加时,这部分被饱和的自由水质子将不能产生信号,最终导致组织信号的衰减。这个过程的实质是结合水把饱和的磁化状态传递给自由水,因此该过程被称为磁化传递(或磁化转移),如图6-31所示。

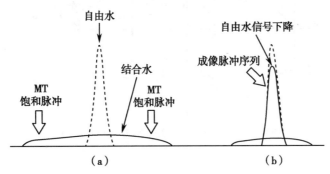

图 6-31　磁化传递技术原理示意图

注:(a)结合水质子受MT预饱和脉冲作用获得能量;(b)自由水质子受成像脉冲序列作用信号下降。

(3) 磁化传递技术的应用:①用于增强扫描,由于磁共振对比剂主要缩短自由水的 $T_1$ 弛豫时间,因此施加 MT 技术后,被强化组织受 MT 影响小,其信号衰减不明显,未被强化组织的信号得到抑制,两者间的对比度增加,使一些轻微强化的组织得以更好的显示。②用于增加 TOF 血管成像的对比度,利用血液流入增强效应,形成流动血液与静止组织之间的对比,因此背景组织信号的抑制非常重要。利用 MT 技术能够更好地抑制静止组织的信号,而血液信号衰减程度很小,因此增加了静止组织与血液的对比,有利于小血管的显示。③用于膝关节、心脏、肾脏疾病的诊断。

(4) 磁化传递率的应用:通过磁化传递技术还可以间接地乃至半定量地反映组织中蛋白的含量及变化。常用的指标是磁化传递率(magnetization transfer ratio,MTR): $MTR = \dfrac{M_0 + M_S}{M_0} \times 100\%$。

其中 $M_0$ 为未施加 MT 预饱和脉冲时影像上的信号强度值,$M_S$ 为施加 MT 预饱和脉冲后影像上的信号强度值。

**2. 化学位移选择饱和脂肪抑制技术**　化学位移选择饱和(chemical-shift selective saturation,CHESS)技术利用化学位移,在信号激发前预先发射具有高度频率选择性的预饱和脉冲,使一种或者几种单一频率的信号被饱和而只留下感兴趣组织纵向磁化矢量的技术。化学位移选择饱和脂肪抑制技术是利用 CHESS 技术进行脂肪抑制的技术,是最常用的脂肪抑制技术之一,该技术利用了脂肪与水的化学位移效应。由于氢质子在脂肪分子及水分子中进动频率不同,在成像序列脉冲激励前,先通过施加特定的(频率中心与脂肪中氢质子的共振频率相等)90°脉冲(脂肪饱和脉冲),仅激励脂肪分子中的氢质子,再迅速地施加非选择性的 90° 脉冲和 180° 脉冲以产生回波信号,如图 6-32 所示。由于脂肪饱和脉冲与非选择性 90° 脉冲之间间隔很小,脂肪组织纵向弛豫尚未恢复,纵向磁化矢量较小,处于饱和状态,因而非选择性 90° 脉冲后,翻转至 $M_{xy}$ 平面的脂肪组织横向磁化矢量也较小,从而脂肪组织信号得到抑制,在影像上表现为低信号黑色,达到了抑制脂肪的目的。

(1) CHESS 脂肪抑制技术的优点:①特异性高,主要抑制脂肪信号,其他组织的信号影响小;②可用于多种序列,例如 SE、FSE 和 GRE 序列等。

(2) CHESS 脂肪抑制技术的缺点:①场强依赖性大,不适用于低场 MR 系统。由于在低场条件下,水和脂肪中质子的化学位移相差很小,很难实现选择性的 RF 脉冲使脂肪内质子产生预饱和;②磁场均匀度要求高,如果磁场不均匀,脂肪饱和脉冲的进动频率很难与脂肪质子的进动频率一致,影响脂肪抑制效果;③大视野扫描时,视野周边组织抑制效果差。

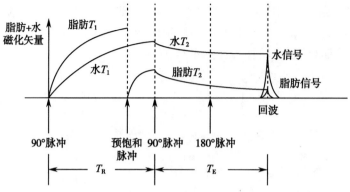

图 6-32　CHESS 脂肪抑制成像原理示意图

# 第六节　磁共振影像质量

MR 影像质量参数主要有：信噪比、对比度及空间分辨力等。一帧具有较高诊断价值的磁共振影像，首先必须具有一定的信噪比，信噪比是所有影像的基础；在此基础上，如果具有一定的对比度，则可以区别不同组织或者区别正常组织和病变组织；如果影像还具有比较高的空间分辨力，则可以实现较小的病灶显示，具有早期诊断的优势。优质的 MR 影像，能准确地显示解剖结构和病变情况，提供足够的诊断信息。影像质量是医学影像技术终极标准，但在控制影像质量时，还须兼顾考虑影像数据的采集时间、受检者影响等方面的因素。

## 一、信　噪　比

**1. 信噪比**　信噪比（signal to noise ratio，SNR）是组织信号强度与随机背景噪声强度的比值。磁共振是检测灵敏度较低的成像模式，提高信噪比是磁共振生产厂家的追求目标和开发重点。提高磁体场强、增加接收线圈灵敏度以及提高低噪声前置放大器性能是提高信噪比的 3 个主要方法，也是磁共振设备研发和生产成本最高的部分。

**2. 影响因素**　主要有：①与视野的平方成正比，增大体素可以提高信噪比；②与层厚成正比，层厚增加则信噪比提高；③与重复测量次数 $NEX$ 的平方根成正比；④与磁场强度成正比，场强是影响信噪比的最重要因素，场强越大，处于低能级的质子磁矩数量会增多，净磁化矢量 $\bar{M}_0$ 也会增加，MR 信号强度与 $M_0$ 成正比，影像的信噪比提高，信噪比与场强的 5/2 次方成正比；⑤与回波时间成反比，回波信号幅值与 $T_E$ 之间遵循指数递减规律，$T_E$ 越长，横向磁化矢量衰减越大，信噪比越低，$T_E$ 还决定影像的 $T_2$ 权重，故一般不把 $T_E$ 作为改善信噪比的参数；⑥与 $T_R$ 时间成正比，$T_R$ 越长，纵向磁化矢量恢复越充分，使下一次 RF 脉冲激励的横向磁化矢量越大，信噪比越高；⑦翻转角越大，横向磁化矢量越大，信噪比越高；⑧与接收带宽成反比，接收带宽小，伴随信号采样到的噪声也较小，信噪比会增加。

## 二、对　比　度

**1. 对比度**　对比度（contrast）是两种组织之间灰度的差异对比程度，具体为两种组织信号强度之差与之和的比值，即 $C=|S_1-S_2|/(S_1+S_2)$，$S_1$ 和 $S_2$ 分别为两种组织（正常或病变组织）的信号强度。$C$ 越大，两种组织对比越明显，否则对比度越小。在考虑对比度时，也要注意噪声对影像质量的影响。信噪比与影像对比度密切相关，不考虑噪声，是不能评价对比度的。这种影响可用对比度噪声比（contrast-to-noise ratio，CNR）来定量描述。其关系为：

$$CNR = |S_1 - S_2| / (\sigma_1^2 + \sigma_2^2)^{1/2} \tag{6-37}$$

式中 $\sigma_1$ 与 $\sigma_2$ 分别代表上述两个感兴趣区的噪声的标准偏差。

**2．影响因素** 主要有：①序列参数对对比度的影响，在 SE 序列家族中，$T_R$ 越长，$T_1$ 对比度越小，$T_E$ 越长，$T_2$ 对比度越大；GRE 序列中，$T_R$ 和 $T_E$ 对对比度的影响规律与 SE 序列相同，而增加翻转角度 $\alpha$ 与延长 $T_R$ 具有相同的效果。②层间距对影像对比度的影响，层间距大，层间交叉激励的干扰小，噪声就小，影像对比度高。③噪声对对比度的影响，影响 CNR 的因素有组织间的固有差别、成像技术的使用（场强、序列、成像参数）、人工对比剂的引入等。

### 三、空间分辨力

**1．空间分辨力** 空间分辨力（spatial resolution，SR）表征了影像对微小病灶或细节的显示能力，可以用单位像素所代表体素的大小表示，即受检视野（FOV）与像素矩阵大小的比值。在相同 FOV 的情况下，影像矩阵越大，每个像素所包含的体素就越小，越能分辨出较小的病灶，空间分辨能力越高。但体素越小会导致信噪比下降，扫描时间延长。

**2．影响因素** 主要有：①与 FOV 成反比，像素矩阵一定时，FOV 增加，体素面积增加，空间分辨力降低，信噪比提高；②与层面厚度成反比，层厚越厚，体素越大，空间分辨力会越低；③与体素的大小成反比，体素减小可以改善影像的细节对比，提高空间分辨力，但会使信号强度减弱，同时使信噪比明显降低。

### 四、伪　影

伪影（artifact）是指在磁共振扫描或信息处理过程中，由于某一种或几种原因出现了一些人体本身并不存在的致使影像质量下降的虚假信息，也称假影。由于产生伪影的原因很多，伪影形状和表现也各不相同，只有正确认识伪影的形成原因及影像特征，才能有效地限制、抑制甚至消除伪影，提高影像质量，提高诊断价值。

**1．运动伪影**

（1）产生原因：在 MR 信号采集过程中，由于受检者的自主运动（如随机性的吞咽运动、眼球转动、肢体运动等；不随机的胸腹部呼吸运动）或非自主运动（如具有周期性的心脏搏动、血管搏动、胃肠道蠕动、脑脊液流动等）而造成的伪影。由于频率编码方向采集信号的采样时间明显短于相位编码方向的时间，伪影常出现在相位编码方向。

（2）伪影特点：周期性运动伪影出现在相位编码方向，等距出现，伪影信号可高可低，取决于搏动结构相位相对于背景相位的关系（同相位则亮，反相位则暗）。随机运动伪影造成影像模糊，也可能在相位编码方向出现很多平行条带，见图 6-33（a）。

（3）解决办法：①减少周期性运动伪影，可以屏气扫描；增大 $T_R$ 和 NEX；使用心电门控技术；改变相位编码和频率编码方向；使用流动补偿，减少血液流动产生的伪影。②减少随机运动伪影，请受检者保持身体稳定，对于不能配合的受检者，必要时使用镇痛剂；采用呼吸补偿技术，减少呼吸运动产生的伪影；用快速扫描序列（如 FSE 序列、GRE 序列、EPI 序列等），减少扫描时间。

**2．金属伪影**

（1）产生原因：铁磁性物质具有很大的磁化率，导致明显的磁场变形。不同的序列，金属伪影大小不同，FSE 序列<GRE 序列<EPI 序列。

（2）伪影特点：影像变形，或明显异常高/低/混杂信号，如图 6-33（b）所示。

（3）解决办法：①去掉受检者身上或磁体洞内的金属物品；②尽量使用 FSE 序列。

**3．卷褶伪影**

（1）产生原因：机器不能识别带宽以外的频率。任何超出范围外的频率将同带宽内的一个频率相"混叠"。

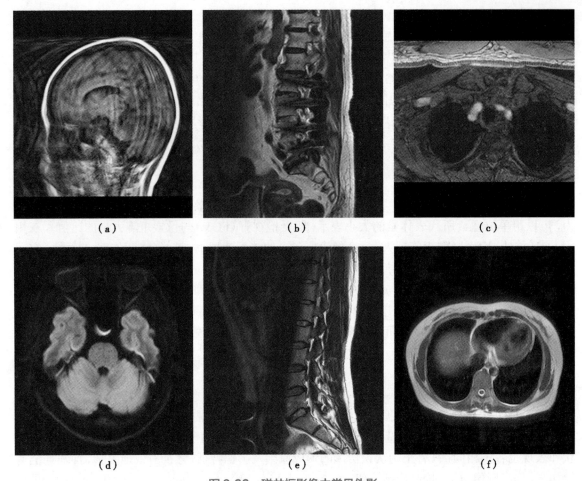

图 6-33　磁共振影像中常见伪影

注：（a）运动伪影，受检者不自主运动；（b）金属伪影，腰椎第 2 至第 5 椎体金属植入物伪影；（c）卷褶伪影，背部组织信号叠加于胸前；（d）磁敏感伪影，蝶窦处、颞骨与颞叶交界处高信号；（e）交叉伪影，预置饱和带引起的低信号带；（f）部分容积效应伪影，右下肺野出现肝组织影像。

（2）伪影特点：频率、相位方向均可出现，视野一侧 FOV 以外的信号叠加在另一侧的 FOV 内，如图 6-33（c）所示。3D 也可出现在层面选择方向，最后一层可叠加到第一层。

（3）解决办法：①增加 FOV，设置 FOV 大小覆盖整个扫描部位；②使用表面线圈，表面线圈只能接收线圈灵敏区域内的组织信号，远处的组织不会产生信号，因此也就不会出现卷褶伪影；③过采样技术，采用由 FOV 确定的采样频率高很多的采样频率进行采样；④预饱和脉冲，使用预饱和脉冲使 FOV 外的组织饱和，几乎不产生信号，这样线圈在接收信号时几乎接收不到 FOV 外组织的信号，所以混淆伪影减弱甚至消除。

### 4. 磁敏感伪影

（1）产生原因：不同磁化率物质的交界面，磁化率不同会导致局部磁场环境的变形，造成自旋失相位，产生信号损失或错误描述。

（2）伪影特点：在组织 / 空气、组织 / 脂肪界面（包括副鼻窦、颅底、蝶鞍等部位）出现异常信号，如图 6-33（d）所示。

（3）解决办法：①适当增加层厚、层间距；②扫描时尽量避开磁化率相差较大的部位；③增加局部匀场；④减少人为的磁化界面。

### 5. 交叉伪影

（1）产生原因：层面内组织受到其他层面 / 额外的射频脉冲激励，提前饱和，不能产生信号，往往在斜位定位时出现。有时预置饱和也可能带来同样的伪影。

（2）伪影特点：交叉部位（或有饱和脉冲的部位）低信号或信噪比非常低，如图6-33（e）所示。

（3）解决办法：定位时注意层面交叉让开要观察的部位；FOV内预置饱和注意手动调整位置，让开要观察的部位。

#### 6. 部分容积效应伪影

（1）产生原因：由于像素过大，导致像素内信号平均，使一个体素内混合多种组织对比，分辨力降低。

（2）伪影特点：同一像素中显示多种组织，易对临床诊断造成混淆，如图6-33（f）所示。

（3）解决办法：降低层厚。

#### 7. 化学位移伪影

（1）产生原因：不同分子中氢质子以稍有不同的频率进动。在梯度场内，这些氢质子的位置将会被错误记录，水内的氢质子相对向更高频率编码方向运动，而脂肪则相反。位移导致在较低频率发生重叠，而较高频率处信号衰减。

（2）伪影特点：出现在频率编码方向上（常规FSE序列或梯度回波）。在较低频率的方向出现一条亮带，而较高频率的方向出现一条暗带。

（3）解决办法：升高带宽；降低空间分辨力；脂肪抑制；长$T_E$。

#### 8. 截断伪影

（1）产生原因：有限的采样次数和采样时间不能准确描述一个阶梯状信号的强度变化。

（2）伪影特点：相位编码方向更常见，在高对比度界面（颅骨/脑、脊髓/脑脊液、半月板/液体等）形成交替的亮带和暗带。

（3）解决办法：增加采样时间（减小带宽）以减小波纹；降低像素大小（增加相位编码步级或减小FOV）。

#### 9. 拉链伪影

（1）产生原因：自由感应衰减信号还没有完全衰减之前，180°脉冲的侧峰就与它产生重叠；或者邻近层面不精确的RF脉冲，造成一个未经相位编码就激励的回波。

（2）伪影特点：沿频率编码轴（0相位）交替的亮点与黑点组成的中心条带，或噪声带。

（3）解决办法：增大$T_E$；增大层厚，通过选择更大宽的射频带宽，使之在时间域变窄；请工程师检修。

#### 10. 非线性梯度伪影

（1）产生原因：非线性梯度。

（2）伪影特点：影像变形，歪曲。

（3）解决办法：请工程师检修。

#### 11. 主磁场伪影

（1）产生原因：由于磁场非均匀性引起。

（2）伪影特点：GRE序列中，小空间范围磁场非均匀性引起的边缘伪影（斑马纹状），覆盖了初始影像产生混淆覆盖。

（3）解决办法：应用水模定期检查磁场均匀性，进行磁体维护保养，排除均匀性差的问题，从而消除伪影。

**12. 其他伪影** 此外还有RF噪声伪影、数据错误引起的伪影、数据外溢引起的伪影等一些不常见的伪影。

### 思考题

1. 加权像是怎样的概念？

2. 磁共振影像重建过程中，如何通过梯度磁场完成层面选择相位编码和频率编码？

3. 梯度回波序列与快速自旋回波序列在缩短信号采集时间方面有怎样的区别？

4. 磁共振血管成像技术有哪些？其基本成像原理是什么？在临床上有哪些应用？

5. 磁共振成像常见伪影有哪些？其是如何产生的？可有哪些解决思路？

（韩新年　范文亮　李祥林）

# 第七章　核医学物理

核医学影像（nuclear medical imaging）是医学影像诊断中的重要技术手段之一。核医学成像及治疗的理论基础是原子核物理学（atomic nuclear physics）。原子核物理学是研究原子核的结构、特性和相互转变等问题的物理学分支。其研究内容包括：一是核力、核结构和核反应等有关物质结构的基本问题；二是放射性和射线。随着原子核物理学理论和技术的发展，利用原子核的放射性对某些疾病进行诊断和治疗的技术已经逐渐普及，从而为现代医学的发展开辟了一条新的路径。原子核物理学与医学及现代计算机技术相结合，构成了今天的核医学物理（nuclear medical physics）。

本章主要介绍原子核的基本性质、原子核衰变的类型和宏观规律、原子核反应、医用放射性核素的来源。

## 第一节　原子核的性质与衰变类型

原子核无论是它们之间的引力还是质量与能量的变化都有其固有的性质。放射性核素自发地放出射线（或粒子）转化为另一种核素的过程称为原子核衰变，简称核衰变。放射性核素衰变类型主要有 3 种：α 衰变、β 衰变、γ 衰变。核衰变过程将遵守质量、能量、动量、电荷和核子数守恒定律。

### 一、核力的性质

**1. 原子质量**　原子的质量等于原子核的质量加上核外电子的质量，再减去相当电子全部结合能的数值，一般电子组成原子的结合能很小，可忽略不计，因此原子核的质量简单地等于原子质量与核外电子质量之差。

质子和中子的质量分别记作 $m_p$ 和 $m_n$。由于微观粒子（如质子、中子和原子核）的质量都很小，用千克（kg）或克（g）作为质量单位来量度很不方便，因此在原子核物理学中常用"原子质量单位（atomic mass unit）"来量度它们，记为"u"。SI 规定：一个原子质量单位等于 $^{12}_{6}C$ 原子质量的 1/12。即

$$1u = 1.660\ 538\ 782(83) \times 10^{-27}kg \tag{7-1}$$

$$m_p = 1.007\ 276u \tag{7-2a}$$

$$m_n = 1.008\ 665u \tag{7-2b}$$

**2. 核力**　将质子和中子结合在一起的既不是万有引力，也不是电磁力（因为中子不带电），而是一种被称为核力（nuclear force）的特殊力。核力的重要特征：①核力与电荷无关。原子核内质子与质子、质子与中子、中子与中子之间的引力是相等的，与核子是否带电无关。②核力是短程强吸引力。它只在距离为 $10^{-15}m$ 的数量级内发生作用；核力是强相互作用力，核力约是库仑力的 100 倍。③核力具有饱和性。一个核子只同附近的几个核子有作用力，核子不能无限靠近，在 $6 \times 10^{-16}m$ 的极短程内存在斥心力。

## 二、原子核的稳定性

在原子核物理中,把具有确定的质子数和中子数所对应的原子核统称为核素(nuclide)。以 $A$ 表示原子核的质量数,它是核内质子数和中子数的总和。原子核带正电,其电量 $q$ 等于电子电量的绝对值 $e$ 的整数倍,即 $q = Ze$,其中 $Z$ 为整数,称为原子核的电荷数,即原子序数。质量数 $A$ 和电荷数 $Z$ 是原子核素特征的两个重要标志。通常用 $_Z^A X$ 来表示核素,其中 X 表示元素的化学符号;$A$ 表示核的质量数(核子总数);$Z$ 表示核内质子数(正电荷数或原子序数);$(A-Z)$ 为核内的中子数。例如,$_8^{16}O$ 表示氧原子核是由 8 个质子和 8 个中子组成,质量数为 16。

**1. 质量亏损** 原子核质量与组成它的所有核子质量总和之差 $\Delta m$ 称为质量亏损。由于原子核是由核子紧密结合在一起组成的。例如,$_1^2 H$ 核是由 1 个中子和 1 个质子组成,因此它们的质量和应该为 $m_n + m_p = 1.008\ 665u + 1.007\ 276u = 2.015\ 941u$。但是测量表明:1 个 $_1^2 H$ 核(不是 $_1^1 H$ 原子)质量仅为 2.013 553u,由此两者质量相差(质量亏损)为

$$\Delta m = 2.015\ 941u - 2.013\ 553u = 0.002\ 388u \tag{7-3}$$

根据爱因斯坦著名的质能关系方程

$$\Delta E = \Delta m c^2 \tag{7-4}$$

式(7-4)表示,原子核的质量亏损 $\Delta m$ 等效于原子核合成时有能量 $\Delta m c^2$ 放出。而且按照功能原理:若将原子核拆成单个核子需要从外界提供能量;反之,如果将单个核子组成原子核,则一定要放出能量。

**2. 平均结合能** 由单个核子结合成原子核时放出的能量称为原子核的结合能。设原子核的结合能为 $\Delta E$,核子数(即质量数)为 $A$,则 $\Delta \varepsilon = \Delta E / A$ 称为平均结合能。任一个原子核 $_Z^A X$ 的平均结合能 $\Delta \varepsilon$ 定义为

$$\Delta \varepsilon = \Delta E / A = \Delta m c^2 / A = (Z m_p + N m_n - m_A) c^2 / A \tag{7-5}$$

式中 $Z$、$N$ 分别表示质子数和中子数,$m_p$、$m_n$、$m_A$ 分别表示质子、中子、原子核的质量。等式右端括号内就是 $Z$ 个质子和 $N$ 个中子结合成原子核时的质量亏损,即

$$\Delta m = Z m_p + N m_n - m_A \tag{7-6}$$

**3. 原子核的稳定性** 在原子核物理学中常用平均结合能来表示原子核的稳定性。因为平均结合能的大小可以表示原子核结合的松紧程度,平均结合能越大,则原子核分解为单个核子所需要的能量就越大,原子核就越稳定。图 7-1 是原子核的平均结合能曲线。由该曲线可以看出:中等质量的原子核,其平均结合能比轻核和重核都大,因此中等质量的核比较稳定。在重核区(质量数 $A > 209$)时,由于质子数增多,静电斥力迅速增大,使平均结合能减少,核子之间结合比较松散,原子核也就显示出不稳定性。所以,天然放射性核素大多数都是原子序数较大的重核,它们能够自发地衰变而放出射线。

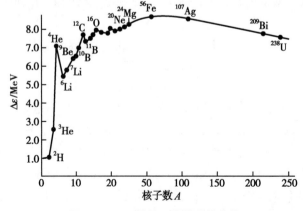

图 7-1 原子核的平均结合能曲线

如果核内的中子数与质子数比例失调（中子数过多或质子数过多），原子核也可能不稳定。原子核的稳定性还与核内质子数与中子数的奇偶性有关，当原子核内的质子数和中子数都是偶数时，原子核最稳定。例如，氢核 $^2_1\text{H}$ 的平均结合能较小，但当两个氢核 $^2_1\text{H}$ 在一定的条件下聚合成平均结合能较大的氦核 $^4_2\text{He}$ 时，则可以放出大量的结合能。

## 三、核 素 分 类

核素按其结构与特性被分为许多种类。

**1. 核素按照稳定程度分类**　核素按照原子核的稳定程度分为稳定性核素和放射性核素。现已发现的核素已超过 1 600 种，其中约有 300 种是稳定的，其余的都是不稳定的，它们能自发地放射出射线。

（1）稳定性核素：在没有外来因素（如高能粒子的轰击）时，不发生核内结构或能级的变化。

（2）放射性核素：放射性核素（radioactive nuclide）也称放射性同位素，其原子核是不稳定的，容易发生结构或能级的变化，能自发地放出某种射线而转变为别种核素。放射性核素又分为天然放射性核素和人工放射性核素（简称人造核素）。在自然界中存在的铀、钍和镭等属于天然放射性核素；而通过人工方法获得具有放射性的钴、铯和铱等称为人工放射性核素。人造核素主要由反应堆和加速器制备。

**2. 核素按照 $Z$ 与 $A$ 的分类**

（1）同位素：即同一种元素的核内可以含有不同的核子数。质子数 $Z$ 相同而质量数 $A$ 不同的核素称为该元素的同位素（isotope）。其中核结构不稳定，能自发地放出射线的同位素，称为放射性同位素。利用质谱仪对各种元素进行分析，发现同一种元素的原子核内含有的核子不尽相同。更确切地说，它们的质子数相同，但中子数不同。例如，氢有 $^1_1\text{H}$、$^2_1\text{H}$ 和 $^3_1\text{H}$ 三种核素，分别叫作氢（气）、重氢（氘）和超重氢（氚），它们的核中均有 1 个质子，但中子数却分别为 0，1 和 2，因此它们的质量数不同；然而，它们在化学周期表中占据着同一位置，并且具有相同的化学性质，因而称它们为氢的同位素。同位素化学性质基本相同，但物理性质可能有很大不同。事实上各种元素都有各自的同位素，如氦的同位素有 $^3_2\text{He}$、$^4_2\text{He}$ 和 $^5_2\text{He}$。同位素占该元素总量的百分数称为该同位素丰度（isotope abundance）。如 $^{40}\text{K}$ 的丰度为 0.011 9%，就是说 $^{40}\text{K}$ 占所有钾元素总量的 0.011 9%。

（2）同量异位素：质量数 $A$ 相同而质子数 $Z$ 不同的原子核称为同量异位素（isobar）。例如，$^{14}_6\text{C}$ 和 $^{14}_7\text{N}$；$^{40}_{18}\text{Ar}$ 和 $^{40}_{20}\text{Ca}$ 等。

（3）同质异能素：质量数 $A$ 和质子数 $Z$ 均相同而处于不同能量状态的核素称为同质异能素（isomer）。在质量数后面加写"m"表示这种核素的能量状态比较高（通常处于激发态），如 $^{99\text{m}}_{43}\text{Tc}$ 和 $^{210\text{m}}_{83}\text{Bi}$ 等。

## 四、α 衰变

不稳定的放射性核素释放 α 粒子而衰变为另一种核素的衰变过程称为 α 衰变。α 粒子就是氦核，它是由 2 个质子和 2 个中子组成，用符号 $^4_2\text{He}$ 表示。由于 α 衰变前后的质量数 $A$ 和电荷数 $Z$ 都是守恒的，故子核（daughter nucleus）（衰变后的原子核）的质量数比母核（parent nucleus）（衰变前的原子核）的质量数少 4，子核的电荷数比母核的电荷数少 2，因此，子核在元素周期表中的位置要向前移动 2 位，这种规律称为 α 衰变的位移定则。用 $^A_Z\text{X}$ 代表母核，$^{A-4}_{Z-2}\text{Y}$ 代表子核，则 α 衰变反应式为

$$^A_Z\text{X} \rightarrow {}^{A-4}_{Z-2}\text{Y} + {}^4_2\text{He} + Q \tag{7-7}$$

式中 $Q$ 是母核衰变成子核时所放出的能量,称为衰变能。它为子核和 α 粒子所共有,由于子核的质量比 α 粒子的质量大得多,因此,衰变能的绝大部分为 α 粒子所有。α 衰变多发生在 $A$ 值超过 209 的重核。α 粒子以很高的速度从母核中飞出,受物质所阻而失去动能,俘获 2 个电子而变成 1 个中性氦原子。实验表明,在发生 α 衰变的核素中,只有少数几种核素能够放射出单能的 α 粒子,而大多数核素将放射出几种不同能量的 α 粒子,使子核处于激发态或基态。因此,α 射线的能谱是不连续的线状谱,而且常伴有 γ 射线。核衰变过程可以用衰变能级图表示,如图 7-2 所示,镭 $^{226}_{88}\text{Ra}$ 放出 α 粒子变成氡 $^{222}_{86}\text{Rn}$,其过程为 $^{226}_{88}\text{Ra} \rightarrow \, ^{222}_{86}\text{Rn} + \, ^4_2\text{He} + Q$。

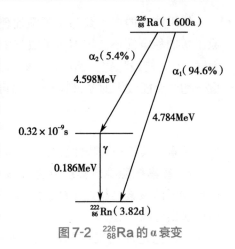

图 7-2 $^{226}_{88}\text{Ra}$ 的 α 衰变

## 五、β 衰变

不稳定的放射性核素释放出电子(负电子或正电子)或俘获轨道电子的过程统称为 β 衰变,其子核与母核是相邻的同量异位素。β 衰变包括 β⁻ 衰变、β⁺ 衰变和电子俘获 3 种形式。

**1. β⁻ 衰变** 核内放出 β⁻ 粒子(负电子 $^0_{-1}\text{e}$)的衰变过程。β⁻ 衰变时,母核 X 放出一个负电子而转变成子核 Y,子核的电荷数比母核的电荷数增加 1。因此质量数不变,子核在元素周期表中的位置比母核后移 1 位,这就是 β⁻ 衰变的位移定则。其一般过程为

$$^A_Z\text{X} \rightarrow \, ^A_{Z+1}\text{Y} + \, ^0_{-1}\text{e} + \bar{\nu}_e + Q \tag{7-8}$$

式(7-8)中,$\bar{\nu}_e$ 是反中微子,它不带电,其静止质量基本为零。子核与母核是相邻的同量异位素。例如,$^{32}_{15}\text{P} \rightarrow \, ^{32}_{16}\text{S} + \, ^0_{-1}\text{e} + \bar{\nu}_e + Q$。β⁻ 衰变实际上是母核中的一个中子($^1_0\text{n}$)发出一个电子和反中微子转变为一个质子($^1_1\text{p}$)的过程。反中微子与其他粒子的相互作用极其微弱,它沿直径穿过地球而能量几乎没有损失。

图 7-3 为两种放射性核素的 β⁻ 衰变,其中 $^{60}\text{Co}$ 是放射治疗中常用的核素。可见,发生 β⁻ 衰变的核素,有的只放射 β⁻ 粒子,有的则在放射 β⁻ 粒子的同时还伴随有 γ 光子。

**2. β⁺ 衰变** 核内放出 β⁺ 粒子(正电子 $^0_{+1}\text{e}$)的衰变过程。β⁺ 衰变时,母核 X 放出一个正电子而转变成子核 Y,子核的电荷数比母核的电荷数减少 1,而质量数相同,子核在元素周期表中的位置比母核向前移动 1 位,这就是 β⁺ 衰变的位移定则。

β⁺ 粒子是带 1 个单位正电荷且静止质量与电子相等的粒子。这种衰变只有人工放射性核素才能发生。如图 7-4 所示,β⁺ 衰变实际上是核内质子数偏多而中子数偏少,母核中的一个质子($^1_1\text{p}$)同时发出一个正电子和中微子转变为一个中子($^1_0\text{n}$)的过程。即其一般过程为

$$^A_Z\text{X} \rightarrow \, ^A_{Z-1}\text{Y} + \, ^0_{+1}\text{e} + \nu_e + Q \tag{7-9}$$

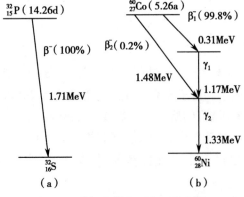

图 7-3 $^{32}_{15}\text{P}$ 和 $^{60}_{27}\text{Co}$ 的 β⁻ 衰变图

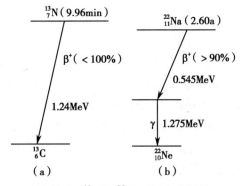

图 7-4 $^{13}_7\text{N}$ 和 $^{22}_{11}\text{Na}$ 的 β⁺ 衰变图

同样，子核和母核也是相邻的同量异位素。例如，$^{13}_{7}N \rightarrow ^{13}_{6}C + ^{0}_{+1}e + \nu_e + Q$。$\beta^+$ 粒子是不稳定的，只能存在短暂时间，当它被物质阻碍失去动能后，可与物质中的电子相结合而转化成一对沿相反方向飞行的 $\gamma$ 光子，即正负电子对湮没（electron-positron pair annihilation），而且每个 $\gamma$ 光子的能量为 0.511MeV，正好与电子的静止质量相对应。核医学诊断中所用的正电子发射体层仪（positron emission tomography，PET）就是利用该原理成像的。

美籍奥地利物理学家泡利（W. E. Pauli，1900—1958）在 1930 年提出中微子假说，当时的"基本"粒子只有电子和质子，中微成了第三个可能的成员。由于中微子既不带电，又几乎无质量，在实验中极难测量。1942 年，我国物理学家王淦昌（1907—1998）在美国《物理评论》杂志上发表文章《关于探测中微子的建议》，提出用 K 电子俘获的办法寻找中微子的理论构想，并建议用 $^{7}$Be（铍）-$^{7}$Li（锂）作实验对象。1952 年，美国物理学家戴维斯（R. Davis，1914—2006）根据王淦昌的这一理论构想和建议，用 $^{7}$Be 的 K 电子俘获实验间接证实了中微子的存在。1956 年，美国物理学家莱茵斯（F. Reines，1918—1998）和考恩（C. L. Cowan，1919—1974）首次在实验中找到中微子，莱茵斯因发现中微子，与美国物理学家佩尔（M. L. Perl，1927—2014）（因通过实验发现 $\tau$ 轻子的亚原子粒子）共同分享了 1995 年诺贝尔物理学奖。

**3. 电子俘获**　发生 $\beta$ 衰变的原子核俘获 1 个核外轨道电子，同时放出 1 个中微子，使核内 1 个质子转变为中子的衰变过程称为电子俘获（electron capture，EC）。如果在 $\beta$ 衰变时母核俘获 1 个 K 层电子，称 K 俘获。同理，有 L 俘获和 M 俘获。因为 K 层最靠近原子核，故 K 俘获的发生概率最大。其过程为

$$^{0}_{-1}e + ^{A}_{Z}X \rightarrow ^{A}_{Z-1}Y + \nu_e + Q \tag{7-10}$$

在一个内层电子被原子核俘获后，原子核的外层电子会立即将这一空位填充，这个能量以特征 X 射线的形式放出，也可使另一外层电子电离，成为自由电子，这种被电离出的电子称为俄歇电子（Auger electron）。在实际工作中，常常通过观测特征 X 射线或俄歇电子来确定电子俘获是否发生。例如，$^{0}_{-1}e + ^{55}_{26}Fe \rightarrow ^{55}_{25}Mn + \nu_e + Q$。图 7-5 是 $^{55}_{26}$Fe 的电子俘获衰变图。放射性核素发生 $\beta$ 衰变后，母核和子核的质量数并未发生变化，只是电荷数改变了。因此，母核与子核属于同量异位素。

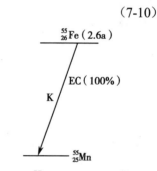

图 7-5　$^{55}_{26}$Fe 的电子俘获衰变图

## 六、$\gamma$ 衰变

**1. $\gamma$ 衰变**　原子核从激发态（excited state）跃迁到基态（ground state）时，发射 $\gamma$ 光子释放过剩能量的过程称为 $\gamma$ 衰变。激发态的原子核通常在 $\alpha$ 衰变、$\beta$ 衰变或核反应之后形成。$\gamma$ 射线的本质是中性的光子流。因此，$\gamma$ 射线是一种电磁辐射。在释放 $\gamma$ 射线过程中，原子核的质量数和电荷数都不改变，只是核的能量状态发生变化，故 $\gamma$ 跃迁是同质异能跃迁。

例如，$^{99}$Mo 是 $\beta$ 衰变核素，衰变时放出 $\beta$ 射线，产生子体放射性核素 $^{99m}_{43}$Tc（激发态），其半衰期为 66.02h。然后，$^{99m}_{43}$Tc 发射 $\gamma$ 射线回复到基态 $^{99}_{43}$Tc，其半衰期为 6.03h，如图 7-6 所示。由于在多数情况下，原子核处于激发态的时间很短暂，无法测出其时间间隔。所以，可认为这两种衰变是同时进行的。例如，$^{131}$I 衰变同时放出 $\beta$ 射线和 $\gamma$ 射线。得到一定能量的单纯 $\gamma$ 衰变核素是核医学成像的基础。

如果用 $^{Am}_{Z}X$ 表示 $^{A}_{Z}X$ 的同质异能素，$\gamma$ 衰变可用式（7-11）表示

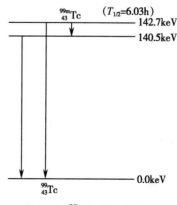

图 7-6　$^{99m}_{43}$Tc 的 $\gamma$ 衰变图

$$^{Am}_{Z}X \rightarrow ^{A}_{Z}X + \gamma + Q \qquad (7\text{-}11)$$

**2.内转换** 有些原子核从激发态向低能态（或基态）跃迁时并不能够辐射 γ 光子，而是将多余的能量直接传递给核外的内层电子，使其成为自由电子，这种现象称为内转换（internal conversion，IC），所放出的电子叫内转换电子（internal conversion electron）。参与内转换的电子主要是 K 层电子，偶然也有 L 层或其他壳层电子参与内转换。内转换发生后，将在原子的 K 层或 L 层留下空位，因此，还会有特征 X 射线或俄歇电子出现，这与电子俘获的情况相同。

## 七、衰 变 纲 图

放射性核素的衰变过程可用衰变纲图（decay scheme）来表示，例如，图 7-2 至图 7-6 均为衰变纲图。图中最下面的横线表示原子核的基态，上面的各横线分别表示子核的激发态。相应的能量和半衰期等分别标在能级两侧，两能级之间的能量差表示衰变能。斜线上标示衰变类型、粒子的动能和衰变百分比。发生 α 衰变、β$^+$ 衰变和轨道电子俘获，箭头向左倾斜；发生 β$^-$ 衰变，箭头向右倾斜；向下的垂线表示 γ 衰变。在图 7-3 中，$^{32}_{15}$P 通过 β$^-$ 衰变成 $^{32}_{16}$S，在此过程中放出 1.71MeV 的能量。$^{60}_{27}$Co 在 β$^-$ 衰变过程中将产生 γ 射线。其具体衰变过程为：$^{60}_{27}$Co 首先发生 β$^-$ 衰变到 $^{60}_{28}$Ni 的 2.50MeV 的激发态，释放出能量为 1.17MeV 的 γ 射线后，再跃迁到 $^{60}_{28}$Ni 的 1.33MeV 的较低激发态，释放出能量为 1.33MeV 的 γ 射线。

# 第二节　原子核衰变的宏观规律

## 一、放射性指数衰变规律

原子核衰变（即核放射现象）是原子核自发地从不稳定状态进入稳定状态的过程。放射性核素自发地进行衰变，使原来的核素数量不断减少并产生出新的核素。衰变后的新核有的是稳定核素，有的仍是放射性核素并继续进行衰变。虽然核衰变方式有 α、β 和 γ 等多种类型，但是所有放射性核素在衰变时都遵循着共同的宏观基本规律。

原子核发生衰变时，母核将不断地衰变成子核。随着时间 $t$ 的增加，母核的数目将不断减少。一种放射性核素团体中的每一个核素都将衰变，个体核素衰变的时间有先后及长短之分，且衰变初始时刻是随机的。大量原子核的宏观衰变规律将遵循数理统计规律。实验测量和理论推导证明，放射性核素衰变服从指数衰减规律。

如果在时间 $t$ 到 $t+dt$ 内，有 $dN$ 个原子核发生衰变，则 $dN$ 与处于 $t$ 时刻尚未衰变的原子数目 $N$ 及时间间隔 $dt$ 成正比，并且 $dN$ 还与发生衰变原子核的种类有关，由引入的衰变常量 $\lambda$ 来表示

$$dN = -\lambda N dt \qquad (7\text{-}12)$$

负号表示放射性核数 $N$ 随时间 $t$ 的增加而减少。式（7-12）称为放射性核素衰变定律的微分表达式。

将式（7-12）积分并根据初始条件：$t=0$ 时，$N=N_0$，即可得到

$$N = N_0 e^{-\lambda t} \qquad (7\text{-}13)$$

式（7-13）为放射性核素衰变定律的积分表达式。它表明放射性核素衰变是按照指数衰减规律减少的。

## 二、与核衰变相关的物理量

**1.衰变常量 $\lambda$** 式（7-12）可以得到衰变常量 $\lambda$ 为

$$\lambda = \frac{-\mathrm{d}N/N}{\mathrm{d}t} \tag{7-14}$$

式(7-14)表示,$\lambda$等于单位时间内衰变的核数与当时存在的核数之比,或者说是一个放射性核素在单位时间内的衰变概率。衰变常量是表示放射性核素衰变快慢的一个物理量,单位为$\mathrm{s}^{-1}$。其值越大,表示其核素随时间增加而减少的就越快。实验证明,放射性核素衰变的快慢(即$\lambda$值的大小)是由原子核本身性质所决定,与其化学状态无关,也不受温度、压力等物理因素的影响,而且每一种放射性核素都有各自的$\lambda$值。如果一种核素同时发生$n$种类型的核衰变,而且它们的衰变常量分别为$\lambda_1, \lambda_2, \cdots, \lambda_n$,则总的衰变常量$\lambda$等于各衰变常量之和。即

$$\lambda = \lambda_1 + \lambda_2 + \cdots + \lambda_n \tag{7-15}$$

**2. 半衰期$T_{1/2}$**　对于某种特定能态的放射性核素,核的数量因发生自发核衰变而减少到原来核数量一半所需的时间称为半衰期(half life),用$T_{1/2}$表示。它是表征放射性核素自发衰变的另一参数,单位常用年(a)、天(d)、小时(h)、分(min)和秒(s)表示。不同的放射性核素半衰期的差别可能很大,例如,天然铀中的核素$^{238}_{92}\mathrm{U}$,其半衰期为$T_{1/2} = 4.47 \times 10^9 \mathrm{a}$;而核素$^{132}_{53}\mathrm{I}$的半衰期为$T_{1/2} = 2.28\mathrm{h}$。

根据半衰期的定义和核素的指数衰减规律式(7-13),可求出半衰期$T_{1/2}$与衰变常量$\lambda$的关系。当$t = T_{1/2}$时,$N = \dfrac{N_0}{2}$,代入式(7-13)得$\dfrac{1}{2}N_0 = N_0 \mathrm{e}^{-\lambda T_{1/2}}$,再两边取对数,整理后得

$$T_{1/2} = \frac{\ln 2}{\lambda} = \frac{0.693}{\lambda} \tag{7-16}$$

由式(7-16)可知,半衰期$T_{1/2}$与衰变常量$\lambda$成反比。显然$\lambda$大,$T_{1/2}$就短,衰变就快。将式(7-16)代入式(7-13),还可得到用半衰期表示的衰变定律为

$$N = N_0 \left(\frac{1}{2}\right)^{t/T_{1/2}} \tag{7-17}$$

当$t$是$T_{1/2}$的整数倍时,则在应用式(7-17)计算时不再需要进行指数运算,极为方便。例如,$^{60}\mathrm{Co}$的半衰期约为$5.27\mathrm{a}$,经过1个半衰期就只剩下原来的$1/2$,经过2个半衰期(约$10.54\mathrm{a}$)就剩下原来的$1/4$,如此类推。

**3. 生物衰变常量$\lambda_\mathrm{b}$**　在放射性核素引入人体后,放射性核素的数目除按照自身的衰变规律减少外,还由于人体的排泄而减少;假定由于人体的排泄作用使核素数量的减少也按指数规律变化,这样它也对应一个衰变常量,称为生物衰变常量$\lambda_\mathrm{b}$。参照式(7-12),人体内放射性核素总的减少量可写成

$$\mathrm{d}N = -(\lambda_\mathrm{p} + \lambda_\mathrm{b})N\mathrm{d}t = -\lambda_\mathrm{e}N\mathrm{d}t \tag{7-18}$$

其中$\lambda_\mathrm{p}$为物理衰变常量,即前述式(7-15)的衰变常量$\lambda$;由此,$\lambda_\mathrm{e} = \lambda_\mathrm{p} + \lambda_\mathrm{b}$为有效衰变常量。

根据半衰期与衰变常量的关系有,物理半衰期$T_{\mathrm{p}/2} = \dfrac{\ln 2}{\lambda_\mathrm{p}}$,生物半衰期$T_{\mathrm{b}/2} = \dfrac{\ln 2}{\lambda_\mathrm{b}}$,有效半衰期$T_{\mathrm{e}/2} = \dfrac{\ln 2}{\lambda_\mathrm{e}}$。它们之间的关系为

$$\frac{1}{T_{\mathrm{e}/2}} = \frac{1}{T_{\mathrm{p}/2}} + \frac{1}{T_{\mathrm{b}/2}} \tag{7-19}$$

可见,有效半衰期比物理半衰期和生物半衰期都短。几种常见的放射性核素的半衰期如表7-1所示。

**4. 平均寿命$\tau$**　原子核总数一定的放射源,原子核在衰变过程中的平均存在时间称为放射性核素的平均寿命(mean life),以$\tau$表示。它是另一个反映放射性核素衰变快慢的物理量。它具体反映的是某种放射性核素平均存在的时间,SI单位是秒(s)。

表 7-1 几种放射性核素半衰期

| 放射性核素 | 符号 | 半衰期 |
|---|---|---|
| 镓 -68 | $^{68}_{31}Ga$ | 68.3min |
| 锝 -99 | $^{99}_{43}Tc$ | 6.02h |
| 金 -198 | $^{198}_{79}Au$ | 2.7d |
| 碘 -131 | $^{131}_{53}I$ | 8.04d |
| 磷 -32 | $^{32}_{15}P$ | 14.3d |
| 汞 -203 | $^{203}_{80}Hg$ | 46.9d |
| 钴 -60 | $^{60}_{27}Co$ | 5.27a |
| 锶 -90 | $^{90}_{38}Sr$ | 28a |
| 铯 -137 | $^{137}_{55}Cs$ | 30a |
| 碘 -125 | $^{125}_{53}I$ | 60d |

若 $t$ 时刻母核数为 $N$，则在 $dt$ 内母核衰减数为 $-dN$，可认为这 "$-dN$" 个母核中每个核的寿命都是 $t$。考虑到 $t=0$ 时，$N=N_0$，$t \to \infty$ 时，$N \to 0$，即最终所有的核素都衰变完了，因此它们的寿命总和就是

$$\int_{N_0}^0 t(-dN) = \int_0^\infty \lambda Nt dt = \int_0^\infty \lambda t N_0 e^{-\lambda t} dt = \frac{N_0}{\lambda}$$

把它除以母核总数 $N_0$，即得平均寿命

$$\tau = \frac{1}{\lambda} \tag{7-20}$$

由此可见，平均寿命 $\tau$ 等于衰变常量 $\lambda$ 的倒数。据此，可推导出平均寿命、衰变常量和半衰期这三个从不同角度表示放射性核素衰变快慢物理量之间的关系

$$T_{1/2} = \frac{\ln 2}{\lambda} = \frac{0.693}{\lambda} = 0.693\tau \tag{7-21}$$

**5. 放射性活度** 由于放射性核素只有在核衰变时才放出射线，因此，射线的强弱程度完全取决于单位时间内衰变的原子核个数。所以，定义单位时间内衰变的原子核数为该放射性样品的放射性活度（radioactivity），用 $A$ 表示。即

$$A = \frac{-dN}{dt} = \lambda N = \lambda N_0 e^{-\lambda t} = A_0 e^{-\lambda t} \tag{7-22}$$

放射性活度随时间变化的规律也是指数衰减规律。式（7-22）中，$A_0 = \lambda N_0$ 是 $t=0$ 时刻的放射性活度。由式（7-22）可知，若某时刻母核数为 $N$，则该时刻的放射性活度就是 $\lambda N$，即 $A = \lambda N$。

将 $\lambda = \frac{\ln 2}{T_{1/2}}$ 代入式（7-22），可得到用半衰期表示的放射性活度的衰减规律为

$$A = A_0 (\frac{1}{2})^{t/T_{1/2}}$$

放射性活度 $A$ 的 SI 单位为贝可，符号为 Bq，$1Bq = 1s^{-1}$。

对式（7-22）进行如下讨论：

（1）当核素一定（即 $\lambda$ 不变）时，$A \propto N$。即在体外测得的放射性活度数值正比于体内对应投影位置上的放射性核素的数目，这是核医学成像技术的基本原理之一。

（2）当两种核素的 $N$ 相同而 $\lambda$ 不同时，有 $A \propto \lambda = \frac{1}{\tau}$。即如果引入体内两种数量相等的不同核素，短寿命核素的活度大。

（3）当 $A$ 一定时，有 $N \propto \frac{1}{\lambda} = \tau$。即在满足体外测量的一定活度下，引入体内的放射性核素平

均寿命越短,所需数量越少,这就是临床上都要使用短寿命核素的原因。

<h2 style="text-align:center">三、递 次 衰 变</h2>

在不稳定的原子核衰变成子核以后,如果子核仍具有放射性,则子核将按照自己的衰变方式和衰变规律进行衰变。若子核衰变后产生的下一代子核还具有放射性,则这一代子核也要进行核衰变。如此一代又一代地衰变下去,直到最后生成稳定核素为止的物理现象就是原子核的递次衰变。这一现象可以延续好几"代",形成一个放射性核素的"家族",称为放射系。如图 7-7 所示,由 $^{232}$Th 开始经过陆续的多次衰变,最后直到稳定的核素 $^{208}$Pb 为止。在递次衰变中,各代核的衰变规律将有所不同。下面首先考查三代递次衰变,即 A→B→C 的简单情况,然后再考虑 $n$ 代递次衰变的规律。

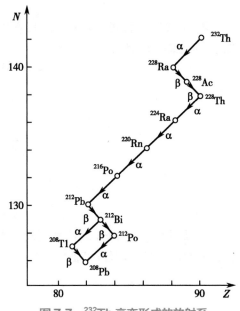

图 7-7　$^{232}$Th 衰变形成的放射系

**1. 三代递次衰变**　设三代核素 A、B、C 的衰变常量分别为 $\lambda_1$、$\lambda_2$、$\lambda_3$。在 $t$ 时刻,三种核的数目为 $N_1(t)$、$N_2(t)$、$N_3(t)$。设 $t=0$ 时,只有母核 A 存在,即 $N_1(0)=N_0$,$N_2(0)=N_3(0)=0$。故有

$$N_1(t) = N_1(0)\, \mathrm{e}^{-\lambda_1 t} \tag{7-23}$$

(1) 第一代子核 B:它的数目改变速率为 $\dfrac{\mathrm{d}N_2(t)}{\mathrm{d}t}$,一方面以速率 $\lambda_1 N_1(t)$ 从 A 中产生而增多,另一方面又同时以 $\lambda_2 N_2(t)$ 这一速率衰变而减少,故

$$\frac{\mathrm{d}N_2(t)}{\mathrm{d}t} = \lambda_1 N_1(t) - \lambda_2 N_2(t) \tag{7-24}$$

将式(7-23)代入式(7-24),求解这一微分方程,并考虑初始条件,则得

$$N_2(t) = \frac{\lambda_1}{\lambda_2 - \lambda_1} N_1(0)\,(\mathrm{e}^{-\lambda_1 t} - \mathrm{e}^{-\lambda_2 t}) \tag{7-25}$$

(2) 对于第二代子核 C:

1) 如果它是稳定的,即 $\lambda_3 = 0$,则

$$\frac{\mathrm{d}N_3(t)}{\mathrm{d}t} = \lambda_2 N_2(t) \tag{7-26}$$

将式(7-25)代入式(7-26),求其通解,并考虑初始条件,则得

$$N_3(t) = \frac{\lambda_1 \lambda_2}{\lambda_2 - \lambda_1} N_1(0) \left[ \frac{1}{\lambda_1}(1 - \mathrm{e}^{-\lambda_1 t}) - \frac{1}{\lambda_2}(1 - \mathrm{e}^{-\lambda_2 t}) \right] \tag{7-27}$$

分析式(7-27)可见:当 $t \to \infty$ 时,$N_3(t) \to N_1(0)$,即母核 A 全转变为第二代子核 C。

2) 如果第二代子核 C 是不稳定的,即 $\lambda_3 \neq 0$,则

$$\frac{\mathrm{d}N_3(t)}{\mathrm{d}t} = \lambda_2 N_2(t) - \lambda_3 N_3(t) \tag{7-28}$$

可求得该方程满足初始条件的解为

$$N_3(t) = N_1(0)(k_1 \mathrm{e}^{-\lambda_1 t} + k_2 \mathrm{e}^{-\lambda_2 t} + k_3 \mathrm{e}^{-\lambda_3 t}) \tag{7-29}$$

式中

$$k_1 = \frac{\lambda_1}{\lambda_2 - \lambda_1} \cdot \frac{\lambda_2}{\lambda_3 - \lambda_1}$$

$$k_2 = \frac{\lambda_1}{\lambda_1 - \lambda_2} \cdot \frac{\lambda_2}{\lambda_3 - \lambda_2}$$

$$k_3 = \frac{\lambda_1}{\lambda_1 - \lambda_3} \cdot \frac{\lambda_2}{\lambda_2 - \lambda_3}$$

**2. $n$ 代递次衰变**　若开始时只有第一代母核，即 $N_1(0) = N_0$，则由三代递次衰变的结果可知，第 $i$ 代衰变规律为

$$N_i(t) = N_1(0)(k_1 e^{-\lambda_1 t} + k_2 e^{-\lambda_2 t} + \cdots + k_i e^{-\lambda_i t}) \tag{7-30}$$

式中

$$k_1 = \frac{\lambda_1 \lambda_2 \lambda_3 \cdots \lambda_{i-1}}{(\lambda_2 - \lambda_1)(\lambda_3 - \lambda_1) \cdots (\lambda_i - \lambda_1)}$$

$$k_2 = \frac{\lambda_1 \lambda_2 \lambda_3 \cdots \lambda_{i-1}}{(\lambda_1 - \lambda_2)(\lambda_3 - \lambda_2) \cdots (\lambda_i - \lambda_2)}$$

$$\vdots$$

$$k_i = \frac{\lambda_1 \lambda_2 \lambda_3 \cdots \lambda_{i-1}}{(\lambda_1 - \lambda_i)(\lambda_2 - \lambda_i) \cdots (\lambda_{i-1} - \lambda_i)}$$

从以上的求解可知，递次衰变规律不再是简单的指数衰减规律。其中任意一代的变化都和自身衰变常量有关，又和前面的各代衰变常量有关。

## 四、放射性平衡

在递次衰变中，当满足一定条件时，各代核的数量比会出现与时间无关的多种衰变现象，统称这些衰变现象为放射性平衡。放射性平衡又可分为暂时平衡、长期平衡和不成平衡 3 种情况。下面以两代衰变 A→B 为例作简要说明。

**1. 暂时平衡**　这种放射性平衡实现的条件是：$\lambda_1 < \lambda_2$，且 $e^{-(\lambda_2 - \lambda_1)t} \ll 1$。

根据两代衰变的公式 $N_2(t) = \frac{\lambda_1}{\lambda_2 - \lambda_1} N_1(0)(e^{-\lambda_1 t} - e^{-\lambda_2 t})$ 可得

$$N_2(t) = \frac{\lambda_1}{\lambda_2 - \lambda_1} N_1(0) e^{-\lambda_1 t}[1 - e^{-(\lambda_2 - \lambda_1)t}]$$

即

$$N_2(t) = \frac{\lambda_1}{\lambda_2 - \lambda_1} N_1(t)[1 - e^{-(\lambda_2 - \lambda_1)t}] \tag{7-31}$$

因为 $\lambda_1 < \lambda_2$，且 $e^{-(\lambda_2 - \lambda_1)t} \ll 1$，所以，式(7-31)可近似为

$$N_2(t) = \frac{\lambda_1}{\lambda_2 - \lambda_1} N_1(t) = \frac{\lambda_1}{\lambda_2 - \lambda_1} N_1(0) e^{-\lambda_1 t} \tag{7-32}$$

或

$$\frac{N_2(t)}{N_1(t)} = \frac{\lambda_1}{\lambda_2 - \lambda_1} \tag{7-33}$$

式(7-32)和式(7-33)说明：此时子核的数量变化将按照母核的衰变规律而变化，它们之间保持与 $t$ 无关的暂时固定的比例，这就叫暂时平衡。

由于 $A = \lambda N$，故在达到暂时平衡时，由式(7-33)可得，$\frac{A_2}{A_1} = \frac{\lambda_2}{\lambda_2 - \lambda_1}$，即此时 $A_2 > A_1$。

开始时子核 B 数目为零，然后经过母核 A 衰变为子核 B 时，使子核数目增多。在达到暂时平衡时，子核 B 和母核 A 将以同样规律减少。可见，子核 B 的数目 $N_2$ 在某时刻必有一最大值。设子核 B 的数目达到最大值 $N_{2m}$ 时间为 $t_m$，其中 $t_m$ 可从式(7-31)或式(7-25)中由数学条件 $\frac{dN_2}{dt} = 0$ 求出，从而求出 $N_{2m}$。

即

$$t_m = \frac{1}{\lambda_1 - \lambda_2} \ln \frac{\lambda_1}{\lambda_2} \tag{7-34}$$

$$N_{2m} = N_1(0)\left(\frac{\lambda_1}{\lambda_2}\right)^{\frac{\lambda_2}{\lambda_2-\lambda_1}} \qquad (7\text{-}35)$$

图 7-8 表示 $\lambda_1 < \lambda_2$ 时子、母核间出现暂时平衡的情况。其中曲线 $a$ 表示子核的活度 $A_2$ 随时间的变化；曲线 $b$ 表示母核的活度 $A_1$ 的变化；曲线 $c$ 表示子、母核的总活度 $(A_1+A_2)$ 随时间的变化；曲线 $d$ 表示子核单独存在时活度的变化。由曲线 $a$ 看到，子核的活度最初随时间而增长，达到某一极大值后，按母核的衰变常量而减少。

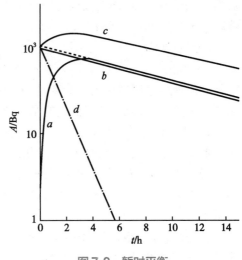

图 7-8　暂时平衡

在临床医学中，半衰期短的放射性核素很有应用价值。但是，由于它们衰变很快，一旦从生产到临床使用的时间长了，则剩下的也就不多了。因此，利用串联衰变的暂时平衡可以解决这个矛盾。先生产长半衰期的母核，使用时根据母核和子核物理化学性质的不同，用特定的淋洗液把短半衰期的子核提取出来。当子核被洗脱后，经过一定时间，子核和母核又达到暂时平衡，可以再次进行淋洗。这样，每隔一定时间就可以从母核中分离出具有一定活度的短半衰期的子核，随时供临床使用。

**2. 长期平衡**　这种放射性平衡实现的条件是：$\lambda_1 \ll \lambda_2$，且时间足够长，$t \geqslant 7T_2$（$T_2$ 即 $T_{2\,1/2}$，以下该节中 $T_1$、$T_2$ 都略去了下标 "1/2"）。此时，由于 $\lambda_1 \ll \lambda_2$，根据式（7-31）可得

$$N_2(t) = \frac{\lambda_1}{\lambda_2}N_1(t)(1-e^{-\lambda_2 t}) \qquad (7\text{-}36)$$

当时间足够长时，式（7-36）中因子 $e^{-\lambda_2 t} \ll 1$，例如当 $t=7T_2$ 时

$$e^{-\lambda_2 \cdot 7T_2} = e^{-7\times0.693} = 7.8\times10^{-3} \ll 1$$

于是就有

$$N_2(t) = \frac{\lambda_1}{\lambda_2}N_1(t) \qquad (7\text{-}37)$$

或
$$\lambda_1 N_1 = \lambda_2 N_2,\ \text{或}\ A_1 = A_2 \qquad (7\text{-}38)$$

只要母核的衰变常量比子核的小得多（$\lambda_1 \ll \lambda_2$），即母核的半衰期比子核的长得多（$T_1 \gg T_2$），且观察时间足够长（$t \geqslant 7T_2$）时，则子核数目及放射活度就会达到饱和，而且子核与母核的放射活度相等，这就叫作长期平衡。

对于多代子核的情况，只要母核的半衰期远大于子核，则会出现这种长期平衡。整个系列达到长期平衡时，各代子核放射活度均相等

$$\lambda_1 N_1 = \lambda_2 N_2 = \cdots = \lambda_n N_n = A \qquad (7\text{-}39)$$

利用式（7-39）和 $T_{1/2} = \dfrac{\ln 2}{\lambda} = \dfrac{0.693}{\lambda}$ 可求出长寿命核素的半衰期。只要其中有一代子核的半衰期及其所求一代子核的数目比已知即可。

因为 $\lambda_1 N_1 = \lambda_2 N_2$，所以 $T_2 N_1 = T_1 N_2$，$T_1 = N_1 T_2/N_2$。例如，$^{231}_{91}\text{Pa} \rightarrow ^{227}_{89}\text{Ac}, \cdots$，已知 $^{227}\text{Ac}$ 的半衰期 $T_2 = 21.8\text{a}$。实验测出长期平衡时，原子核数目比 $\dfrac{N(^{231}\text{Pa})}{N(^{227}\text{Ac})} = 1\,505$，则 $^{231}\text{Pa}$ 半衰期 $T_1 = 1\,505 \times 21.8\text{a} = 3.28\times10^4\text{a}$。

**3. 不成平衡**　若母核的半衰期远小于各代子核，则经过一定时间后，母核将几乎全部转变为子核，子核将按自己的方式进行衰变的物理现象被称为不成平衡。

由上述3种情况的分析可知,在任何递次衰变中,不论各代子核衰变常量之间的关系如何,必有一个半衰期最长者(或 $\lambda$ 最小)的核素经足够长时间后,整个系列必然剩下半衰期最长及其后的各代子核,它们均近似按最长半衰期的简单指数规律衰减,这类似于暂时平衡或长期平衡的情况。

## 五、放射性计数的统计规律

放射性核素所发生的核衰变是一个随机事件。这种随机性表现在衰变的方式、衰变或辐射粒子发生的时刻、辐射粒子到达的空间位置、定点测量辐射粒子的数目大小,即计数多少上。

**1. 放射性计数的统计涨落** 在计数测量对象、测量环境均固定不变的情况下,多次的计数测量数值大小会在一个数值上下起伏的现象称为放射性计数的统计涨落(statistical fluctuation)。辐射源在空间位置上的随机性在核医学影像的表现是在影像上形成"灰雾",这是影像的一种噪声,也称量子噪声。它会使影像信噪比下降,对比度和空间分辨力变差,造成分辨微小病灶的困难。

**2. 放射性计数的统计规律** 因为辐射源由大量放射性核素构成,所以辐射源的放射性计数是大量随机事件的统计平均的一种结果,具有数理统计规律。计数的频数(即计数出现的次数)随着计数呈现泊松分布(Poisson distribution);当计数较大时,趋向于高斯分布(Gauss distribution),即偶然误差的对称分布。

若一次测量的计数为 $N$,其标准差 $S$ 为

$$S = \sqrt{N} \tag{7-40}$$

变异系数 $CV$ 为

$$CV = \frac{\sqrt{N}}{N} = \frac{1}{\sqrt{N}} \tag{7-41}$$

所以,一次性计数的测量值结果表示为

$$N \pm S = N \pm \sqrt{N} = N(1 \pm \frac{1}{\sqrt{N}}) = N(1 \pm CV) \tag{7-42}$$

式(7-42)中 $S$ 和 $CV$ 反映了测量值的离散程度,其物理含义是重复测量的结果有68%的概率出现在 $(N-S)$ 到 $(N+S)$ 之间。

通常计数测量是以计数率表示的,计数率 $n$ 的定义是

$$n = \frac{N}{t} \tag{7-43}$$

$N$ 为时间 $t$ 内的总计数。计数率是计数测量总体中一个样本中的一个单元,样本大小为 $t$。例如,$N$ 是3min的总计数,计数率是每分钟的计数,则样本大小为3;如计数率是每秒钟的计数,则样本大小为 $3 \times 60$。

表示样本中计数率离散程度的量是标准误差 $S_{\bar{x}}$ 和相对标准误差 $\frac{S_{\bar{x}}}{n}$,为

$$S_{\bar{x}} = \sqrt{\frac{n}{t}} = \frac{\sqrt{N}}{t} \tag{7-44}$$

$$\frac{S_{\bar{x}}}{n} = \sqrt{\frac{1}{nt}} = \frac{1}{\sqrt{N}} \tag{7-45}$$

所以,计数率的测量值结果可表示为

$$n \pm S_{\bar{x}} = n(1 \pm \frac{S_{\bar{x}}}{n}) = n(1 \pm \frac{1}{\sqrt{N}}) \tag{7-46}$$

比较式(7-42)和式(7-46)可知,计数率的离散程度比一次性计数缩小了 $t$ 倍。使 $S_{\bar{x}}$、$\frac{S_{\bar{x}}}{n}$ 减

少的途径是增大 $N$ 或 $t$。$S_{\bar{x}}$、$\dfrac{S_{\bar{x}}}{n}$ 的意义与 $S$、$CV$ 相似,即计数率 $n$ 出现在 $(n-S_{\bar{x}})$ 到 $(n+S_{\bar{x}})$ 之间的概率为 68%,这个概率也称为可信度。

实际测量中总存在本底计数,所以净计数率 $n_S$ 应是

$$n_S = n_T - n_B \tag{7-47}$$

其中,$n_T$ 为总计数率,$n_B$ 为本底计数率。根据误差传递法则

$$S_{S\bar{x}} = \sqrt{S_{T\bar{x}}^2 + S_{B\bar{x}}^2} = \sqrt{\frac{n_T}{t_T} + \frac{n_B}{t_B}} \tag{7-48}$$

$$\frac{S_{S\bar{x}}}{n_S} = \frac{\sqrt{\dfrac{n_T}{t_T} + \dfrac{n_B}{t_B}}}{n_T - n_B} \tag{7-49}$$

# 第三节　原子核反应

## 一、核反应的一般概念

**1. 核反应**　当具有一定能量的粒子,如氦核 $^3$He 或 $^4$He($\alpha$)、氘核 $^2$H(d)、质子(p)、中子(n)、光子($\gamma$)等轰击原子核(这个被轰击的原子核也叫靶核),使之转变为另一种原子核的过程称为原子核反应,简称为核反应。

一般情况下,核反应过程可表示为

$$^A_Z X + a \rightarrow \,^{A'}_{Z'} Y + b \tag{7-50}$$

式中 a 表示入射粒子,b 表示核反应后放出的粒子;X 是被轰击的原子核(靶核),Y 是形成的新核。这种核反应也可简写为

$$^A_Z X(a,b)^{A'}_{Z'} Y \tag{7-51}$$

例如,英国物理学家卢瑟福(E. Rutherford,1871—1937)完成的 $\alpha$ 粒子轰击氮核的反应 $^{14}_7 N + \,^4_2 He \rightarrow \,^{17}_8 O + \,^1_1 p$ 可简写成 $^{14}_7 N(\alpha,p)^{17}_8 O$,式中 $\alpha$ 和 p 分别表示 $\alpha$ 粒子和质子。

**2. 人工放射性现象**　在核反应发现后,许多科学家曾用各种粒子对自然界的核素进行轰击。法国物理学家约里奥 - 居里夫妇(Frederic Joliot-Curie,1900—1958;Irene Joliot-Curie,1897—1956)在 1934 年发现,用 $\alpha$ 粒子轰击各种物质时,经过核反应所产生的新生元素不是稳定的,而是一种放射性元素。这种用人为方法产生放射性元素的现象称为人工放射性现象,这一发现对产生人工放射性同位素提供了重要的实验基础。因"人工放射性"的发现,约里奥 - 居里夫妇获得了 1935 年诺贝尔化学奖。在约里奥 - 居里夫妇的科学发现历程中,曾三次与诺贝尔奖擦肩而过。

应用中子作为入射粒子也可产生放射性同位素。在人工放射性现象中发现了正电子 $\beta^+$,正电子的质量与电量和电子等值,电性相反。如

$$^{10}_5 B + \,^4_2 He \rightarrow \,^{13}_7 N + \,^1_0 n \tag{7-52}$$

$$^{13}_7 N \rightarrow \,^{13}_6 C + \,^{0}_{+1}\beta \tag{7-53}$$

**3. 重核裂变**　在 1936—1939 年,当用中子轰击重核时发现了一种全新的核反应:重原子核经中子轰击后分裂为质量差不多相等的两部分和 1~3 个中子,并同时放出大量热量,这种反应叫作重核裂变,该反应记作(n, f)。典型的例子有中子轰击 $^{235}$U 时,可发生下列反应

$$^{235}_{92} U + \,^1_0 n \rightarrow \,^{139}_{54} Xe + \,^{95}_{38} Sr + 2\,^1_0 n + Q \tag{7-54}$$

式中 $^{139}$Xe 和 $^{95}$Sr 是放射性核素，它们将通过 $\beta^-$ 衰变成稳定核。由于重核的平均结合能要比中等原子核小，所以重核裂变过程中要释放能量 $Q$。

**4. 核反应堆**　在上述 (n, f) 反应中，入射 1 个中子出射 2 个中子。这种中子的增殖可使裂变反应持续不断地进行，形成裂变链式反应。在实际应用中，需要对反应速度进行人为控制，这种能产生可控制的持续核链式反应的装置就是核反应堆，简称反应堆。

**5. 核反应类型**　核反应按照不同的分类方法可以有很多种类型。

（1）按入射粒子种类分为：中子核反应 [(n, γ)、(n, α)、(n, p)、(n, 2n)、(n, f)]，质子核反应 [(p, α)、(p, d)、(p, n)、(p, γ)]，光核反应 [(γ, n)、(γ, d)、(γ, α)]，轻离子核反应 [(d, α)、(d, p)、(d, n)、(α, p)、(α, n)、(α, γ)] 和重离子核反应。

（2）按入射粒子能量分为：低能核反应（<140MeV）、中能核反应（<1GeV）和高能核反应（>1GeV）。

（3）按靶核的质量分为：轻核反应（$A \leqslant 30$）、中核反应（$30 < A \leqslant 90$）和重核反应（$A > 90$）。所有的核反应过程同核衰变过程一样，严格地遵守质量（能量）守恒、动量守恒、电荷数守恒等有关守恒定律。

**6. 正负电子对湮没**　在式（7-52）和式（7-53）所描述的核反应中，产生的放射性核素 $^{13}$N 是不稳定的核素，其衰变过程放出正电子 $\beta^+$，类似的核素有 $^{11}$C、$^{15}$O、$^{18}$F 等。衰变中产生的 $\beta^+$ 大约在 1.5mm 范围内与电子 $\beta^-$ 发生湮没。根据能量守恒和动量守恒，正负电子对湮没过程中，必然产生一对飞行方向相反、能量各为 0.511MeV 的光子，即双光子。正电子发射体层仪（PET）就是探测这一对光子来表征 $\beta^+$ 衰变的发生以及发出 $\beta^+$ 的母体核素的存在。

1929 年，当时师从美国物理学家密立根（R. A. Millikan, 1868—1953）的我国物理学家赵忠尧（1902—1998），与英国、德国的几位物理学家同时独立地发现了当硬 γ 射线通过重元素时，除了康普顿效应和光电效应引起的吸收外，还存在着反常吸收，他的论文《硬 γ 射线的吸收系数》于 1930 年 5 月发表在《美国科学院院报》上。为进一步研究反常吸收机制，赵忠尧开展了硬 γ 射线散射的研究，并首先观察到硬 γ 射线在铅中还会导致产生一种特殊辐射，他的论文《硬 γ 射线散射》于 1930 年 10 月发表在美国的《物理评论》杂志。两年后，他的同学安德森（C. D. Anderson, 1905—1991）发现正电子，物理学家们在讨论正电子的性质，寻找正电子产生和消失过程的证据时，才认识到硬 γ 射线的反常吸收是由于 γ 射线与原子核作用而产生了一对正负电子，而特殊辐射则是正电子和负电子重新结合并转化为 2 个光子的湮没辐射，即正负电子对湮没辐射。安德森因发现正电子，与奥地利物理学家赫斯（V. F. Hess, 1905—1991）（因发现宇宙辐射）共同分享了 1936 年诺贝尔物理学奖。

## 二、中子及分类

由于中子的质量 $m_n$ 与质子质量 $m_p$ 基本相当，而且中子是不带电的中性粒子，所以与原子核作用时不存在库仑力，可以穿过核外电子云层与原子核直接作用，因此其穿透性非常强，可以与大多数原子核发生核反应。

**1. 自由中子**　自由中子不稳定，它可以衰变成质子、负电子并放出一个反中微子

$$n \to p + \beta^- + \bar{\nu} \tag{7-55}$$

由于这个过程的半衰期为 12min，所以自然界一般很难见到自由中子。

**2. 快中子**　易裂变的核素（如 $^{233}$U、$^{235}$U、$^{239}$Pu、$^{241}$Pu 等）在裂变时产生的中子能量很高、速度很快，称为快中子。

**3. 热中子**　在反应堆中人为地装入一定量的含轻原子核（$^1$H、$^2$H、$^{12}$C、$^9$Be 等）的物质，如轻水（即普通水）、重水（氘与氧的化合物）、石墨和铍等；由裂变产生的快中子同这些轻原子核碰撞，通过能量传递其速度减慢，直至与周围介质的分子热运动达到平衡。这些经过慢化、与周围介质

分子热运动平衡的中子,称为热中子。

**4. 按中子能量分类** 通常按中子能量大小把它们分为以下 3 类:①快中子($E>0.1\text{MeV}$);②中能中子($1\text{eV}<E<0.1\text{MeV}$);③热中子($E<1\text{eV}$)。

**5. 热堆** 主要依靠热中子引起核裂变并维持链式反应的反应堆称为热中子反应堆,简称为热堆。按人为放入堆中慢化中子的物质不同,热堆可分为轻水堆、重水堆和石墨堆等。

**6. 快堆** 无慢化中子的物质(慢化剂),主要由快中子引起核裂变并维持链式反应的反应堆称为快中子反应堆,简称快堆。

### 三、中子核反应

中子同原子核相互作用引起的核反应称为中子核反应。中子的发现既从实验方面导致了对中子核反应和核裂变等现象的研究,从而步入了核能利用的新时代;同时又从理论上导致了对核结构与核力的研究,并且解释了为什么许多化学元素会有不同原子质量的"同位素"存在。

目前,临床应用的放射性核素主要是利用中子核反应获得的。由于自然界不存在自由中子,因此要想进行中子核反应,首先要获得中子源。反应堆生产放射性核素就是利用反应堆提供的高通量中子流照射靶材料,引起中子核反应而得到的。利用反应堆生产的放射性核素品种多、成本低,是目前医用放射性核素的主要来源。反应堆生产的放射性核素大多是丰中子核素,主要通过$(n, f)$,$(n, \gamma)$,$(n, p)$,$(n, \alpha)$,$(n, 2n)$等中子核反应得到。

# 第四节 医用放射性核素的来源

目前,临床应用的放射性核素主要由反应堆、回旋加速器和放射性核素发生器等生产。

### 一、反应堆生产放射性核素

反应堆(reactor)是生产医用放射性核素的主要方式之一,可生产多种放射性核素。而且放射性核素发生器(如 $^{99}\text{Mo} \rightarrow \ ^{99m}\text{Tc}$)的母体核素大多数也是用反应堆制备的。反应堆首先以 $^{235}\text{U}$ 和 $^{239}\text{Pu}$ 为核燃料进行$(n, f)$裂变反应,然后用在裂变过程中产生的中子(n)来轰击靶物引起 $(n, \gamma)$、$(n, p)$、$(n, \alpha)$、$(n, 2n)$等核反应,再将经中子辐照后的靶物质进行化学处理,即可最后生产出医用放射性核素。反应堆生产的放射性核素是丰中子核素,主要发生 $\beta^-$ 衰变,放出 $\gamma$ 射线。表 7-2 列出反应堆生产的医学上常用的放射性核素。

表 7-2 反应堆生产的医用放射性核素

| 放射性核素 | 半衰期 | 核反应 |
|---|---|---|
| $^{51}\text{Cr}$ | 27.7d | $^{50}\text{Cr}(n, \gamma)^{51}\text{Cr}$ |
| $^{99}\text{Mo}$ | 66.02h | $^{98}\text{Mo}(n, \gamma)^{99}\text{Mo}$ |
| $^{125}\text{I}$ | 60.2d | $^{124}\text{Xe}(n, \gamma)^{125}\text{Xe} \rightarrow \ ^{125}\text{I}$ |
| $^{131}\text{I}$ | 8.04d | $^{130}\text{Te}(n, \gamma)^{131m}\text{Te} \rightarrow \ ^{131}\text{Te} \rightarrow \ ^{131}\text{I}$ |
| $^{133}\text{Xe}$ | 5.25d | $^{132}\text{Xe}(n, \gamma)^{133}\text{Xe}$ |
| $^{153}\text{Sm}$ | 46.8h | $^{152}\text{Sm}(n, \gamma)^{153}\text{Sm}$ |
| $^{3}\text{H}$ | 12.33a | $^{6}\text{Li}(n, \alpha)^{3}\text{H}$ |
| $^{14}\text{C}$ | 5 730a | $^{14}\text{N}(n, p)^{14}\text{C}$ |
| $^{32}\text{P}$ | 14.3d | $^{32}\text{S}(n, p)^{32}\text{P}$ |

## 二、回旋加速器生产医用放射性核素

回旋加速器（cyclotron）是用来加速带电粒子轰击靶物质引起核反应的装置。加速器加速的带电粒子质子（p）、氘核（d）、氦核（$^3$He 或 $^4$He）等轰击靶后，产生与靶元素不同的放射性核素，再通过化学分离法，即可得到高放射性浓度甚至是无载体的医用放射性核素。

加速器主要生产短寿命和超短寿命的贫中子放射性核素，多以电子俘获（EC）和 $\beta^+$ 的形式衰变，适合于 γ 照相机、单光子发射计算机体层仪（single photon emission computed tomography，SPECT）和正电子发射体层仪（PET）显像。其影像清晰，辐射危害小，与 PET 配套使用的发射正电子核素 $^{11}$C、$^{13}$N、$^{15}$O、$^{18}$F 等短寿命核素均需要由加速器生产。表 7-3 列出了加速器生产的医用放射性核素。

表 7-3 加速器生产的医用放射性核素

| 放射性核素 | 半衰期 | 核反应 |
| --- | --- | --- |
| $^{11}$C | 20.4min | $^{10}$B(d, n)$^{11}$C, $^{11}$B(d, 2n)$^{11}$C, $^{14}$N(p, α)$^{11}$C |
| $^{13}$N | 9.96min | $^{12}$C(d, n)$^{13}$N, $^{10}$B(α, n)$^{13}$N |
| $^{15}$O | 2.03min | $^{14}$N(d, n)$^{15}$O |
| $^{18}$F | 109.8min | $^{18}$O(p, n)$^{18}$F, $^{16}$O($^3$He, p)$^{18}$F |
| $^{67}$Ga | 78.3h | $^{66}$Zn(d, n)$^{67}$Ga, $^{67}$Zn(p, n)$^{67}$Ga, $^{68}$Zn(p, 2n)$^{67}$Ga |
| $^{111}$In | 2.83d | $^{109}$Ag(α, 2n)$^{111}$In, $^{111}$Cd(p, n)$^{111}$In |
| $^{123}$I | 13.0h | $^{124}$Te(p, 2n)$^{123}$I, $^{121}$Sb(α, 2n)$^{123}$I |
| $^{201}$Tl | 74h | Hg(d, xn)$^{201}$Pb → $^{201}$Tl, $^{203}$Tl(p, 3n)$^{201}$Pb → $^{201}$Tl |

## 三、放射性核素发生器生产医用放射性核素

放射性核素发生器（radionuclide generator）是一种从较长半衰期的母核中分离出由它衰变而来的短半衰期子核的装置。放射性核素发生器的工作原理遵守放射性核素的递次衰变规律及放射平衡规律。根据它的工作原理，每隔一定时间就可以从该装置中分离出可供使用的子核，就好像从母牛身上挤奶一样，所以这种装置俗称"母牛（cow）"。

**1. 核素发生器中的放射性平衡** 由于在核素发生器母子核体系中，母子核体系的半衰期长短不同，故会出现不同的放射性平衡情况。现以暂时平衡和长期平衡两种情况加以讨论。

（1）暂时平衡情况：当发生器母子核体系中，母核的半衰期大于子核半衰期，也就是 $\lambda_2 > \lambda_1$ 时，经过足够长的时间后，母、子核之间达到暂时平衡。此时有

$$\frac{A_2}{A_1} = \frac{\lambda_2}{\lambda_2 - \lambda_1} = \frac{T_1}{T_1 - T_2} \tag{7-56}$$

也就是说，子核的放射性活度为母核的 $\dfrac{T_1}{T_1 - T_2}$ 倍。当 $t = t_m$ 时，$A_2 = A_{2m} = \lambda_2 N_{2m}$，此时从母核中分离子核可获得子核的最大放射性活度，这就是 $t_m$ 的重要意义。

（2）长期平衡情况：当 $\lambda_2 \gg \lambda_1$，$t \geq 7T_2$ 时，母子核体系会达到长期平衡。当 $t$ 足够大时，母、子核的放射性活度近似相等。例如，$^{90}$Sr → $^{90}$Y 就属于这种情况。$^{90}$Sr 的半衰期为 28a，$^{90}$Y 的半衰期仅为 64h。由式（7-24）可得子核的放射性活度随时间的变化规律为

$$A_2(t) = A_1(t) - \frac{dN_2(t)}{dt} \tag{7-57}$$

当 $t$ 不是很大时，也可由式（7-31）得到 $A_2$ 的近似计算公式如下

$$A_2(t) \approx A_{10}(1 - e^{-\lambda_2 t}) \tag{7-58}$$

其中 $A_{10}$ 为母核初始活度。

**2．子核提取**　当子核的放射性增大到最大值时，可对子核进行提取。即对于暂时平衡是 $t_m$ 时刻；对于长期平衡是 $t \geqslant 7T_2$ 时刻。子核提取后，母子核体系又处于不平衡状态，在下一个 $t_m$ 或 $7T_2$ 又可对子核进行提取。所以"母牛"可以多次"挤奶"，"挤奶"总次数（"母牛"的使用期限）取决于母核的半衰期和 $t_m$ 及 $7T_2$ 的长短。

放射性核素发生器可以商品化供应放射性核素，使医院或实验室能够方便地自己"生产"医用放射性核素。目前核医学临床最常用的医用放射性核素发生器是" $^{99}Mo \rightarrow {}^{99m}Tc$ "发生器。表 7-4 是常用的放射性核素发生器。

表 7-4　常用的放射性核素发生器

| 母体核素 | 母体核素半衰期 | 子体核素 | 子体核素半衰期 | 子体核素主要光子能量 /keV |
|---|---|---|---|---|
| $^{99}Mo$ | 66.02h | $^{99m}Tc$ | 6.02h | 140 |
| $^{113}Sn$ | 115d | $^{113m}In$ | 99.5min | 392 |
| $^{68}Ge$ | 288d | $^{68}Ga$ | 68min | 511 |
| $^{62}Zn$ | 9.3h | $^{62}Cu$ | 9.7min | 511 |
| $^{81}Rb$ | 4.6h | $^{81m}Kr$ | 13s | 190 |
| $^{82}Sr$ | 25.5d | $^{82}Rb$ | 75s | 511 |
| $^{87}Y$ | 80h | $^{87m}Sr$ | 2.8h | 388 |
| $^{132}Te$ | 78h | $^{132}I$ | 2.28h | 668 |
| $^{188}W$ | 69.4d | $^{188}Re$ | 16.9h | 155 |

## 思考题

1．核力有怎样的性质？
2．衰变纲图有怎样的结构与功能？
3．为什么临床上要使用短寿命的放射性核素？
4．利用反应堆生产的放射性核素大多是什么类型的核素？主要通过哪些中子核反应得到？
5．核素发生器生产医用放射性核素所必须遵循的规律及子核的提取方法？

（周志尊　张淑丽）

# 第八章　核医学成像

核医学成像是核医学诊断中的重要技术手段。它通过探测引入人体内的放射性核素直接或间接放射出的 γ 射线，利用计算机辅助影像重建得到医学影像，可对病灶进行定位和定性。因此，核医学成像也称为放射性核素显像（radio nuclear imaging, RNI）。

核医学影像始于 1951 年美国物理学家卡森（B. Cassen, 1902—1972）发明的直线扫描仪；1957 年，美国物理学家安格（H. O. Anger, 1920—2005）发明了 γ 照相机；20 世纪 70 年代后期，出现单光子发射计算机体层仪（SPECT）、正电子发射体层仪（PET），SPECT 和 PET 统称为发射体层仪（ECT），于 80 年代投入临床使用，将核医学影像提高到一个新的水平。随着 X-CT、MRI、SPECT、PET 技术的发展，可以利用计算机硬件和软件技术将 X-CT 与 SPECT、X-CT 或 MRI 与 PET 影像融合到一帧影像上，这就是影像融合技术。目前，SPECT/CT、PET/CT、PET/MR 已投入临床使用，使影像融合技术在肿瘤的精确定位、癌症的早期诊断和治疗以及心血管疾病和神经系统疾病的诊断中发挥着越来越重要的作用。随着计算机技术、通信技术、传感器技术、材料技术等的不断发展，影像融合技术也得到不断完善。

本章主要介绍 γ 射线探测、准直器以及 γ 照相机、单光子发射计算机体层仪、正电子发射体层仪成像的基本原理。

# 第一节　概　　述

## 一、核素示踪

在核医学领域里，核素示踪技术是以放射性核素或其标记化合物作为示踪剂，应用射线探测方法来检测它的行踪，是研究示踪剂在生物体系或外界环境中运动规律的核技术。以放射性核素示踪技术为基础，吸取并融合其他学科的先进成果，发展了许多有实用价值的核技术，如动力学分析、放射体外分析、放射自显影术，放射性核素显像等。这些技术在基础医学及临床医学方面都有很重要的实用价值。

放射性核素或其标记化合物应用于示踪是基于两个基本根据：①同一元素的同位素有相同的化学性质，进入生物体后所发生的化学变化和生物学过程均完全相同，而生物体不能区别同一元素的各个同位素，这就有可能用放射性核素来代替其同位素中的稳定性核素；②放射性核素在核衰变时发射射线，利用高灵敏度的放射性测量仪器可对它所标记的物质进行精确定性、定量及定位测量。这两点的有机结合，是建立放射性核素示踪技术的理论基础。借助这种技术，就能有效地动态研究各种物质在生物体内的运动规律，揭示其内在关系。放射性核素示踪技术的优点主要表现在以下几方面：

**1. 灵敏度高**　放射性核素示踪技术有着一般化学分析方法难以比拟的优点，其灵敏度高，可精确地测出 $10^{-18} \sim 10^{-14}$g 水平。这是一般化学分析方法很难测量出来的。

**2. 测量方法简便**　对放射性示踪剂只需进行放射性测量，可以完全排除非放射性物质的干扰，不必对被测物质进行纯化或分离手续，尤其是当示踪剂发射 γ 射线时，可直接从体外测量，因此可以省去大量复杂和烦琐的操作流程,整个操作过程非常简便。

**3. 可用于生命活动过程的各阶段**　将放射性核素或其标记物作为追踪目标引入实验过程,并借此对该机体的结构或状态进行探测追踪。由于所用放射性示踪剂的示踪量极少,它进入机体中作为示踪物所占的量微乎其微,不会干扰和破坏研究对象的正常生理、生化过程,所以在机体生命活动过程的各阶段都可用示踪技术来进行研究。

当然,放射性核素示踪技术也有其缺点和局限性。由于放射性核素衰变时产生的射线(主要是γ射线)是电离辐射,过量照射会对机体或组织细胞造成一定的损伤,必须注意安全防护,需要专用的实验条件和由专业技术人员进行管理和操作。

放射性核素示踪技术在基础医学和临床医学的各学科中已普遍得到应用。细胞生物学、分子生物学、免疫学、遗传工程等新兴学科的产生和发展,都离不开放射性核素示踪技术的应用。在临床医学中,核医学影像是现代医学影像的重要分支,对诊断疾病有着不可替代的作用。

## 二、放射性药物

放射性药物是指用于核医学诊断和治疗的、含有放射性核素的一类特殊药物。核医学影像诊断用的放射性药物也称为显像剂(imaging agent)。放射性药物可以是放射性核素以及用放射性核素标记的化合物,如用作甲状腺γ相机显像的 $^{131}I$,正电子发射体层仪(PET)用的 $^{18}F$ 标记的脱氧葡萄糖($^{18}F$-FDG)。

放射性药物中的放射性核素仅具有示踪和辐射粒子的作用,放射性药物的性质决定于被标记的化合物,如 $^{125}I$-胰岛素和 $^{125}I$-甲状腺素具有完全不同的生化特性。

按临床用途不同,诊断用放射性药物可分为多种类型,在核医学影像中多采用按显像器官进行放射性药物分类。

## 三、核医学影像及其技术特点

生物体的组织与器官的功能主要表现为物质在生物体内的动态变化规律,例如组织、器官的运动性功能,物质在生物体内的输运、集聚、排泄,物质在细胞内的代谢,物质代谢在空间的分布等。若将一定量的放射核素引入人体,它将参与人体的新陈代谢,或者在特定的脏器或组织中聚集。核医学成像的本质就是体内放射性活度分布的外部测量,并将测量结果以影像的形式显示出来。

一般情况下,人体内某些欲观测的物质在生物体内的浓度很低,其动态变化又非常之快,这就要求检测技术的灵敏度很高。核医学影像检测技术能很好地满足这一要求,通过核医学影像可以获取定性、定量、定位的生物体内物质动态变化规律。核医学影像具有以下特点:

1. 由于引入人体内放射性核素的数量很少、生物半衰期极短、在体外进行的放射性检测灵敏度很高,所以核医学影像技术方便且安全。

2. 核医学影像是一种功能显像,清晰度主要由脏器或组织的功能状态决定,其成像取决于脏器或组织的血流、细胞功能、细胞数量、代谢活性和排泄引流情况等因素,而不是组织的密度变化。

3. 与其他影像比较,X-CT影像、磁共振影像以及超声影像主要显示脏器或组织的解剖学形态变化,而核医学影像含有丰富的人体内部功能性信息,因此,核医学影像以功能显像为主。

医学实践表明,核医学影像技术有助于人们深层次地揭示生物体细胞内发生的细微复杂的生理、生化过程,在分子水平上动态地认识生命过程的本质,所以核医学影像技术是很具有发展潜能的医学影像技术。

# 第二节　γ射线探测

利用放射性探测仪器（或测量装置）可以探测和记录放射性核素所放出射线（或粒子）的种类、数量（放射性活度）和能量（能谱）等。核医学影像就是通过探测放射性（主要是γ射线）的方法来观察放射性同位素在人体脏器内的分布，以诊断脏器是否存在病变和确定病变所在位置等。核医学影像诊断的正确性与放射性探测仪器的性能有很大关系。

## 一、γ射线能谱

每一种放射性核素都有自己特有的辐射能谱，正如每一种元素都有自己的发射及吸收光谱一样。测出γ射线的能谱可以用来鉴定和分析放射性同位素。

利用γ闪烁能谱仪可测出γ射线能谱，其探头内的接收γ射线闪烁体通常是掺铊碘化钠晶体，其化学符号为 NaI(Tl)，系在碘化钠中加入 0.1%～0.5% 铊(Tl) 作为激活剂而制成的单晶体。这种晶体透明度很高，发光效率（即将入射粒子能量转变为有效光能量的转换效率）也较高，发射光谱（在 410nm 处有最大强度）能与光电倍增管光阴极的光谱响应很好配合。又因发光的衰减时间短（约为 0.25μs），故能适应测量高放射性活度，进行快计数。γ射线射在 NaI(Tl) 晶体上，可以产生光电子、康普顿效应的反冲电子等次级电子，这些电子都会在γ闪烁能谱仪中形成计数，从所得脉冲高度分布曲线（或称脉冲高度谱）就可确定γ射线能谱。通常，把γ射线在γ闪烁能谱仪中产生的脉冲高度谱称为γ射线能谱。

由于同一能量的γ射线在 NaI(Tl) 晶体中产生的次级电子，其能量各不相同，因此即使对于单能γ射线，γ闪烁能谱仪测得的脉冲高度谱也很复杂，如图 8-1 给出的是 $^{99m}$Tc 的γ射线能谱，其能量最大的峰对应 140keV，它是由入射γ射线的能量全部损失在闪烁体内时，探测器输出脉冲形成的谱峰，称为光电峰（或全能峰），是表示核素特征的峰。核医学中测量γ射线能谱的主要意义在于以下两方面：

**1. 测定某种放射性同位素的特定能量γ射线的计数率**　例如利用 $^{99m}$Tc 作为显像剂进行γ相机成像时，可使γ相机中的脉冲高度分析器选用适当的阈值及道宽，专门记录 $^{99m}$Tc 的 140keV 的γ射线光电峰的计数率，这样可避免康普顿效应的散射γ射线及其他能量γ射线的干扰，有助于提高诊断结果的准确性。

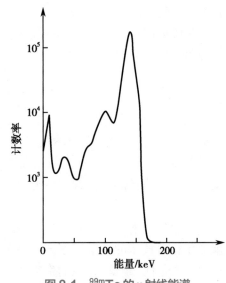

图 8-1　$^{99m}$Tc 的γ射线能谱

**2. 检定放射性同位素或放射性药物**　检定时，只需将样品与标准放射源（或标准样品）在相同条件下分别测出γ射线能谱，然后进行比较（也可以不用标准放射源，即将测得的样品γ能谱与有关手册中刊载的标准γ能谱作比较）。如果样品γ能谱中出现不应有的光电峰等情况，即说明样品中混有放出γ射线的放射性同位素杂质，可定量计算。

## 二、闪烁计数器

闪烁计数器（scintillation counter）是探测γ射线的基本仪器，它由闪烁体、光学收集系统和光电倍增管组成。其测量原理是：γ射线在晶体内产生荧光，利用光导和反射器组成的光学收集系统将光子投射到光电倍增管的光阴极上，击出光电子，光电子在光电倍增管内被倍增、加速，在阳极上形成电流脉冲输出，电流脉冲的高度与γ射线的能量成正比，电流脉冲的个数与辐射源入射晶体的光子数目成正比，即与辐射源的活度成正比。闪烁计数器是相当成熟的一种探测仪器，其显著的优势是：它既可以测量光子，也可以探测带电粒子，特别是对射线有很高的探测效率；经光电倍增管给出的电流脉冲有较强抗干扰能力，适用于较复杂的环境下工作。

**1．闪烁体** 闪烁体是由一定量的闪烁物质并加入少量激活物质以适当方式组成，它是闪烁计数器的敏感元件。快速带电粒子通过闪烁体时，使闪烁体的原子或分子电离或激发，在它的复合或退激时即发生荧光。中性粒子（如光子）通过时，它们与闪烁体发生的各种效应（如光电效应、康普顿效应）所产生的次级带电粒子可使闪烁体产生荧光。

放射性核素显像探测器中的闪烁体是 NaI(Tl) 晶体，其优点是：①密度较大，荧光反应作用截面大，对 γ 射线阻止本领高，探测效率较高、发光效率高；②荧光闪烁衰减时间短，时间分辨力高，适于高计数工作；③ NaI(Tl) 晶体产生荧光光子数与入射 γ 射线的能量间的线性关系好，其发射光谱与光电倍增管的光谱响应能很好地匹配，提高了光电转换效率。此外，该晶体制作较为方便，所以是应用广泛的闪烁体。缺点是易潮解。

**2．光学收集系统** 为了使闪烁体发出的荧光均匀有效地传输到光电转换器件——光电倍增管的光阴极上，往往需要在闪烁体与光电倍增管之间加入光学收集系统（或称光收集部件），它包括反射层、光学耦合剂和光导。

（1）反射层：反射层的作用是把闪烁体周向发射的光有效地收集在一个方向上。作为反射层的材料有：氧化镁、二氧化碳、铝箔、镀铝塑料薄膜等。应根据闪烁体、发射光谱来选择反射物质材料。

（2）光学耦合剂：光学耦合剂的作用是有效地把光传递给光电倍增管的光阴极，减少光在闪烁体与光阴极窗界面的反射。加上光学耦合剂可使光输出比不加光学耦合剂时增加 1/3～1 倍。作为光学耦合剂的材料有：硅油、硅脂、甘油、真空泵油、凡士林油等。

（3）光导：当闪烁体与光电倍增管不能直接耦合时，须用传导光效率较高的光导连接于闪烁体与光阴极之间，如强磁场环境、空间受限制、光阴极面积比闪烁体面积小等情况。光导材料有：聚乙烯基甲苯、聚苯乙烯塑料、有机玻璃、石英玻璃、光导纤维等。

**3．光电倍增管** 光电倍增管是一个真空光电器件，如图 8-2 所示，其内部由光阴极（K）、聚焦极（F）、二次发射倍增系统（$D_1$、$D_2$、$D_3$，…，$D_{10}$，也称二次极、打拿极或联极）及阳极（A）组成。其工作过程为：光子入射光阴极产生光电子，光电子经聚焦极进入倍增系统，倍增的电子收集于阳极，形成阳极电流和电压。

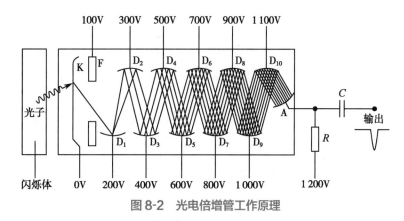

图 8-2 光电倍增管工作原理

光阴极前有半透明的窗。在核辐射探测器中，采用的光阴极材料为锑、钾、铯。它们在 400nm 波长处有最大的光电发射，与闪烁体有很好的匹配。光阴极有较低的暗噪声及较高的稳定度。

聚焦极在光阴极和第一倍增极之间，其作用是光阴极产生的光电子尽可能多地集中到第一倍增极的有效面积上。二次发射倍增系统由若干倍增极组成。工作时各电极依次加上递增电压。从光阴极发射的光电子经聚焦极入射到第一倍增极上，产生一定数量的二次电子，这些二次电子在电场加速下又打在下一个倍增极上，数量得到倍增，如此倍增下去，直到电子流被阳极收集。阳极收集的电子总数与光阴极发射的光电子数成正比，而光电子数与闪烁体发射的荧光光子数成正比，即电流或电压脉冲高度与入射 γ 射线的能量成正比。

### 三、脉冲高度分析器

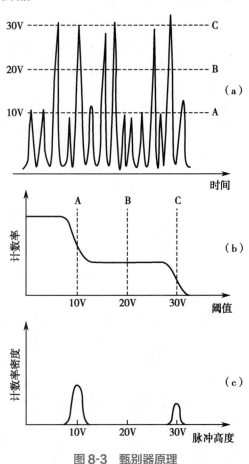

图 8-3　甄别器原理

　　闪烁计数器所产生的电流或电压脉冲的高度与辐射光子的能量成正比，如测出脉冲高度与计数的关系曲线，就等于测出了辐射能谱。每一种放射性核素都有自己特有的辐射能谱。闪烁计数器所产生的电流或电压脉冲可以用甄别器、单道脉冲高度分析器或多道脉冲高度分析器进行分析。

　　**1. 甄别器**　设计一种只允许一定高度（称为甄别阈）脉冲通过的电路，通过的脉冲送到计数器中记录，这种仪器就是甄别器（discriminator）。甄别器可以剔除低于阈值的脉冲，逐步改变甄别阈的阈值大小就可以得到计数率随甄别阈值的变化曲线即辐射能谱。图 8-3 表示甄别器原理，图中（a）表示电压脉冲中包含有高度大约为 10V 与 30V 两组脉冲；（b）表示在不同甄别阈值下的计数率曲线；（c）表示计数率密度。实际上（c）中曲线是（b）中曲线的导数的绝对值，在 10V 和 30V 附近有两个波形，表明存在两组 γ 射线，两个波形高度分别表示了其相对强度。

　　**2. 单道脉冲高度分析器**　甄别器由计数的积分曲线得出微分曲线，从而给出一定高度范围内计数率密度的方法费时太多。一种能直接测出高度在 $V \sim (V+\Delta V)$ 之间脉冲计数的仪器称为单道脉冲高度分析器（single channel pulse height analyzer），它由两个甄别器组成。上限甄别器有较高的甄别阈值（$V+\Delta V$），下限甄别器阈值为 $V$，其差值 $\Delta V$ 称为道宽。

　　**3. 多道脉冲高度分析器**　使用单道脉冲高度分析器测量辐射能谱，需多次改变甄别阈值，曲线越精细，道宽就越窄，这样就要花费很多时间。时间一长，甄别阈的漂移就会产生很大的测量误差。所谓多道脉冲高度分析器就是仪器内设计了多个单道脉冲高度分析器，进行一次测量就可以得出一个单道脉冲高度分析器多次测量的结果，将具有不同高度的电压脉冲（对应于不同的 γ 射线能量）按其能量大小进行分类和统计。多道分析器还可以将测量结果储存起来，必要时随时读出。

## 第三节　准　直　器

### 一、准直器的作用

　　引入人体的放射性药物所发射的 γ 射线一般是各向同性的，记录 γ 射线的闪烁计数器会接受 $2\pi$ 立体角的 γ 射线，这样所形成的核素显像就是模糊而混乱的，不可能形成反映放射性核素数量在人体内的分布图像,即不可能获得生物体的形态影像,如图 8-4(a)所示。为建立放射性核素与影像空间的对应关系,必须仅局限于某一空间单元的射线能进入闪烁计数器,其他区域的射线不得进入。所以准直器(collimator)的作用就是排除对成像起干扰作用的射线,如图 8-4(b)所示。

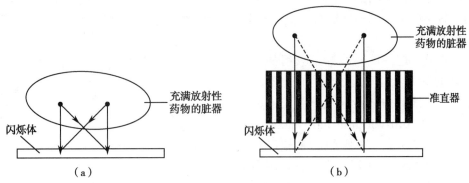

图 8-4 准直器的作用

准直器可以做成平行孔型、发散孔型、汇聚型、针孔型,这又起到了控制探测器视野的作用,即起到一个放大或缩小影像的作用。

准直器用能够吸收射线的高密度物质制成,通常采用铅,因为铅的吸收作用大且易加工。准直器在闪烁计数器中闪烁体的前、侧面。准直器是各类放射性核素显像设备,如γ 照相机、单光子发射计算机体层仪的必备器件。通俗地讲它类似照相机的透镜作用,构造上与 X 射线摄影的滤线器相仿。

点源发射的 γ 射线,在准直器的限制下能直接射入晶体的区域称为视野(field of vision,FOV),也叫广义视野,如图8-5 所示。视野以外的射线不能达到的区域叫屏蔽区。视野分为两部分:一为点源能直接射入整个晶体的区域,称为全灵敏区,也叫狭义视野;余下的为半影区。在全灵敏区域内计数率比较均匀,在半影区内计数率急剧下降。

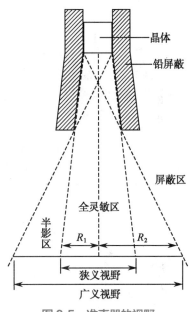

图 8-5 准直器的视野

## 二、准直器的技术参数

**1. 灵敏度** 射向准直器的 γ 射线只有一部分可通过准直器,其余部分被准直器所吸收。射线通过准直器的效率即为准直器的灵敏度(sensitivity)。准直器的灵敏度通常在均匀平面源的辐照条件下定义:在空气中垂直准直器轴线放置均匀平面源,探测器测得的通过准直器的计数率与平面源单位面积上的放射性活度之比称为平面源探测灵敏度。

整个装置灵敏度的实质是准直器、探测器系统对于放射源的探测效率,由于闪烁体探测器对γ 射线的探测效率很高,灵敏度主要取决于准直器的几何参数(如准直器的孔径、长度、焦点深度等),所以灵敏度是作为准直器的特性参数给出的。

**2. 空间分辨力** 显像装置能分辨两线源或点源的最小距离称为装置的空间分辨力。准直器的分辨能力很大程度上决定了显像装置的空间分辨力。定量评价空间分辨力有 3 种方法:两线源分辨距离 R;半高宽;调制传递函数。

(1)两线源分辨距离 R 是按如下方法测得的:将两线源平行放置,用一带有准直器的探测器在垂直线源的方向上逐点探测计数,可获得探测计数与探测位置的一条响应曲线,当两线源相距较远时,曲线有两个峰值,峰值对应线源所在位置,如图8-6(a)所示。当两线源的距离逐渐变小达到刚好可以分辨的极限时,响应曲线仍可看成由两个峰曲线叠加而成,但其特征是一个峰曲线的最小值恰好落在另一峰曲线的最大值位置上,如图8-6(b)所示。

（2）半高宽:是在单一线源上获得的。用带有准直器的探测器沿垂直线源方向上逐点计数,获得响应曲线。曲线最大值一半处的曲线宽度就是半高宽(full width at half maximum,FWHM),如图8-7所示。实验证明,R与FWHM非常接近。对于放射性核素显像设备使用最多的聚焦式准直器,这个数值完全由准直器的几何参数决定

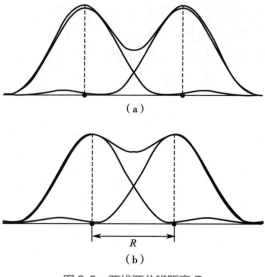

图8-6 两线源分辨距离 R

$$R = FWHM = d_0 \frac{f}{L} \qquad (8\text{-}1)$$

式中 $d_0$ 为准直器近晶体端的孔径,$f$ 为准直器几何焦距(准直器锥形孔的焦点集中交于准直器中心轴线上的某一点,称为准直器的几何焦点,几何焦点到准直器端面的距离为其几何焦距),$L$ 为准直器长度(厚度),如图8-8所示。

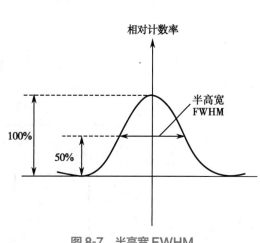

图8-7 半高宽 FWHM

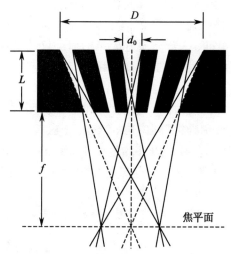

图8-8 多孔聚焦式准直器结构

（3）调制传递函数:在 γ 射线能量较高时,用调制传递函数(modulation transfer function,MTF)表示空间分辨力是一种比较客观评价放射性核素成像系统空间分辨力的方法,其实质就是成像系统将实物对比度转换成影像对比度的传递效果。这里用测试模体(等宽铅条平行等间距排列)来具体地说明 MTF 的意义。测试模体中均匀排列的铅条在空间周期分布,一条铅条和一个空隙的宽度为空间周期,其倒数也就是单位长度上的空间周期个数(即铅条数目)称为空间频率(spatial frequency)。让均匀 γ 射线通过测试模体投照到成像装置上,形成影像,如图8-9(a)所示。当空间频率较低时,投影函数为周期变化的矩形波,影像边缘清晰,即非常理想,对应 $MTF = 1$,见图8-9(b)。如果空间频率增大,即铅条加密时,投影函数曲线不再是周期变化的矩形波,而是周期变化的近似正弦或余弦的波形,此时必然对应铅条影像边缘的模糊,铅条分辨显得困难,这时 $MTF < 1$,见图8-9(c)。当影像完全不能分辨铅条时,$MTF = 0$。MTF 的这些变化表明 MTF 是空间频率的函数。MTF 大小可按式(8-2)计算

$$MTF = \frac{M_I}{M_S} \tag{8-2}$$

式中 $M_S$ 是实物的对比度，$M_I$ 是影像对比度，在不同空间频率下对应有不同的 $MTF$ 值，一个成像系统的 MTF 曲线是可以测量的。

三个成像系统 A、B、C 的 MTF 曲线如图 8-10 所示。从图中可见，成像系统 A 的成像质量要好于成像系统 B 和 C；在低空间频率范围内，成像系统 B 的成像质量要好于成像系统 C；在高空间频率范围内，成像系统 C 的成像质量要好于成像系统 B。

**3．深度响应** 空间分辨距离 $R$ 或 FWHM 是辐射源到准直器距离的函数，此关系称为准直器深度响应（depth response）。这意味着在不同深度的层面上所形成的影像清晰度不一样。

在准直器轴线上，FWHM 为最小值的点到准直器端面的距离，为准直器的有效焦距。在准直器轴线

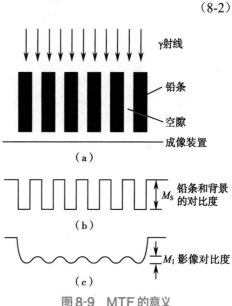

图 8-9　MTF 的意义

上，靠近准直器正面的最近一点，此处的半高宽为其最小值的 2 倍，该点称为准直器的焦点近限。如果该点不存在，则以准直器轴线和端面的交点为其焦点近限。在准直器轴线上离准直器正面最远的一点，此处的半高宽为其最小值的 2 倍，则该点称为准直器的焦点远限。焦点近限和焦点远限间的距离称为准直器的焦点深度。焦点深度是准直器深度响应的定量表示，如图 8-11 所示。

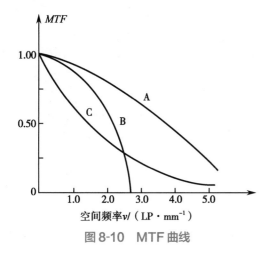

图 8-10　MTF 曲线

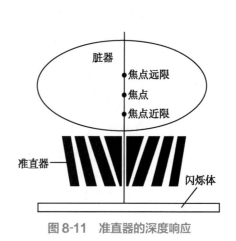

图 8-11　准直器的深度响应

# 第四节　γ 照相机和 SPECT

γ 照相机是将人体内放射性核素的分布进行快速、一次性显像的设备。它不仅可以提供静态影像，也可以进行动态观测；既可提供局部组织脏器的影像，也可以提供人体全身影像。影像中功能信息丰富，是诊断肿瘤及循环系统疾病的重要装置。γ 照相机的探头（探测器）也就是发射体层仪（ECT）中的单光子发射计算机体层仪（SPECT）的探头。

## 一、γ 照相机原理

γ 照相机的探头固定不动，在整个视野上对从体内发出的 γ 射线都是敏感的，所以是一次性

成像。检测器所得到的数据输入计算机后,γ 照相机可以对影像作后处理,能把形态学和功能性信息显示结合起来。γ 照相机的显像时间很短,目前可以做到每秒 20 帧画面,所以可以进行动态观测。γ 照相机构造原理如图 8-12 所示。

**1. 探头** 探头是 γ 照相机的关键部件,由准直器、闪烁体、光电倍增管、电阻矩阵等部件组成,如图 8-13 所示。其作用是把人体内分布的放射性核素辐射的 γ 射线限束、定位,用多个光电倍增管将由 γ 射线在闪烁体激起的荧光转化为电脉冲,再将这些电脉冲转化为控制像点位置的位置信号和控制像点亮度的 Z 信号。整个探头类似一个复式"眼"。

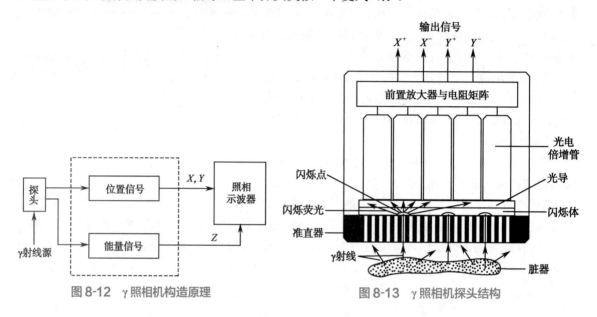

图 8-12　γ 照相机构造原理　　　　　图 8-13　γ 照相机探头结构

(1) 准直器:准直器用铅制成,因人体脏器内示踪核素所放射的 γ 射线是各方向均匀释放的,准直器的作用是只让沿准直孔方向投射的 γ 射线入射到闪烁体上成像。根据受检体的大小,可以选用平行孔型、发散型、汇聚型或针孔型准直器。

(2) 闪烁体:γ 照相机常采用直径为 300～511mm,厚度为 6.5～12.7mm 的大片 NaI(Tl) 晶体。晶体越薄,γ 照相机的空间分辨力越高。

(3) 光电倍增管:在闪烁体之后是排成六角形的多个光电倍增管,其数目有 19、37、61、91 等规格。图 8-14 中给出 19 个光电倍增管的排列情况。

(4) 电阻矩阵:每一个光电倍增管阳极输出的电流脉冲信号经前置放大器到电阻矩阵。电阻矩阵是由一些阻值不同的电阻排列成的矩阵。矩阵分 4 列,行数等于光电倍增管的数目,电阻矩阵中各电阻的阻值是由光电倍增管的数目和每个光电倍增管的几何位置确定。图 8-15 给出的是 19 个光电倍增管所对应的电阻矩阵。电阻矩阵可以完成闪烁点的定位或称编码工作。

**2. 位置信号和 Z 信号** 通过准直器的 γ 射线会在闪烁体上产生闪烁荧光,闪烁点的位置需要经过光电倍增管和电阻矩阵定位,在照相示波器的相应位置产生一个亮点。闪烁点定位的原理是:①闪烁体平面任一点产

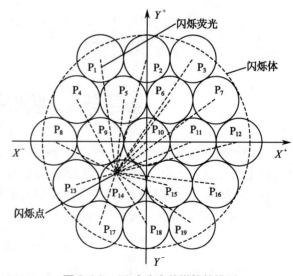

图 8-14　19 个光电倍增管的排列

生的闪烁荧光在各光电倍增管产生的光电信号与闪烁点至光电倍增管的距离存在一定的反比关系，即靠闪烁点近的光电倍增管输出光电信号较强，反之则弱；②光电倍增管输出的位置信号同光电倍增管所处的位置有关，这是由电阻矩阵的配置决定的。由这两方面因素作用，给出闪烁点位置的信号 $X^+$、$X^-$、$Y^+$、$Y^-$，加在照相示波器的水平和竖直偏转板上，控制亮点的位置。

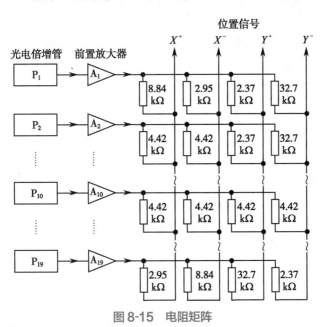

图 8-15　电阻矩阵

此外，$X^+$、$X^-$、$Y^+$、$Y^-$ 四个位置信号还要在一个加法器中加起来，再通过脉冲高度分析器，选取需要的脉冲信号送到示波器的 $Z$ 输入端，控制亮点的亮度，此信号又称为 $Z$ 信号或能量信号。

**3.显示和记录**　位置信号和 $Z$ 信号都由一个延迟电路控制，使像点按时间顺序依次形成，最后形成完整的画面呈现于显示器。

用 γ 照相机检查时，只需将探头对准检查部位，让准直器底面尽量靠近人体。由于体内分布的示踪核素放射的 γ 射线只有沿平行准直器孔道方向入射，才能入射到晶体并形成闪烁光，并由这些闪烁光在晶体平面上形成脏器示踪核素分布的二维投影影像。由于用作显像的示踪核素的剂量很小，因此在晶体平面形成的光点是稀疏的，需要一定的时间累积才能形成与示踪在脏器分布对应的二维影像。此外，γ 射线在晶体平面上产生的闪烁荧光比较微弱，因此闪烁点在晶片上形成的影像不能成为可供眼睛直接观察的影像，必须将这些闪烁光的微弱信号进行放大处理，才能成为可供观察的放射性核素分布影像。

γ 照相机都有功能测定装置，γ 照相机与一个线性计数率仪相连接，把计数率转化为直流电压信号，送到 $XY$ 记录仪，即可绘制放射性活度随时间变化的曲线，显示脏器的功能状况。

## 二、γ 照相机的性能指标及质量控制

γ 照相机的性能指标及其质量控制对影像质量和诊断可靠性至关重要。国际上主要应用美国电气制造商协会（National Electrical Manufacturers Association，NEMA）提出的 γ 照相机性能测试标准——NEMA 标准。这里结合国内外某些常用测试的校正方法，介绍 γ 照相机的性能指标及其质量控制。

**1.空间分辨力**　它是表征 γ 照相机对位置的分辨能力。可以用两个点（线）源的分辨距离或半高宽（FWHM）及调制传递函数（MTF）来表示。γ 照相机系统空间分辨力（system spatial resolution）$R_s$ 由准直器分辨力（collimator spatial resolution）$R_c$（外分辨力）和照相机的固有分辨力（intrinsic spatial resolution）$R_i$（内分辨力）构成

$$R_{\rm s} = \sqrt{R_{\rm c}^2 + R_{\rm i}^2} \tag{8-3}$$

**2. 固有空间线性**　固有空间线性（intrinsic spatial linearity）是表征 γ 照相机对入射 γ 光子位置产生几何畸变（失真）程度的一个参数。如果固有空间线性不好，则影像失真，使得形态学诊断失去准确性。影响固有空间线性的因素主要是位置加权电路矩阵的直线性和混合器、比率电路的线性工作范围。

**3. 固有能量分辨力**　固有能量分辨力（intrinsic energy resolution, IER）反映了 γ 照相机鉴别原 γ 闪烁事件和散射事件的能力，是衡量 γ 照相机精确地分辨光电峰事件能力的一个参数。其定义为能谱曲线中光电峰（全能峰）的半高宽（FWHM）与其峰值能量（peak energy, PE）的比值的百分数

$$IER = \frac{FWHM}{PE} \times 100\% \tag{8-4}$$

探头中各个光电倍增管的性能不一致，晶体的性能，光电倍增管与晶体间耦合是否良好等因素，都会直接影响固有能量分辨力。

**4. 固有泛源均匀性**　γ 照相机的固有泛源均匀性（intrinsic flood field uniformity）是描述探头全视野内对一个均匀分布的放射源响应的差异，即计数密度（单位面积的计数）的差异。均匀性又分为积分均匀性（integral uniformity, IU）和微分均匀性（differential uniformity, DU）。IU 表示探头对一均匀分布放射源的最大响应误差，其表达式为

$$IU = 100 \frac{I_{\max} - I_{\min}}{I_{\max} + I_{\min}} \tag{8-5}$$

式中 $I_{\max}$ 和 $I_{\min}$ 分别表示影像矩阵中最大像素值和最小像素值。

微分均匀性表示探测视野内一定距离（通常是 5 个像素的范围）间计数密度的最大变化率，其表达式为

$$DU = 100 \frac{I_{\rm high} - I_{\rm low}}{I_{\rm high} + I_{\rm low}} \tag{8-6}$$

式中 $I_{\rm high}$ 和 $I_{\rm low}$ 是指逐行逐列考察每 5 个连续像素的计数偏差后，所得最大偏差的一组像素中的最高和最低计数值。

光电倍增管性能的不一致、空间线性变坏、晶体性能变差和损坏、能量窗的漂移和高计数率等因素，都会降低 γ 照相机的固有泛源均匀性。准直器的损坏同样也会降低整个系统均匀性。

**5. 多窗空间配准度**　多窗空间配准度（multiple window spatial registration）是表征 γ 照相机在不同能量情况下影像位置偏离的一个参数，单位为毫米（mm）。多窗空间配准度对于 X 方向和 Y 方向来说是同样重要的。

**6. 固有计数率特性**　固有计数率特性（intrinsic count-rate performance）包括计数率容量（或最大计数率）和死时间。计数率容量是 γ 照相机所能探测或记录到的最大计数率，它反映了 γ 照相机对入射 γ 射线的响应能力，单位为每分钟计数（cpm）或每秒计数（cps）。死时间是 γ 照相机对两个相邻事件在时间上的分辨能力。通常，能分辨开两个 γ 事件的最小时间间隔即为死时间。死时间与显像核素、脉冲高度分析器的窗宽、窗位，散射物质、数据处理系统的时间响应等因素有关。

**7. 系统灵敏度**　γ 照相机的系统灵敏度（system sensitivity）表示系统对 γ 射线的探测效率，定义为单位时间内单位放射性活度的计数。通常，采集时间以分钟（min）为单位，放射源的放射性活度以贝可（Bq）为单位，所以灵敏度的单位为 $\text{cpm} \cdot \text{Bq}^{-1}$。它主要与准直器和闪烁体的效率、γ 射线的能量有关。

现代医学影像的质量控制的宗旨是在尽可能减少辐射伤害的前提下，使影像质量符合临床影像诊断的需要。

在 γ 照相机中，影像的质量集中在两个指标上：探测灵敏度和影像的线性。

灵敏度不仅仅决定了影像对比度、均匀性，也直接关系到引入体内的显像剂的多少。灵敏度

提高的关键是调节高度分析器的窗位,此窗位应与 γ 能谱中全能峰有准确的对应。

由于 $^{99m}$Tc 的全能峰位置是 140keV,因此脉冲高度分析器的窗位应设在 140keV,这时探测器有极高的信噪比。由于峰很窄,窗位的相对变化就会造成信噪比的明显下降。窗位是否选得准,可利用多道脉冲高度分析器进行测试判断。

为了得到影像的良好线性,测试中应对影像尺寸及对称性进行调节。从前面的讲述中可以体会到影像相对于实物的大小与对称性会受到准直器、电子线路等因素的影响。其中 $XY$ 位置线路的调节至关重要,其输出应有确定的大小、比例及对称性,否则就会发生影像相对实物的失真。

## 三、SPECT 原理

发射体层仪(emission computed tomography,ECT)是通过计算机影像重建来显示已进入体内的放射性核素在断层上的分布。由于它既可以显示无其他部位干扰的断层影像,又可以显示活体组织的生理、生化功能和代谢的状况,所以 ECT 是 γ 照相机之后,核素显像技术的重大进步。ECT 分为单光子发射计算机体层仪(SPECT)及正电子发射体层仪(PET)。ECT 的本质是由在体外测量发自体内的 γ 射线技术来确定体内的放射性核素的活度。

单光子发射计算机体层仪(single photon emission computed tomography,SPECT)的放射性药物都是发生 γ 衰变的同位素,体外进行的是对单个光子数量的探测。SPECT 的成像算法与 X-CT 类似,也是滤波反投影法,即由探测器获得断层的投影函数,再用适当的滤波函数对其进行卷积处理,然后对卷积处理后的投影函数进行反投影,重建二维的活度分布。

**1. SPECT 的成像本质和方法** γ 照相机型 SPECT 实际上是 γ 照相机的一种改进,它由 γ 照相机探头、旋转扫描支架及成像软件构成,整机在计算机控制之下。这种机型的探头可以是 2 个或 3 个。探头以步进式或连续旋转方式采集信号。步进式的步幅是 2°~9°,静止时采集数据。可旋转 360°,也可旋转 180°,这由在采集到足够多的成像数据条件下,所需测量视野的具体大小决定。连续旋转式是探头作匀角速度旋转,在运动中采集数据。

根据探头的旋转方位,SPECT 可分为横断层 SPECT 和纵断层 SPECT。前者的断层垂直于人体长轴,后者的断层平行于人体长轴。由于纵断层 SPECT 的影像对比度较差,不适于定量分析,临床上多采用横断层即水平断层的 SPECT。

利用 γ 照相机探头上的位置电路可以确定 SPECT 断层的层厚。以横断层 SPECT 为例,探头平面的 y 方向是人体的长轴方向,$y_1$、$y_2$ 相当于人体长轴上的两个点,所以 $y_1-y_2$ 就相当是层厚,计算机只选取 $y_1-y_2$ 之间的投影数据即可建立起此层厚的二维画面。由于 $y_1$、$y_2$ 可以任选,所以 SPECT 的层厚是任意选定的。SPECT 的层厚不像 X-CT 那样由准直器的高决定。它可以在全部数据采集、处理后再来选定,以便于影像重建和临床诊断。

**2. 数据的衰减校正** 和 γ 照相机一样,γ 射线转变成的电压脉冲要经过各自的放大器和单道脉冲高度分析器进行处理,但处理后的数据还不能用于成像,还要进行射线的衰减校正。X-CT 中的 X 射线透射人体时同样存在衰减,X-CT 中正是利用 X 射线的衰减求得线性衰减系数的相对值,即 CT 值。在 SPECT 中情况则刚好相反,SPECT 中不希望穿出人体的 γ 射线有衰减,因为 SPECT 是通过 γ 射线的体外计数来标定体内放射性活度。在无衰减情况下,计数大小正比于放射性活度。γ 射线穿过人体衰减是不可避免的,这严重影响了放射性活度的精度。例如一帧肝脏的 SPECT 的断层影像中总有肝表面及肝脏深部区域(即远离探测器的部位),假定放射性核素在肝脏的分布均匀,但体外探测所得这两个部位的放射性计数却不同。发自深部区域的 γ 射线,穿出体外所经路程较长,衰减较多,如果不对此信号进行校正的话,本来是放射性活度均匀分布的肝脏就变成表面强远区弱。这种因穿出厚度而造成的衰减是很严重的,模型实验表明,$^{99m}$Tc 发射的 γ 射线经 5cm 厚的软组织通量衰减 50%。衰减校正要牵涉到组织成分、厚度等因素。目前 SPECT 的衰减校正方法大致有两类:软件校正及透射扫描校正。

（1）软件校正：在影像重建前、后或重建中，用某种算法对衰减进行校正。这类方法都是假定 γ 光子飞行所经过的组织都是均匀的，其衰减系数的分布也是均匀的。校正时可以把人体或脏器假定为一个椭圆，确定了椭圆的圆心及长、短轴后，即可根据指数衰减公式构造成一个断层的衰减图，此衰减图的本质是给出了射出的光子通量与所经路程的关系，按此关系对断层影像上各像素进行信号强度的补偿。在实际的临床应用中只有脑组织密度接近这种假设，这类方法在其他脏器的应用上都受到较大限制，对于非均匀组织如胸部，衰减校正的效果不理想。早期的 SPECT 均采用这类方法。

（2）透射扫描校正：在用于发射成像的 SPECT 上安装偏置的线源和平行缝准直器，用放射源透射扫描视野内的被测对象，获得成像组织衰减系数的分布，即衰减系数图。利用衰减系数图在影像重建过程中进行衰减校正，这种校正方法是针对具体的衰减分布进行的，所以对于非均匀衰减的组织能得到较为理想的重建影像。

## 四、SPECT 技术优势

SPECT 可以提供建立三维影像的信息，也可以建立任意方位的断层影像，这为临床诊断提供了方便。SPECT 在空间分辨力、定位的精确度、探查病变部位的大小和体积等方面远优于 γ 照相机；而且与 γ 照相机比较，断层影像受脏器大小、厚度的影响大为降低，对一些深度组织的探测能力也显著提高。例如在心脏及脑组织检查中就需要观察三维立体影像或斜位断层影像。SPECT 影像可进行量化诊断，对肿瘤等疾病的诊断准确率比 γ 照相机影像有了大幅度提高。此外，由于病变组织功能的变化早于组织结构的变化，所以 SPECT 影像有利于发现早期的病变，在这方面 SPECT 影像明显优于 X-CT 影像和 B 型超声影像，甚至 MR 影像。

## 五、SPECT 融合技术

医学影像是临床诊断信息的重要来源之一。根据医学影像所提供的信息内涵，可将医学影像分为两大类：解剖结构影像（X-CT 影像、磁共振影像，B 型超声影像等）和功能影像（SPECT 影像等）。这两类影像各有其优缺点。解剖影像以高空间分辨力提供了脏器的解剖形态信息，但无法反映脏器的功能情况；功能影像空间分辨力较差，无法提供脏器或病灶的解剖细节，但它提供的脏器功能代谢信息是解剖影像所不能替代的。

影像融合（image fusion）是指将多源信道所采集到的关于同一目标的影像经过一定的影像处理，提取各自信道的信息，最后综合成同一影像以供观察或进一步处理。简单来说，医学影像融合就是将解剖结构成像与功能成像两种医学成像的优点结合起来，为临床提供更多、更准确的信息。

20 世纪 90 年代以来，各种医学影像融合技术随着计算机技术、通信技术、传感器技术、材料技术等的飞速发展而获得重大进展，出现了放射性核素显像与 X-CT 的影像融合技术。早在 1991 年，长谷川（B. H. Hasegawa, 1951—2008）等提出了同机影像融合设备的设想。1999 年，第一台医用同机影像融合的 SPECT/CT 设备进入市场。SPECT/CT 是 SPECT 和 X-CT（以下简称 CT）两种成熟技术相结合形成的一种新的核医学显像仪器，一次显像检查可分别获得 SPECT 影像、CT 影像及 SPECT/CT 融合影像，实现了 SPECT 功能代谢影像与 CT 解剖形态学影像的同机融合，两种医学影像技术取长补短，优势互补，同时可以采用 CT 影像对 SPECT 影像进行衰减校正。

通常 SPECT 与 CT 的结合方式有两种：一种是在 SPECT 探头机架上安装一个 X 射线管，对侧安装探测器，即 SPECT 和 CT 位于同一机架。这种设计的 SPECT/CT 体积小、结构紧凑，SPECT 影像与 CT 影像融合的精度高。但为了减少 CT 旋转的震动对 SPECT 探头性能的影响，这种设计要求 CT 旋转的速度不能高，因此这种设计限制了 CT 性能的提高。另一种是在 SPECT 机架后再并排安装一个高档螺旋 CT，SPECT 与 CT 位于不同的机架，多采用 SPECT 机架在前、CT 机架在后的设计模式，这种设计模式提高了 CT 的性能。

SPECT/CT 的融合技术将解剖显像与功能显像两者有机地结合起来,实现了从单一的形态学或功能性诊断进入到功能与形态相结合的多角度综合影像诊断,有效地提高了疾病诊断的准确性和可靠性。

# 第五节　PET 及其融合技术

## 一、PET 原理

正电子发射体层仪(positron emission tomography, PET)是利用能发生正电子($\beta^+$)衰变的 $^{11}$C、$^{13}$N、$^{15}$O、$^{18}$F 进行断层成像的。这些核素的稳定同位素在人体内丰度较高,因此用这些放射性核素的标记物可以参与人体生理、生化代谢过程,所提供的影像能反映人体的生化、生理、病理及功能等方面的信息。但是,对于衰变过程中发射出的正电子无法直接探测,这些正电子在体内移动大约 1.5mm 后即与电子发生正负电子对湮没(electron-positron pair annihilation),也称电子对湮灭,产生一对飞行方向相反、能量均为 0.511MeV 的 γ 光子即双光子。PET 就是探测这一对光子来表征 $\beta^+$ 衰变的发生,故 PET 又有双光子 ECT 的称谓。

**1. 符合探测**　根据动量守恒,正负电子对湮没产生的双光子飞行在同一直线上,但方向相反。在 $\beta^+$ 衰变发生的区域两侧放置两个探测器,当两个探测器同时接收到光子后分别产生一个定时脉冲,定时脉冲输入符合线路进行符合甄别,符合线路会给出一个计数。实际上符合线路设置了一个时间常数很小的符合时间窗(≤15ns),也就是说在 15ns 时间内两探测器分别接收到一个 γ 光子,符合线路即给出一个计数。在符合时间窗内同时探测到湮没辐射光子对的两个探测器之间的连线,称为符合线(line of coincidence),又称响应线(line of response, LOR),从符合线可以获得已探测射线的位置信息。这种利用湮没辐射的特点和两个相对探测器输出脉冲的符合来确定闪烁事件位置的方法称为电子准直(electronic collimation),这种探测方式则称为符合探测(coincidence detection)。我们把在符合时间窗内探测器接收到一对光子的过程,称为发生了一个符合事件(coincidence event)。符合探测所记录的符合事件有 3 种情况,如图 8-16 所示:第一种,探测到的两个光子来源于同一湮没事件,并且在到达探测器前都没有与介质发生任何作用,因此含有精确的定位信息,这种符合称为真符合(true coincidence);第二种,探测到的两个光子虽然来源于同一次湮没,但在到达探测器前至少有一个光子被散射而偏离了原来的飞行方向,因此这种符合的定位信息是错位的,称为散射符合(scatter coincidence);第三种,探测到的两个光子分别来源于不同的湮没事件,这种符合包含的定位信息实际上是不存在的,称为随机符合(random coincidence)。

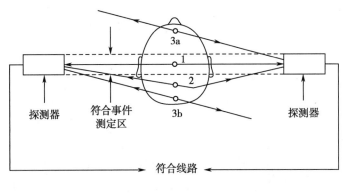

1.真符合　　　　2.散射符合　　　　3a,3b.随机符合

图 8-16　符合探测

在符合探测的 3 种符合事件中,只有真符合计数是我们所需要的数据,散射符合和随机符合计数会降低影像空间分辨力和对比度,影响影像质量,必须加以校正。

正电子探测与单光子探测的最大区别在于,对于各向同性辐射的单光子 γ 射线探测时要在探测器中加装准直器,很多光子就被准直器挡掉了,而正电子探测采用符合电子准直方式,无须使用准直器,在大大减少了随机符合事件和本底的同时提高了探测灵敏度,使引入体内的放射性药物的量大为减少。

将探测器一对一对地用符合线路联结起来,每对探测器就给出一个投影数据,足够多的探测器就给出了足够多的投影数据,利用计算机按一定的算法,如滤波反投影法、迭代法,就可重建放射性同位素在人体断层上的活度分布。

**2. 检测系统**　PET 检测系统经历了几十年的不断探索和改进,探测器由早期的单环、六边形结构演变到现在的多环、圆形结构,如图 8-17 所示。目前用于临床的 PET 多采用晶体组合结构。这种结构的优点是用较少的探测器就可以得到较多的环数、较大的轴向视野和较高的空间分辨力。常用的结构组态多为 $4 \times 36$ 或 $4 \times 64$ 组合,即 4 个光电倍增管与 1 个大晶体块组合组成探测器组块。这个大晶体块以一定深度的窄缝进行 $6 \times 6$ 或 $8 \times 8$ 矩阵切割,切割后的 36 或 64 块小晶体便于对闪烁事件的精确定位。晶体切割得越小,定位越精准,但是切割过小会影响探测灵敏度,必须两者综合考虑。由多个探测器组块组成探测器环,如图 8-17 所示。$x$-$y$ 平面为 PET 的横断面,与探测器环平面平行,$z$ 轴是 PET 的长轴,与探测器环平面垂直。多环结构检测系统一次采集可以获得多个断层影像数据。如环的个数为 $n$,则一次获得 $(2n-1)$ 个断层数据,其中 $n$ 个来自同一环内的符合探测,$(n-1)$ 个断层数据则来自相邻环之间的交叉符合计数。目前典型的 PET 有 32 个环,一次可成 63 个断层影像。

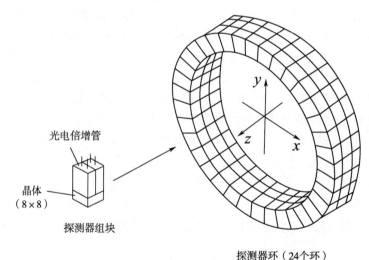

光电倍增管

晶体
($8 \times 8$)

探测器组块

探测器环（24个环）

**图 8-17　PET 探测器**

早期的 PET 探测器较多选用 NaI(Tl) 晶体,随后的研究发现锗酸铋(BGO)晶体比 NaI(Tl) 晶体有更大的密度和线性吸收系数,探测效率高、稳定性好,因而逐渐得到了广泛应用。采用 BGO 作为闪烁晶体使 PET 的探测灵敏度可达 $1\,000\text{cpm} \cdot \mu\text{Ci}^{-1}$,比 SPECT 提高了 5～10 倍。近几年来硅酸镥(LSO)、硅酸钆(GSO)等新的晶体由于它们的某些物理参数优于 BGO 而被采用。

**3. PET 空间分辨力的极限制约**　PET 探测器探测到的湮没辐射的位置并非发射正电子的核素的位置。这是因为核素发生正电子($\beta^+$)衰变时放射出来的正电子具有一定的能量,要飞行一段距离,正电子穿过人体组织时主要是通过与物质中的电子产生库仑作用损耗其动能。正电子的质量与电子相同,每次库仑作用后正电子的前进方向都有可能发生较大的改变,因此会在人体组织中沿着曲折的路径损耗其动能,直至能量减为零,才与负电子结合发生正负电子对湮没。

由于正电子的能量是从零到最大（衰变能）连续分布，因此正电子的飞行距离也是从零到最大射程的连续分布。正电子的湮没行程（1～3mm）导致了核素位置的不确定性，如图 8-18 所示，核素的衰变能越高，这种不确定性就越大。$^{18}$F（$E_{max}=0.6$MeV）的空间分辨力比 $^{15}$O（$E_{max}=2.1$MeV）的空间分辨力要高。此外，介质中的自由电子具有一定的能量，正负电子对湮没时总动量并非为零，湮没作用过程中，粒子动量的变化会导致 0.511MeV 的 γ 光子在探测野中产生约 0.4% 弧度的不确定性偏离，即两个湮没光子的飞行方向不可能成 180°，如图 8-18 所示。对于探测环横断面视野直径为 70cm 的 PET，会导致 2～3mm 的位置不确定性。探测环直径越大，产生的偏差就越大。相反方向运动的双光子由非直线引起的微小偏差以及正电子发射位置与湮没辐射的发生点之间存在的微小间距，使 PET 的空间分辨力有一极限值制约。对大视野 PET 而言，最高的影像空间分辨力为 3～4mm。PET（人体）影像的空间分辨力极限约为 2mm。

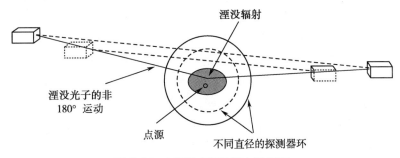

**图 8-18　PET 空间分辨力的极限**

**4. 衰减校正**　软组织对 0.511MeV 的 γ 射线的质量衰减系数是 $0.095\text{cm}^2\cdot\text{g}^{-1}$，对于直径约为 20cm 的头部显像，这种能量的 γ 射线的衰减将超过 85%，宽约 40cm 的人体躯干则会吸收掉 95% 的该种射线。符合探测的是两个反方向飞行的光子，任何一个光子被衰减掉都会导致探测失败。所以，要想从 PET 影像得出定量、正确的诊断结论，必须对人体的衰减进行校正。通常采用透射扫描校正法对 PET 进行衰减校正。目前用于 PET 衰减校正的透射源多为棒状的正电子发射核素锗（$^{68}$Ge）源，透射源置于人体和探测器环之间。这种校正方法的优点是不需要对人体的轮廓和物质的分布作任何假设，避免了近似计算带来的误差，而且由于不必求解人体衰减系数的分布，PET 的这种透射扫描校正的方法要比 SPECT 简单。

**5. 飞行时间技术**　在 PET 探测器的发展过程中，飞行时间技术得到高度关注，该技术已经成为高端 PET 设备的标志。PET 的飞行时间（time of flight，TOF）技术是一种通过探测一对 γ 光子到达两个晶体探测器的时间差来确定湮没地点所在位置的探测技术。理论上只通过时间差就可以完全确定湮没地点所在的位置，但实际情况是，γ 光子飞行时间的测量受到系统测量精度的限制，测量到的 γ 光子飞行时间有一定的误差，该误差即为系统时间分辨力。系统时间分辨力与光速的乘积即系统确定湮没辐射位置的定位精度。因此 TOF 所测出的并不是湮没辐射的确切位置，而是受定位精度限制的、可能发生湮没辐射的一个区域，系统的时间分辨力决定了 TOF 技术的优劣。传统的 PET 是在符合时间窗内确定有多少个符合事件发生，而 TOF-PET 是在符合时间窗内确定符合事件的光子对到达各自探测器的时间差，两者在采集方式上有本质的区别。传统 PET 只能确定湮没事件发生的可能位置在符合线上，但无法得知探测到的事件位于符合线上的确切位置，因此在影像重建中每条符合线对应的事件都被等权重地分布于该符合线的全部路径上。与此不同的是，TOF 则将探测到的计数按照不同的权重分配到与时间分辨力相对应的符合线路径上。因为由时间差确定的湮没地点位置具有一定的不确定性，TOF 仍需通过影像重建来获得放射性核素分布影像。TOF-PET 利用 γ 光子的飞行时间信息将湮没位置限定在小范围内，减少了重建该事件涉及的体素数量，局部信息量高。此外，TOF-PET 对重建范围内各体素的信息量有正确的预判,使信息分布更合理。最终提高了影像的信噪比和对比度等指标,进而提高了对影像的分辨能力,提高了小病灶的检出效率,为肿瘤和心、脑血管疾病等重大疾病的早期诊断提供坚实的技术保障。同时,基于 TOF-PET 在影像质量方面的优势,可以在较低的药物剂量和较短的扫描时间条件下获得满意的影像质量,大大降低辐射风险,显著提高检查效率。

虽然目前 PET 的 TOF 技术在时间分辨力上有了明显提高和改进,但实际上并没有真正有效地提高 PET 的空间分辨力。这是因为 PET 系统的空间分辨力决定于 PET 机架直径、晶体的大小和形状、光电倍增管的类型、后续线路校正系统以及 PET 空间分辨力的物理极限等多种因素。TOP 是一种采集和重建技术,通过提高影像的信噪比来间接改善影像的质量。

## 二、PET 技术优势

目前在各种医学影像设备中,就技术水平、应用价值而言,顶尖的当属正电子发射体层仪(PET)。PET 的最大优势是能定量评价人体组织的生理、生化功能。PET 与 SPECT 都是在体外测量 $\gamma$ 光子,利用计算机重建断层影像,但在很多方面两者又有本质的不同。在 SPECT 中多采用亚稳态的同位素 $^{99m}$Tc、$^{113m}$In,它们在人体内的含量基本为零,由它们合成的放射性药物在显示人体的生理、生化过程方面就受到了限制。而 PET 所用 $^{11}$C、$^{13}$N、$^{15}$O、$^{18}$F 等核素的稳定同位素是人体组织的基本元素,在人体内丰度较高,这些核素的标记物可以直接参与人体生理、生化代谢过程。因此,与 SPECT 相比,PET 影像能够更好地提供人体的生化、生理、病理及功能方面的信息。PET 与其他影像技术比较有以下一些技术优势:

1. PET 所用的放射性药物中的核素是构成人体生物分子的主要元素,在理论上它可以显示机体进行的生理、生化过程,因此 PET 有"生化断层""生命断层""活体分子断层"的称谓。

2. 由于采用了贫中子核素,其半衰期极短,如 $^{11}$C、$^{12}$N、$^{15}$O 和 $^{18}$F 的半衰期都是以分钟计,有"超短半衰期核素"之称,故对人体的放射性剂量很小,在临床检查上可以进行多次给药、重复成像检查。

3. PET 采用了具有电子准直的符合线路计数方法,省去了准直器,使探测效率即灵敏度大为提高。PET 符合采集的灵敏度比 SPECT 提高了 10 倍以上。这带来的直接好处是放射性药物用量大为减少,成像信号的信噪比大为提高,相对 $\gamma$ 照相机和 SPECT 影像质量更高,受检者的安全性更好。

4. 使用铅准直器的 SPECT 系统的空间分辨力为 10～16mm,而电子准直的 PET 系统的空间分辨力为 4～7mm。与 SPECT 相比,PET 具有较高的空间分辨力。

5. 因为衰减校正方法更简单且更为精确,PET 便于做定量分析。

6. PET 多环检测技术可以获得大量容积成像数据,从而可以进行三维影像重建。

7. PET 影像是构建融合所必备的条件。PET 以功能及代谢显示为主,X-CT、MR 的形态学信息精确,故 PET/CT、PET/MR 融合大大提高了影像诊断的综合技术水平。

PET 所用的放射性药物主要是人体富有的贫中子短寿命同位素核素药物,如 $^{11}$C、$^{13}$N、$^{15}$O、$^{18}$F 等。这些核素要在加速器中通过相关的核反应来产生,其特点是寿命很短,产生同位素之后马上就要合成放射性药物,所以 PET 装置不但要配有小型回旋加速器,还需配有合成放射性药物的热配室,这是 PET 设备昂贵的原因。

## 三、PET 融合技术

**1. PET/CT** PET/CT 是将 PET 和 X-CT(以下简称 CT)有机结合起来的一种先进的分子影像设备。由 CT 提供病灶的精确解剖定位,PET 提供病灶详尽的功能、代谢等分子信息。PET/CT 通过一次检查就可得到受检者同一解剖部位的功能和解剖影像,具有灵敏、准确、特异及定位精确等特点。

（1）PET/CT 的结构和工作原理：PET/CT 的探头由 PET 探头和 CT 探头组成。PET/CT 探头的结构组成及工作原理与前述的专用型 CT 机和 PET 机相同。PET/CT 中 CT 探头在前、PET 探头在后，安排在同一扫描轴上，两种扫描共用一张扫描床。系统中 CT 和 PET 使用同一采集及影像处理工作站，这样可以保证同机影像融合的精度。虽然 PET 与 CT 使用同一机架、检查床和同一影像采集及处理工作站，但两个系统又是各自独立的，可以单独进行各自的扫描。

PET/CT 扫描时，先进行 CT 扫描，同轴显像范围界定好之后，受检者将被自动送入 CT 扫描视野，CT 采集完成后受检者再被自动送入 PET 扫描视野。在 PET 发射扫描期间，CT 影像重建就开始了，根据 CT 透射数据计算所得到的衰减校正因子也随之计算出来。随后，PET 发射扫描的数据经衰减校正因子校正，PET 影像得以重建。最后，融合好的 PET/CT 影像在发射扫描刚刚结束时也得以完成。

PET/CT 中，PET 子系统最大的改进是衰减校正不再需要外置透射棒源（$^{68}$Ge）进行透射扫描校正，而利用 CT 数据进行衰减校正。在 PET/CT 中，CT 成像的 X 射线能量（70～140keV）与 PET 成像的 γ 射线能量（0.511MeV）不同。组织对射线的衰减系数与射线的能量有关，对于同一组织，射线的能量越高，衰减系数越小。因此，需要将 CT 扫描获得的 X 射线衰减系数转换成 0.511MeV 的 γ 射线的衰减系数，才能对 PET 进行衰减校正。转换的方法是：根据组织质量衰减系数与光子能量之间的关系，求得刻度转换因子（两种能量状态下的衰减系数值之比），即可将 CT 影像得到的 X 射线衰减系数转换为 0.511MeV 能量的 γ 射线的衰减系数。

采用 CT 数据对 PET 影像进行衰减校正的好处是大大缩短了数据采集时间。在单独使用的 PET 机上，需外置 $^{68}$Ge 棒源对受检者进行透射扫描，以获得对组织的衰减校正。由于放射性 $^{68}$Ge 棒源自身的衰变，随着使用时间的延长，透射扫描的时间也要相应增加，而且需要定期更换以保证透射影像的质量，致使该种透射扫描的时间较长，PET 对人体全身采集累积时间达 40～50min，这是导致 PET 检查耗时的主要因素之一。与用 $^{68}$Ge 放射源采集透射数据相比，CT 扫描的时间很短，在 10～30s 内可以完成全身扫描。采用 CT 数据对 PET 影像进行衰减校正，可以使 PET 影像采集的时间缩短一半以上。所以 PET/CT 数据采集的时间要比常规单机 PET 短得多，从而使受检者在扫描过程中确保体位一致，避免出现躯体位移的伪影。

（2）PET/CT 的优势：PET/CT 的优越性在于通过将两种成像系统各自优势结合的方法，使 PET/CT 较单独的 PET 及单独的 CT 显著提高了诊断准确率。对比传统的 CT 检查，PET/CT 能达到早期诊断的目的，为疾病诊断尤其是肿瘤诊断提供了一种新的方法。该技术互补了 PET 和 CT 单独使用时各自所存在的不足，其利用 CT 子系统对 PET 影像的病变部位进行解剖定位和鉴别诊断，从根本上解决了核医学影像解剖结构不清楚的缺陷，同时又采用 CT 数据对 PET 影像进行衰减校正，极大地减少了扫描时间；而 PET 子系统则利用其功能成像对于病变的定性诊断，能取代在 CT 诊断中需要超高薄层扫描及辅助造影的一些检查才能达到确定病变性质的扫描。

（3）PET/CT 的临床应用：PET/CT 的临床应用主要包括肿瘤、心血管及神经系统疾病等以下几方面：

1）用于肿瘤诊断和定位治疗：在肿瘤检测方面，PET/CT 能有效地对肿瘤的良恶性进行鉴别诊断，在检测过程中能对肿瘤进行分期和分级，能够确定肿瘤病灶的多元化代谢特性，为病灶提供准确的穿刺或组织活检部位，以及为肿瘤的放射治疗提供准确的定位，对肿瘤治疗的疗效进行评估，对肿瘤复发情况进行早期的鉴别。

2）用于心血管疾病诊断：与单纯 PET 不同的是，PET/CT 不仅可以通过灌注和代谢影像的匹配性确定心肌的存活性，还可以提供非常精准的冠脉血管的解剖信息以及它们的融合信息，为临床提供更丰富的诊断信息。

3）用于神经系统疾病的诊断：PET/CT 对脑血流和代谢疾病的定位定性诊断方面的应用有独到之处，如癫痫受检者的术前定位等。

总之,PET/CT 影像融合技术合理地利用了医学信息资源,互补了各自的不足,将影像学诊断由过去单一形态学诊断引进了生理功能的分子生物学诊断时代,其作为分子影像学检查的重要手段,在促进临床诊断治疗方面必将起到越来越关键的作用。

**2. PET/MR**  PET/MR 是将 PET 和 MR 影像技术融合而成的一种分子水平的功能及结构显像系统,是将人体结构、功能和分子信息有机结合起来的一体化临床医学影像技术。PET/MR 的出现,将"融合"的概念更加深化,不仅是设备和影像的表面融合,而是多功能、多学科的融合。MRI 能够提供高分辨力解剖结构影像,尤其是超高分辨力软组织影像。MRI 功能代谢影像能够部分替代 PET 影像,实现 PET/MR>PET+MR 成像效果,显著提高在科研和临床诊断的效能。

(1) PET/MR 的工作原理:PET/MR 与 PET/CT 的本质区别是 PET/CT 是顺序扫描,PET/MR 是同步扫描。一体化 PET/MR 实现了在同一扫描床位,PET 和 MR 的一个序列在同一瞬间完成扫描。一体化、同步扫描 TOF-PET/MR 对 PET 和 MR 各自的硬件都有特殊的要求。首先,PET 必须具有TOF 技术,PET 的 TOF 技术在一体化 PET/MR 设备同步扫描中发挥了重要的作用,其能够实现在18s 内完成一个床位扫描。其次,MR 必须具有最佳的磁场均匀度和静音扫描。一体化 PET/MR 采用最新一代全数字化固态阵列式光电转换器,实现了带有 TOF 技术的 PET 探测器,以高端的 3.0T静音 MR 作为平台,采用零回波时间(zero echo time, ZTE)技术实现了精准的 PET 衰减校正。

(2) PET/MR 的优势:与 PET/CT 相比较,PET/MR 存在以下优势:①PET/MR 免除了 CT 部分的辐射剂量,受检者所受医疗照射剂量低;②TOF-PET/MR 可实现真正的同步数据采集,同一时间获得同样病理生理信息的 PET 和 MR 功能影像,多参数、多模态成像有助于病变的早期发现;③MRI 可以得到高分辨力和高对比度的软组织影像,在神经、骨骼肌肉、心脏和肿瘤诊断中有一定优势;④MRI 具有非常灵活的扫描技术和多功能成像技术,如功能 MRI、扩散成像和波谱分析等。随着 PET/MR 的技术发展,这些优势会越来越多地体现在临床应用上。

(3) PET/MR 在生物医学方面的应用:全身 PET/MR 的出现是医学影像学的一个革命性的进步。全身 PET/MR 的优越性和生物医学方面的应用主要表现在以下方面:①促进了对一些神经系统疾病,如阿尔茨海默病、帕金森病、癫痫、抑郁症和精神分裂症的发生和发展机制的理解。②在脑卒中受检者中,该技术将帮助医生确定脑卒中后可修复的脑组织范围。③可为肿瘤的早期诊断、疗效评估等工作提供全面的影像学支持。与 PET/CT 相比,PET/MR 在脑肿瘤、骨骼肿瘤、泌尿系统肿瘤、肝脏及其他腹部肿瘤的诊断、分期、疗效等方面有着一定优势,对于肺部病灶的诊断则逊于 PET/CT。④对心血管疾病的成像与评价起到重要作用。PET/MR 的专长是对软组织影像有较高的对比度和分辨力,这使得它对于血管及软组织疾病更敏感,可开展更多的工作,比如心血管研究、血栓的研究等。⑤对于治疗性的研究也有巨大意义。如在干细胞治疗研究中,可将 MR 和 PET 的结果结合起来进行评价表征。⑥PET/MR 检查大幅度减低了放射对人体的损伤。因此,PET/MR 是最佳的体检和诊断设备。

相信随着 PET/MR 技术的不断发展和完善,其在科学研究及临床中展示的优势将会在很大程度上影响医学影像学及医学学科的发展。

## 思考题

1. 核医学显像的基本原理是什么?
2. 核医学影像较其他影像技术的优势是什么?
3. γ 闪烁计数器的基本结构与工作原理是什么?
4. PET 的成像原理与 SPECT 有什么不同?
5. 何谓影像融合?其前景如何?

(石继飞　王　岚)

# 推 荐 阅 读

[1] 李月卿. 医学影像成像理论. 2 版. 北京：人民卫生出版社，2010.

[2] KEN HOLMES, MARCUS ELKINGTON, PHIL HARRIS.Clark's Essential Physics in Imaging for Radiographers.Boca Raton: CRC Press，2013.

[3] 余建明，李真林. 医学影像技术学. 4 版. 北京：科学出版社，2018.

[4] 李真林，雷子乔. 医学影像成像理论. 北京：人民卫生出版社，2016.

[5] 孙存杰，王世威. 医学影像物理学. 北京：科学出版社，2021.

[6] 曹铁生，段云友. 多普勒超声诊断学. 2 版. 北京：人民卫生出版社，2014.

[7] 王磊，冀敏. 医学物理学. 9 版. 北京：人民卫生出版社，2018.

[8] 陈智文，张旦松. B 型超声诊断仪原理、调试与维修. 武汉：湖北科学技术出版社，2002.

[9] VIVIEN GIBBS, DAVID COLE, ANTONIO SASSANO. 超声物理基础必读. 戴晴，孟华，主译. 北京：人民军医出版社，2013.

[10] 甲子乃人. 超声设备使用入门. 朱强，主译. 北京：科学出版社，2018.

[11] 任卫东，马春燕. 超声诊断基础与临床应用图解. 北京：化学工业出版社，2020.

[12] 牛金海. 超声原理及生物医学工程应用：生物医学超声学. 2 版. 上海：上海交通大学出版社，2020.

[13] 万明习. 生物医学超声学（上、下册）. 北京：科学出版社，2010.

[14] ABIGAIL THRUSH, TIMOTHY HARTSHORNE. 血管超声必读：操作手法、检查时机和适应证. 3 版. 王金锐，刘吉斌，主译. 北京：人民军医出版社，2012.

[15] FREDERICK W. KREMKAU. Sonography: Principles and instruments. 9th ed. Amsterdam: Elsevier，2016.

[16] 吉强，洪洋. 医学影像物理学. 4 版. 北京：人民卫生出版社，2016.

[17] 吉强，洪洋. 医学影像物理学. 3 版. 北京：人民卫生出版社，2010.

[18] 张泽宝. 医学影像物理学. 北京：人民卫生出版社，2000.

[19] 李真林，倪红艳. 中华医学影像技术学 MR 成像技术卷. 北京：人民卫生出版社，2017.

[20] RAY H. HASHEMI, CHRISTOPHER J. LISANTI, WILLIAM G. BRADLEY. MRI 基础. 4 版. 何波，冯仕庭，主译. 北京：人民卫生出版社，2019.

[21] 杨正汉，冯逢，王霄英. 磁共振成像技术指南——检查规范、临床策略及新技术应用（修订版）. 北京：人民军医出版社，2010.

[22] CATHERINE WESTBROOK. MRI at a Glance. 3rd ed. Hoboken: Wiley-Blackwell，2015.

[23] 张泽宝. 医学影像物理学. 2 版. 北京：人民卫生出版社，2005.

[24] 甘平. 医学物理学. 2 版. 北京：科学出版社，2005.

[25] 黄钢. 核医学与分子影像. 上海：上海交通大学出版社，2016.

[26] 王荣福，安锐. 核医学. 9 版. 北京：人民卫生出版社，2018.

[27] 杨福家，陆福全. 应用核物理. 北京：高等教育出版社，2018.

# 中英文名词对照索引

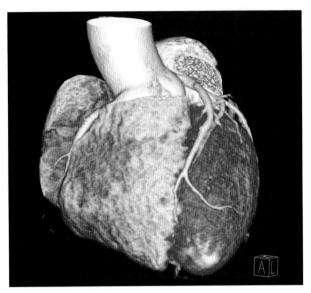

彩图 2-56　冠状动脉的容积再现

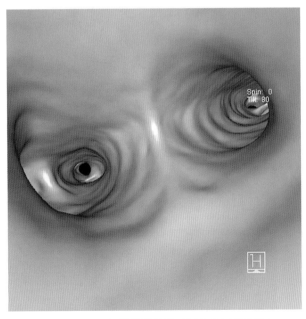

彩图 2-57　气管分叉处的 CT 仿真内镜显示

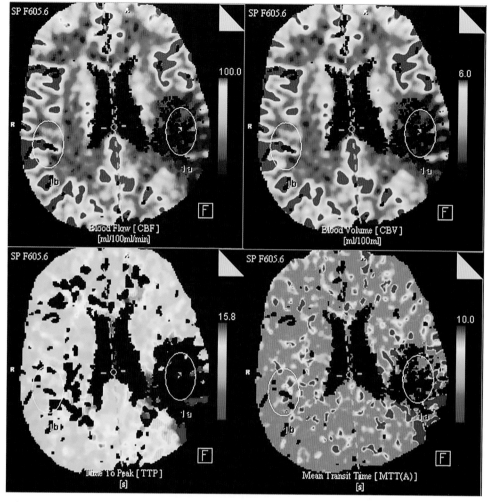

彩图 2-59 脑缺血 CT 灌注影像

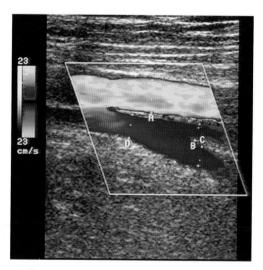

彩图 4-21 彩色多普勒血流影像（肝脏血流）

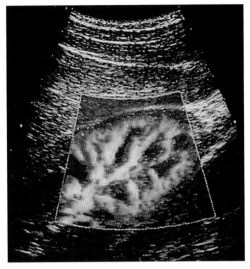

彩图 4-26　彩色多普勒能量成像（肾血流）

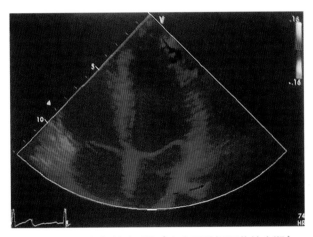

彩图 4-27　组织速度成像（心尖四腔切面收缩末期）

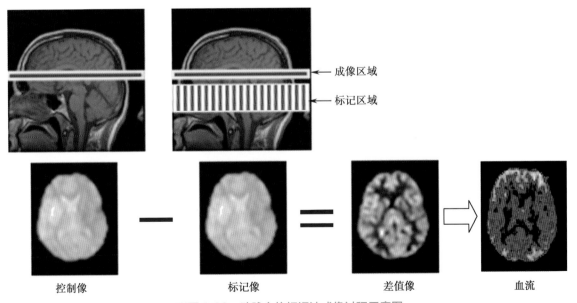

彩图 6-22　动脉自旋标记法成像过程示意图

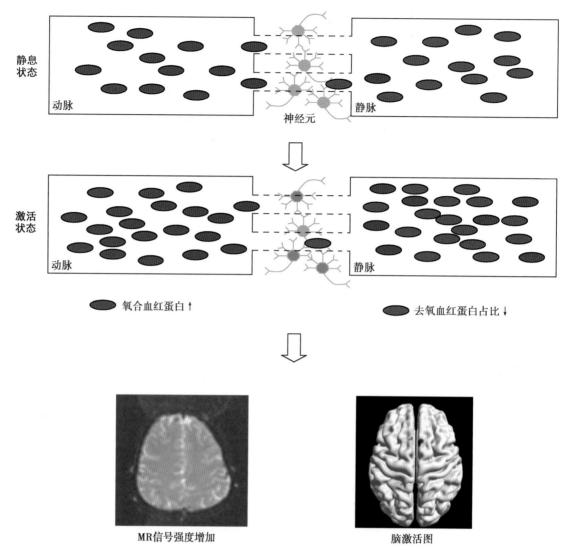

静息状态 动脉 神经元 静脉

激活状态 动脉 静脉

氧合血红蛋白↑          去氧血红蛋白占比↓

MR信号强度增加          脑激活图

**彩图 6-23　BOLD 成像原理示意图**

10杨